Die beiden Ärztinnen und Sexualberaterinnen Nina Brochmann und Ellen Støkken Dahl haben ein Aufklärungsbuch im besten Sinne geschrieben: erfrischend offen, selbstbewusst und unverkrampft.

Ellen Støkken Dahl und Nina Brochmann starteten einen der erfolgreichsten Blogs Norwegens: Underlivet (Unterleib), in dem sie über Sex und Sexualität schreiben. Die beiden lernten sich zu Beginn ihres Medizinstudiums bei einem Workshop für Sexualberatung kennen. Seitdem engagieren sie sich in Beratungsstellen für sexuelle Gesundheit. Ihr Buch »Gleden med Skjeden« ist in Norwegen ein großer Bestseller; es wurde in 30 Länder verkauft, in Deutschland wurde das Buch zum Longseller.

Weitere Informationen finden Sie auf www.fischerverlage.de

Nina Brochmann Ellen Støkken Dahl

Viva la Vagina!

Alles über das weibliche Geschlecht

Aus dem Norwegischen von
Ina Kronenberger und Nora Pröfrock

FISCHER
TASCHENBUCH

Die Übersetzung wurde gefördert von

NORLA
NORWEGIAN LITERATURE ABROAD

MIX
Papier | Fördert
gute Waldnutzung
FSC® C083411
FSC
www.fsc.org

Erschienen bei FISCHER Taschenbuch
Frankfurt am Main, 2025

Die norwegische Originalausgabe erschien 2017 unter dem Titel
»Gleden med Skjeden« im Verlag
H. Aschehoug & Co. (W. Nygaard), Oslo

Mit Illustrationen von Hanne Sigbjørnsen

Satz: Dörlemann Satz, Lemförde
Druck und Bindung: CPI books GmbH, Leck
ISBN 978-3-596-70147-6

Kontaktadresse nach EU-Produktsicherheitsverordnung:
produktsicherheit@fischerverlage.de

Inhalt

Inhalt

Vorwort

Anfang 2015 gingen wir mit unserem Blog *Underlivet* (Unterleib) an den Start. Wir waren uns damals keineswegs sicher, ob überhaupt Bedarf an weiteren Beiträgen zur Sexualhygiene, zum weiblichen Körper und zur Sexualität bestand. Steht uns doch heutzutage mehr Stoff zum Thema Sex zur Verfügung als je zuvor. Schon früh haben Kinder und Jugendliche Zugang zum Internet und nutzen es entsprechend. Wer etwas wissen will, wendet sich schlicht an Dr. Google. Und haben wir nicht im Sexualkundeunterricht in der Schule längst alles Erforderliche gelernt?

Außerdem waren wir uns nicht sicher, wie wir das Ganze verpacken sollten. Noch eine weitere Sexkolumne? Noch zwei naive Medizinstudentinnen, die allen erzählen wollen, dass sie normal ticken und gesund sind?

Als der Blog an den Start ging, riefen wir uns gegenseitig an und jubelten über 700 Besucher auf der Seite. Bestimmt waren es vor allem Freunde und Verwandte. Heute, fast zwei Jahre später, können wir definitiv sagen, dass es da draußen in der Welt ein ungestilltes Bedürfnis gab. Wir haben unendlich viel positives Feedback erhalten, von Freunden wie von Fremden, und unsere Beiträge wurden mehr als 1,4 Millionen Mal angeklickt.

Anfangs hatten wir mit dem Blog vor allem Teenager im Blick, aber dann stellte sich heraus, dass der Leserkreis sehr breit gefächert ist. Täglich erreichen uns über die Seite Fragen von Menschen beiderlei Geschlechts und jeglichen Alters. Viele davon beziehen sich auf grundlegende Dinge, die wir für Lernstoff der

Mittelstufe gehalten hatten. Andere Fragen machen deutlich, dass sich die Leser*innen vor allem absichern wollen, dass das, was sie erleben, »normal« ist, dass sie in Ordnung sind, so wie sie sind. Zu dieser Kategorie zählen leider hauptsächlich Frauen.

Ihnen ist dieses Buch gewidmet. Allen Frauen, die sich fragen, ob sie richtig funktionieren, ob sie richtig aussehen und ob sie richtig empfinden. Wir hoffen, die Lektüre kann ihnen die erforderliche Selbstsicherheit verleihen. Wir schreiben aber auch für alle, die stolz und zufrieden sind und nur etwas mehr über das unglaubliche Organ wissen wollen, das sie zwischen den Beinen haben. Der weibliche Genitalbereich ist äußerst spannend, und wir glauben, dass der Schlüssel für eine gute Sexualität zu einem Großteil im Wissen um die Funktionsweise unseres Körpers liegt.

Im Herbst 2016 konnten wir in der Zeitung von sexuellen Aufnahmeritualen neuer Oberstufenschüler*innen lesen.[1] Gnadenloser sozialer Druck, dazuzugehören und cool zu sein, hat dazu geführt, dass sich 16-jährige Mädchen gezwungen fühlten, eigene sexuelle Grenzen zu überschreiten, in manchen Fällen dermaßen krass, dass wir das Gelesene kaum glauben konnten. Dass 18-jährige Jungen es in Ordnung fanden, ihren sozialen Status als Paten für die neuen Schülerinnen auszunutzen, um von Elftklässlerinnen zu verlangen, dass sie zehn Jungen hintereinander einen blasen, ist absolut haarsträubend. Wie es in der Zeitung *Verdens Gang* (*Der Lauf der Welt*) heißt, ist dies eine Kultur, in der »der Grat zwischen freiwilligem Sex und sexuellen Übergriffen gefährlich schmal geworden ist«.[2] In den letzten Jahren erleben wir eine zunehmende Sexualisierung der Jugendkultur, insbesondere bei Mädchen. Es ist nicht leicht, in diesem Umfeld erwachsen zu werden. Leider ist Erwachsenwerden für viele gleichbedeutend mit unangenehmen sexuellen Erlebnissen, unter denen sie später im Leben leiden. Das sollte nicht so sein.

Entscheidungen, die Frauen bezüglich ihres Körpers und ihrer Sexualität treffen, fügen sich stets in einen größeren Kontext ein. Kulturelle, religiöse und politische Instanzen bilden den Rahmen für diese Entscheidungen, ob es um Verhütung, Abtreibung, Geschlechteridentität oder Sexualpraxis geht.

Wir wünschen uns, dass Frauen eigenständige Entscheidungen treffen können und dabei alle Fakten auf dem Tisch liegen, dass ihre Entscheidungen auf medizinischen Kenntnissen beruhen und nicht auf Klatsch und Tratsch, Missverständnissen und Angst. Fundiertes Wissen über die Funktionsweise des Körpers wird es Frauen erleichtern, in einem geschützten Rahmen eigene, selbstsichere Entscheidungen zu treffen. Die Sexualität gehört entmystifiziert, und wir müssen klarstellen, dass wir über unseren Körper selbst bestimmen. Wir hoffen, mit diesem Buch dazu beizutragen, dass mehr Frauen gutinformiert Entscheidungen treffen können, die zu ihnen und ihrer jeweiligen Situation passen.

Sie fragen sich jetzt vielleicht: Warum sollte ich ein medizinisches Buch lesen, das von zwei Studentinnen geschrieben wurde? Die beiden haben ja noch nicht einmal die Uni hinter sich gebracht! Wir haben uns diese Frage selbst mehrmals gestellt. Während unserer Arbeit an diesem Buch waren wir weder fertig ausgebildete Ärztinnen noch ausgewiesene Expertinnen, und entsprechend hatten wir beim Schreiben eine gehörige Portion Ehrfurcht.

Die deutsche Medizinstudentin Giulia Enders hat uns inspiriert. Sie hat mit ihrem Buch *Darm mit Charme* einen Riesenerfolg gelandet und erreicht, dass in Talkshows zur besten Sendezeit plötzlich über Themen wie Darm und Kacke diskutiert werden konnte. Der Titel unseres Buches (im Original *Gleden med skjeden – Freude mit der Scheide*) ist eine Huldigung an sie. Giulia Enders hat uns Mut gemacht. Sie hat gezeigt, wie Medizin verständlich und witzig verpackt werden kann, und vor allem, wie sich ohne Anflug von Scham über die intimsten Körperteile sprechen lässt.

Als Medizinstudentinnen haben wir nämlich einen Vorteil, den uns keiner nehmen kann: Wir sind neugierig, wir sind jung, und wir trauen uns, auch ganz »dumme« Fragen zu stellen – weil wir selbst oder unsere Freundinnen wissen wollen, was Sache ist. Unsere fachliche Reputation steht nicht auf dem Spiel, und wir bewegen uns noch nicht so lange in medizinischen Kreisen, dass wir vergessen hätten, wie man sich verständlich ausdrückt. Wir hoffen, dass auch andere junge Kolleg*innen ihre Ideen zu Papier bringen. Aufklärungsarbeit ist super!

Während der Arbeit an diesem Buch haben wir wiederholt festgestellt, dass wir manches völlig missverstanden hatten. Auch wir waren einigen Mythen um den weiblichen Genitalbereich aufgesessen. Davon gibt es nämlich ziemlich viele. Der Mythos des Jungfernhäutchens gehört wohl zu denen, die sich am hartnäckigsten halten, und er bringt weiterhin Mädchen auf der ganzen Welt in Gefahr. Trotzdem interessieren sich nur wenige Ärzte für diesen kleinen Körperteil. Manche von ihnen halten den Mythos sogar aufrecht, indem sie im Auftrag der Eltern die Vagina der Töchter untersuchen. Auf unserer Suche nach Antworten haben wir erlebt, wie Koryphäen der Gynäkologie unsere Fragen als uninteressant oder unwichtig abgetan haben. Das ist vollkommen unverständlich, wenn man weiß, welche Folgen falsche Vorstellungen über das Jungfernhäutchen für das Leben von Frauen haben können. In unserem Buch haben wir nach bestem Wissen und Gewissen versucht, die Wahrheit über das Hymen, wie wir das Jungfernhäutchen lieber nennen, zu erzählen.

Ein anderer Mythos besagt, hormonelle Verhütung sei unnatürlich und gefährlich. Das hat zur Folge, dass Tausende junger Mädchen unfreiwillig schwanger werden, weil sie lieber auf weniger sichere Verhütungsmethoden setzen. Wir können gut verstehen, dass bei dem Thema Verwirrung und Angst vor Nebenwirkungen aufkommen, und es tut uns sehr leid, dass manche Akteure des Gesundheitswesens solche Sorgen einfach beiseitewischen, ohne verständliche Erklärungen zu liefern. Darum haben wir beschlossen, dem Thema Verhütung viel Platz einzuräumen. Wir gehen die wichtigsten Studien zu möglichen Nebenwirkungen wie Stimmungsschwankungen und verminderter sexueller Lust durch. Wo Unsicherheit herrscht, sprechen wir offen darüber, aber wir versuchen vor allem zu beruhigen. Schwerwiegende Nebenwirkungen sind äußerst selten, und nur wenig deutet darauf hin, dass das Gros der Frauen, die hormonell verhüten, von Depressionen oder herabgesetzter sexueller Lust betroffen ist. Natürlich gibt es Ausnahmen, aber wir hoffen, dass Sie nach der Lektüre dieses Buchs unterscheiden können, was häufig auftritt und was eher selten ist.

Andere Mythen richten keinen direkten Schaden an, zeugen aber davon, dass die medizinische Forschung schon viel zu lange eine Männerdomäne ist. Wenn Freundinnen von uns darüber klagen, dass sie nie einen »vaginalen Orgasmus« bekommen, ist das ein Zeichen dafür, dass das Verständnis weiblicher Sexualität traditionell eher von männlichen Bedürfnissen geprägt ist. Es gibt keinen vaginalen Orgasmus im eigentlichen Sinne, sondern verschiedene Orgasmen, die auf unterschiedliche Weise ausgelöst werden können, aber alle gleich schön sind. Wir hoffen, dass sich keine Frau mehr minderwertig fühlen muss, nur weil sie eine andere Art der Stimulation benötigt als Penetration.

Das sind nur einige der vielen Themen, über die Sie hier etwas erfahren werden. Wir hoffen, Sie freuen sich auf eine aufregende Reise von der Vulva bis zum Eierstock. Dabei werden Sie hoffentlich viel Neues erfahren, genau wie wir während der Arbeit an diesem Buch. Das Wichtigste für uns ist, dass Sie nach der Lektüre etwas gelassener sein können. Der Körper ist nichts weiter als ein Körper. Wir alle haben einen, und im Laufe des Lebens beschert er uns Freuden und stellt uns vor Herausforderungen. Seien Sie stolz auf das, was Ihr Körper kann, und seien Sie geduldig, wenn ihm mal etwas Mühe bereitet.

Zum Schluss sei es uns gestattet, uns noch bei ein paar ausgewählten Menschen zu bedanken. Marius Johansen hat im Manuskript die medizinische Qualitätssicherung übernommen und einen phantastischen Job gemacht, ganz abgesehen davon, dass er ein toller Mensch und Arzt ist. Wir hoffen, dass dies nicht unser letztes gemeinsames Projekt ist. Andere wunderbare Fachleute haben ihr spezielles Fachwissen beigesteuert. Ein Dankeschön an Kjartan Moe, Trond Diseth, Kari Ormstad, Sveinung W. Sørbye, Jorun Thørring, Anne Lise Helgesen, Anders Røyneberg, Eszter Vanky, Berit Austveg und Reidun Førde für Gespräche, Durchsicht und Kommentare. Ein weiterer Dank geht außerdem an die Ärzte der medizinischen Fakultät der Universität Oslo, die uns, ohne es zu wissen, in ihren Vorlesungen oder in geduldigen Pausengesprächen Antworten auf unsere Fragen gegeben haben. Betont werden sollte noch, dass wir für eventuelle Fehler im Buch selbst verantwortlich sind und dafür geradestehen.

Auch möchten wir uns bei aktuellen und ehemaligen Kolleg*innen der Medizinischen Sexualaufklärung Oslo, der Stiftung SUSS-Telefon, dem Informationszentrum Sex und Gesellschaft und der Olafia-Klinik bedanken, die für ein ansprechendes und stimulierendes Lernumfeld gesorgt haben. Darüber hinaus sind wir allen lieben Freund*innen und Kolleg*innen dankbar, die gelesen, diskutiert und uns Bescheid gegeben haben, wenn wir uns in unverständliche Erklärungen verstiegen hatten. Liebe Thea Elnan, Kaja Voss, Emilie Nordskar, Karen Skadsheim – ohne euch wäre das Buch lange nicht so gut geworden und unser Leben sehr viel langweiliger gewesen.

Wir danken auch den Leserinnen unseres Blogs und allen, die Beiträge zum Thema geliefert, kluge Fragen gestellt und uns von Tag eins an unterstützt haben. Für sie haben wir dieses Buch geschrieben. Danken möchten wir auch Bjørn Skomakerstuen, dem ersten Blogverantwortlichen der Online-Zeitung Nettavisen, der einen schützenden Flügel über uns gebreitet hat und uns mit seiner großen Begeisterung für all unsere Texte ganz verlegen gemacht hat.

Ein besonderer Dank gilt unserer Lektorin Nazneen Khanøstrem bei Aschehoug. Sie hat phantastische Arbeit geleistet und uns wunderbare Ratschläge gegeben. Es hat uns stets Freude bereitet, mit ihr zu diskutieren, egal ob über Menstruation oder Punkrock. Sie hinter uns zu wissen, hat uns sehr beruhigt. Vielen Dank auch an Hanne Sigbjørnsen, genannt TegneHanne, die die besten Illustrationen angefertigt hat, die wir uns nur vorstellen konnten. Eine so lustige Krankenschwester mit im Team zu haben war ein Geschenk.

Und schließlich sind da noch unsere Familien.

Nina: Die Fertigstellung dieses Buches fiel zeitlich mehr oder weniger mit Mads' Geburt zusammen. Ohne Fredrik, den geduldigsten und fürsorglichsten Partner, den man sich nur wünschen kann, wäre das nicht möglich gewesen. Du hast in dieser fordernden Zeit definitiv deinen Mann gestanden. Mads, du bist mein Sonnenschein und wirst es bestimmt total peinlich finden, wenn du Mamas Buch irgendwann lesen solltest. Ich will versuchen, am Esstisch nicht allzu viel über Muschis zu reden. Mama, Papa und Helch – ihr seid die beste Familie, die man sich nur wünschen kann.

Ellen: Ein großes Dankeschön an Mama, Papa und Helge, ihr seid die beste Familie der Welt und habt euch geduldig meine unendlich langen und zum Teil erbitterten Monologe über das Hymen, über Vulvaschmerzen, Herpes und anderes unangenehmes Zeugs angehört – manchmal auch an öffentlichen und ganz und gar unpassenden Orten. Vielen Dank auch an Opa, der uns mit dem Aufklärungspapst Karl Evang verglichen hat. Ich habe euch unendlich lieb! Am meisten will ich Henning danken, für mehr, als ich hier schreiben kann.

Viel Spaß beim Lesen!
Nina und Ellen
Oslo, den 15. November 2016

Der Genitalbereich

Das Genital ist vermutlich unser intimster Körperteil. Ab dem Moment, da wir uns durch Mutters Vagina nach draußen kämpfen und zum ersten Mal das Licht der Welt erblicken, ist es unser ständiger Begleiter. Im Kindergarten werden die entsprechenden Stellen bei Mädchen und Jungen eifrig verglichen. Dann beginnt die Pubertät, und mit ihr wachsen uns die ersten dunklen Härchen im Schritt. Wir Frauen erinnern uns alle an unsere erste Regelblutung, ob sie uns mit Stolz erfüllt hat oder mit Entsetzen. Vielleicht haben wir angefangen zu onanieren und zum ersten Mal erfahren, wie sich unser Körper vor Wonne windet. Dann folgt das sexuelle Debüt mit allem, was es an Verletzlichkeit, Neugier und Spaß mit sich bringt. Wer Kinder hat, konnte bereits die großen Veränderungen erleben, die unser Bauch durchmacht, und all die Wunder, die er vollbringt. Der Genitalbereich ist ein Teil von uns. Es wird Zeit, dass wir ihn besser kennenlernen!

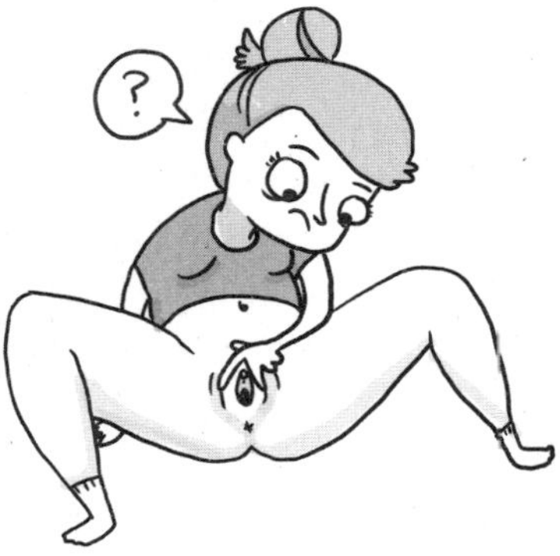

Die Vulva – Der sichtbare Teil

Stellen Sie sich einmal nackt vor den Spiegel und studieren Sie sich selbst. Der Genitalbereich beginnt gleich unterhalb des Bauchs an einer Stelle mit viel Fettgewebe, das den vorderen Teil des Hüftknochens, das Schambein, bedeckt. Diese weiche Stelle nennt man *Venushügel*, während der Pubertät sprießen darauf Schamhaare. Manche Frauen haben an der Stelle ein dickeres Fettpolster als andere, so dass sich der Teil ein wenig vorwölbt, ein echtes »Schnittbrötchen« halt. Andere haben einen flacheren Venushügel, wir könnten ihn entsprechend »Pfannkuchen« nennen. Wir wollen natürlich niemanden diskriminieren, wenn wir Begriffe aus der Welt der Backwaren entlehnen ...

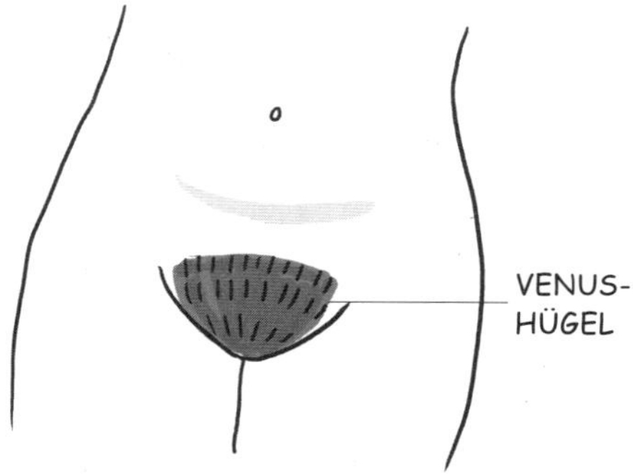

Wenn Sie den Blick nun den Venushügel hinunterwandern lassen, kommen Sie an eine Stelle, die wir Vulva nennen, die aber auch Muschi, Feige, Ritze, Fotze, Möse und so weiter genannt wird. *Vulva* mag nicht das geläufigste Wort sein, aber was Frauen bei einem Blick zwischen ihre Beine vorfinden, ist nun einmal eine *Vulva*.

Viele Frauen glauben, der sichtbare Teil des weiblichen Genitals heiße Vagina. »Auf meiner Vagina wachsen Haare«, sagen sie, oder »was hast du für eine schöne Vagina«, aber der Begriff ist eigentlich falsch. Die Vagina hat keine Haare, und man kann sie auch nicht ohne weiteres sehen, schön ist sie allerdings tatsächlich. Mit Vagina bezeichnen wir nur einen Teil unseres Genitals, genauer gesagt den Muskelschlauch, der bei penetrierendem Sex oder bei der Geburt zum Einsatz kommt, also den Schlauch, der zur Gebärmutter führt. Ein anderes Wort für Vagina lautet *Scheide*, beide Begriffe sind austauschbar. Der richtige Wortgebrauch ist uns deshalb so wichtig, weil das weibliche Genital sehr viel mehr ist als nur die Vagina, so faszinierend diese auch sein mag. Die meisten, die von einer Vagina reden, meinen die Vulva, und mit der Vulva beginnen wir die Beschreibung des phantastischen Geschlechtsteils der Frau.

Die Vulva ist wie eine Blüte aufgebaut, die zwei Schichten an Kronblättern hat. Und ob Sie es glauben oder nicht, wir haben uns die Blumenmetapher nicht selbst ausgedacht. Beim Betrachten der Vulva bietet es sich an, außen anzufangen und sie nach und nach »aufzublättern«.

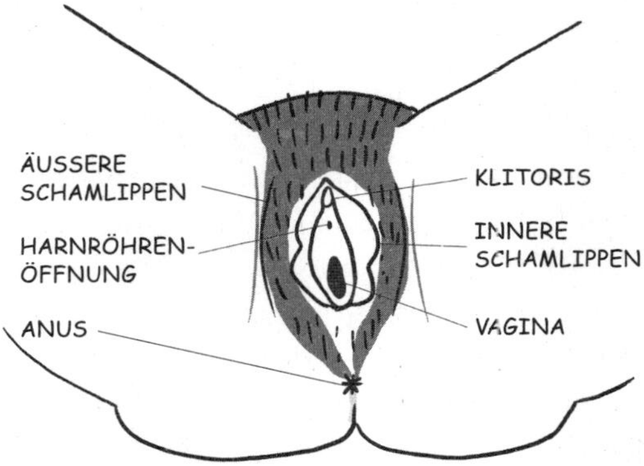

Die Kronblätter oder Schamlippen haben die Aufgabe, die empfindsamen inneren Teile zu beschützen. Die äußeren Schamlippen, die dicker sind als die inneren, enthalten Fettgewebe und funktionieren quasi wie ein Airbag oder Stoßdämpfer. Sie können so groß sein, dass sie die inneren Schamlippen bedecken, bisweilen sind sie aber auch sehr klein. Bei manchen Frauen sind nur zwei kleine Hautwölbungen zu erkennen, die die restliche Vulva seitlich einrahmen.

Die äußeren Schamlippen bestehen an der Oberfläche aus ganz normaler Haut. Genau wie am restlichen Körper ist die Haut auch hier voller Talgdrüsen, Schweißdrüsen und Haarfollikel. Neben den Härchen, die eine feine Sache sind, können Frauen an den äußeren Schamlippen auch Pickel und Ekzeme bekommen, was nicht ganz so nett ist. Haut ist halt Haut.

Die inneren Schamlippen sind oft länger als die äußeren, das muss aber nicht so sein. Sie können stark knittrig oder faltig sein wie der Tüllrock einer Prinzessin. Wenn wir uns selbst im Spiegel betrachten, ist es durchaus möglich, dass die inneren Schamlippen unter den äußeren hervorragen. Manche von uns müssen die äußeren Schamlippen aber auch zur Seite drücken, um die inneren sehen zu können.

Im Gegensatz zu den äußeren Schamlippen mit ihrem Fettgewebe sind die inneren Schamlippen dünner und sehr empfindsam – zwar nicht so empfindsam wie die Klitoris, unsere sensibelste Körperstelle, aber sie sind voller Nervenenden, und deshalb kann es sich sehr angenehm anfühlen, wenn wir sie berühren.

Die inneren Schamlippen sind nicht in gewöhnliche Haut gehüllt. Sie sind vielmehr von einer Schleimhaut bedeckt, wie wir sie schon von anderen Körperstellen her kennen, zum Beispiel vom Augapfel oder vom Mund. Genau wie diese Stellen sind sie demnach von einer schützenden feuchtigkeitsspendenden Schleimschicht überzogen. Gewöhnliche Haut hat zuoberst eine Schicht aus abgestorbenen Hautzellen, eine Art Decke aus toten Verwandten, der eine Schutzfunktion zukommt. Normale Haut fühlt sich in trockenem Zustand wohl. Schleimhäute hingegen haben keine Schutzschicht aus abgestorbenen Hautzellen und sind daher weniger gewappnet gegen Verschleiß. Lange innere Schamlippen werden beispielsweise schnell wund, wenn sie an zu engen Hosen reiben. Im Gegensatz zu normaler Haut fühlen Schleimhäute sich in feuchtem Zustand am wohlsten. Auf ihnen wachsen keine Haare, weshalb die Vulva innerhalb der äußeren Schamlippen auch frei von Haaren ist.

Schieben wir die inneren Schamlippen auseinander, kommen wir zum sogenannten *Vestibulum*. Das Wort *Vestibulum* kommt aus dem Lateinischen und bedeutet Vestibül, also Eingangshalle oder Vorhalle. Gemeint ist der Raum zwischen der Eingangstür eines Gebäudes und seinem Inneren. Wer gern ins Theater oder in die Oper geht, isst im Vestibül einen Kuchen oder trinkt dort in der Pause einen Sekt. Es ist der prächtige Eingangsbereich mit Säulen und weichen roten Samtteppichen. Im Vestibulum der Frau gibt es zwar keine nennenswerten Säulen, es ist aber definitiv ein Eingangsbereich. Hier befinden sich zwei Löchlein, die Harnröhren- und die Scheidenöffnung. Die Harnröhrenöffnung befindet sich zwischen der Klitoris, die ganz vorne liegt, wo sich die inneren Schamlippen treffen, und der Vagina, die dichter am Anus sitzt.

Die wenigsten von uns haben ein bewusstes Verhältnis zu ihrer Harnröhrenöffnung, obwohl wir sie alle mehrmals täglich benutzen. Manche glauben sogar, dass es für den Urin kein eigenes Löchlein gibt, sondern dass wir wie Männer ein Loch für zwei Dinge haben – in ihrem Fall für Sperma und Urin. Das stimmt aber nicht. Die Harnröhre hat ihre eigene Öffnung. Wir pinkeln nicht mit der Vagina, was man schnell mal glauben kann, selbst wenn man schon jede Menge weibliche Geschlechtsteile gesehen hat. Die Harnröhrenöffnung ist mitunter schwer zu finden, selbst mit einem Spiegel. Die Harnröhre ist ganz winzig, und oft ist ihre Mündung von vielen Hautfältchen umgeben, doch wer suchet, der findet.

Wunderwerk Vagina

Im Gegensatz zur kleinen Harnröhrenöffnung ist die größere Scheidenöffnung sehr leicht aufzuspüren. Die Vagina ist ein dünner Muskelschlauch von sieben bis zehn Zentimetern Länge, der von der Vulva hinauf zur Gebärmutter führt. Normalerweise ist dieser Schlauch zusammengepresst, so dass Rückwand und Vorderwand aufeinanderliegen. Mitunter deshalb sind wir wasserdicht. Das muss man sich mal vorstellen!

Bei sexueller Erregung weitet sich die Vagina und kann sich in alle Richtungen dehnen. Sie hat etwas von einem Faltenrock. Fühlen Sie mal nach, dann merken Sie, wie runzlig sie ist.

Die Muskeln, die die Vagina umgeben, bilden die sogenannte Beckenbodenmuskulatur und sind sehr kräftig, was Sie spüren können, wenn Sie sich einen Finger in die Vagina stecken und dann zudrücken. Wie andere Muskeln auch werden sie stärker, wenn man sie trainiert.

Die Innenseite der Scheidenwand ist von einer feuchten Schleimhaut überzogen. Der Großteil der Feuchtigkeit wird nicht von Drüsen erzeugt, sondern dringt vom Körperinneren direkt durch die Scheidenwand. In der Scheidenwand selbst gibt es keine Drüsen, nur von den Gebärmutterhalsdrüsen stammt etwas Sekret. Die Vagina ist immer feucht, aber bei sexueller Erregung wird sie noch feuchter. Wird der Genitalbereich insgesamt stärker durchblutet, dringt verstärkt Flüssigkeit durch die Scheidenwand. Die steigende Blutzufuhr im Unterleib können wir am Anschwellen der Klitoris und der inneren Schamlippen erkennen. Die Flüssigkeit, die sich bei sexueller Erregung bildet, verringert beim Onanieren oder beim Geschlechtsverkehr die Reibung in der Vagina. Weniger Reibung bedeutet weniger Verletzungen der Scheidenwand, die beim Sex stark beansprucht wird. Es ist nicht ungewöhnlich, nach dem Sex aus kleinen Rissen in der Scheidenwand zu bluten, oft fühlen sich Frauen dann ein wenig wund.

Zum Glück ist das vollkommen ungefährlich. Die Scheidenwand hat einen phantastischen Selbstreparaturservice.

Zusätzlich zur Feuchtigkeit, die durch die Scheidenwand dringt, kommt etwas Schleim aus zwei Drüsen im Vestibulum, die sich beiderseits der Scheidenöffnung kurz vorm Po befinden. Diese Drüsen heißen Bartholin-Drüsen nach dem dänischen Anatomen Casper Bartholin und werden auch Scheidenvorhofdrüsen genannt. Sie sondern ein Sekret ab, das die Scheidenöffnung geschmeidig macht. Die Bartholin-Drüsen sind oval und etwa erbsengroß, und sie können Probleme machen. Ist das kleine Röhrchen, durch das sie ihren Schleim absondern, verstopft, kann eine Zyste entstehen. Sie fühlt sich an wie ein kleiner harter Klumpen auf der einen Seite der Vulva, eine Art Kugel. Wenn sich eine solche Zyste entzündet, kann das eine ziemlich schmerzhafte Angelegenheit werden, aber das Problem lässt sich durch einen kleinen chirurgischen Eingriff lösen. Bei der Frage, wie wichtig die Bartholin-Drüsen für das Befeuchten der Scheide sind, gehen die Meinungen auseinander.[3] Frauen, denen aufgrund von Problemen mit Zysten oder Entzündungen die Drüsen entfernt werden, bekommen bei sexueller Erregung trotzdem genug Feuchtigkeit ab.

An der vorderen Scheidenwand, Richtung Blase, befindet sich ein Punkt, der in den Sexkolumnen von Frauenzeitschriften sehr beliebt ist. Die Rede ist vom G-Punkt. Die Region wurde nach ihrem Entdecker, dem deutschen Gynäkologen Ernst Gräfenberg, benannt. Obwohl Wissenschaftler seit den 1940er Jahren nach dem G-Punkt suchen und über ihn forschen, ist er noch immer höchst umstritten. Tatsächlich sind sich die Wissenschaftler nicht sicher, woraus er besteht, und es ist auch nicht bewiesen, dass es ihn überhaupt gibt.

Der G-Punkt wird als besonders empfindsamer Punkt in der Vagina mancher Frauen beschrieben, und einige behaupten, dass sie allein durch Stimulation des G-Punktes zum Orgasmus kommen können. Er soll sich im Inneren der Vagina an der vorderen Scheidenwand befinden und dadurch stimuliert werden, dass man mit dem Finger eine »Komm-her-Bewegung« macht. Stellen Sie sich eine Disney-Hexe vor, die Sie zu sich locken will, dann haben Sie die richtige Bewegung. Manche Frauen behaupten, dass sich die Stimulierung des G-Punktes toller oder anders anfühlt als das Berühren anderer Stellen in der Vagina. Wie Sie vielleicht schon gemerkt haben, ist die Vagina an sich nicht besonders empfindsam, wenn man sie mit der Vulva und insbesondere der Klitoris vergleicht. Die Scheidenöffnung ist am sensibelsten, tiefer drin lässt die Empfindsamkeit nach.

In den Medien ist oft vom G-Punkt die Rede, als wäre er eine anatomische Struktur. Vor allem Sexkolumnen, Selbsthilfebücher über Sex oder Erfahrungsberichte von Frauen über Sex und ihren Genitalbereich können diesen Eindruck vermitteln. Ein britischer Übersichtsartikel aus dem Jahre 2012, der Forschungsergebnisse zum G-Punkt als separate Region in der Vagina unter die Lupe nimmt, kommt zu dem Schluss, dass das Beweismaterial äußerst dünn ist. Der Großteil der Forschung zum G-Punkt erfolgt über Fragebögen, in denen Frauen selbst den G-Punkt beschreiben. Der erwähnte Artikel zeigt auch, dass Frauen, die an den G-Punkt glauben, die entsprechende Stelle oft gar nicht so leicht ausfindig machen können. Außerdem berichten die Verfasser, dass Studien, die sich auf Bildaufnahmen stützen, keine entsprechende separate Struktur ausmachen konnten, die einen Orgasmus oder sexuelle Erregung bei Frauen auslösen kann, mit Ausnahme der Klitoris.[4]

Eine Hypothese zum G-Punkt besagt nämlich, dass er keine eigene materielle Struktur ist, sondern schlicht ein tieferliegender innerer Teil der Klitoris, der beim Sex direkt *durch die Scheidenwand hindurch* stimuliert wird. Eine Gruppe von Wissenschaftlern veröffentlichte 2010 eine Studie, in der die vordere Scheidenwand einer Frau untersucht wurde, während sie mit ihrem Partner Vaginalsex hatte. Mit Hilfe von Ultraschallaufnahmen verfolgten die Wissenschaftler den Akt und suchten nach dem G-Punkt. Sie fanden ihn nicht, kamen aber zu dem Schluss, dass der innere Teil der Klitoris so dicht an der vorderen Scheidenwand liegt, dass die Klitoris die Lösung für das G-Punkt-Rätsel sein könnte.[5]

Eine andere Möglichkeit könnte sein, dass der G-Punkt mit einer Ansammlung von Drüsen zu tun hat, die sich ebenfalls in der vorderen Scheidenwand befinden. Sie heißen Skene-Drüsen bzw. Paraurethraldrüsen und sind das weibliche Pendant zur Prostata, einer Drüse, die einen Teil der männlichen Harnröhre umgibt. Die Skene-Drüsen werden mit weiblichen Ejakulationen oder Spritzorgasmen in Verbindung gebracht. Es gibt Studien, denen zufolge der G-Punkt beim Spritzorgasmus eine wichtige Rolle spielt,[6] aber vorläufig ist das reine Theorie. Wir wissen zwar, dass manche Frauen einen Spritzorgasmus erleben können, aber wir wissen nicht, ob es den G-Punkt tatsächlich gibt.

Es ist schon seltsam, dass etwas so Zugängliches wie die Scheidenwand mit so viel Mystik umgeben ist. Vor allem, da so ausgiebig über den G-Punkt geschrieben wird. Wir warten gespannt auf weitere Qualitätsforschung zum weiblichen Körper.

Die Klitoris – Nur die Spitze des Eisbergs

Vielleicht haben Sie gerade gestutzt, als wir von den *inneren Teilen* der Klitoris gesprochen haben. Was für innere Teile? Das, was wir normalerweise als Klitoris bezeichnen, ist in etwa so groß wie eine Rosine und befindet sich ganz vorne an der Vulva, dort wo die inneren Schamlippen aufeinandertreffen. Aber eigentlich ist dieser kleine Knopf nur die Spitze des Eisbergs! In den Tiefen des Unterleibs versteckt sich ein Organ, das alles übertrifft, was man sich nur vorstellen kann.

Obwohl Anatomen seit Mitte des 19. Jahrhunderts wissen, dass es sich bei der Klitoris vor allem um ein unterirdisches Organ handelt*, ist das noch längst nicht ins allgemeine Bewusstsein vorgedrungen. Während der männliche Penis in anatomischen Atlanten und Lehrbüchern detailliert beschrieben wird, ist die Klitoris nach wie vor eine Kuriosität. Noch im Jahr 1948 beschlossen die Verfasser des renommierten Anatomieatlas *Grey's Anatomy*, die Klitoris nicht namentlich zu erwähnen. Die männlich dominierte Medizinwelt hatte kein besonderes Interesse daran, die Klitoris weiterzuerforschen. Noch immer besteht Uneinigkeit darüber, was genau zur Klitoris gehört und wie sie funktioniert. In medizinischen Zusammenhängen ist das schon ungewöhnlich.

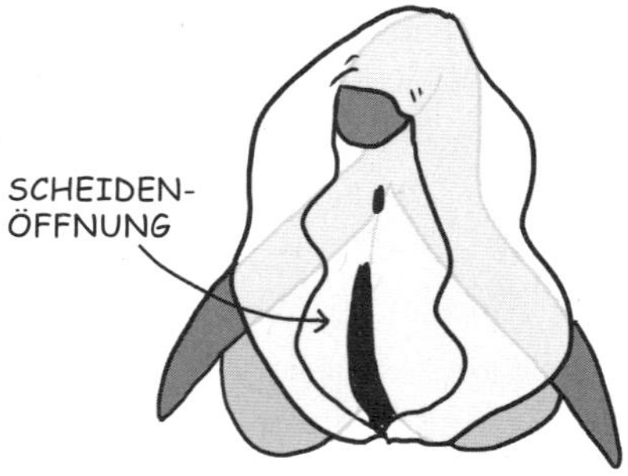

Wie wir heute wissen, ist das, was die meisten Menschen als Klitoris bezeichnen, nur ein winziger Bruchteil eines großen Organs, das sich im Körperinneren bis ins Becken erstreckt und zu beiden Seiten der Vulva verläuft.[7] Mit Hilfe einer Röntgenbrille könnten wir sehen, dass der Klitori skomplex wie ein auf den Kopf gestelltes Y angeordnet ist. Das Rosinchen, das *Klitoriseichel* oder *Klitoris-*

* In den 1840er Jahren beschrieb der Anatom Kobelt den inneren Aufbau der Klitoris und gelangte zu der Schlussfolgerung, dass sich die Geschlechtsteile der Frau und des Mannes aus denselben Bausteinen zusammensetzen.

kopf genannt wird, befindet sich ganz oben. Es kann zwischen 0,5 und 3,5 Zentimeter lang sein, wirkt aber kleiner, weil es teilweise oder ganz von einer kleinen Haube bedeckt ist.[8] Der Klitoriskopf ist der einzige sichtbare Teil der Klitoris. Dann kommt der Schaft, der wie ein Bumerang in den Körper hineinragt, bevor er sich in zwei Schenkel teilt, die beiderseits der Vulva verlaufen, unter den Schamlippen verborgen.

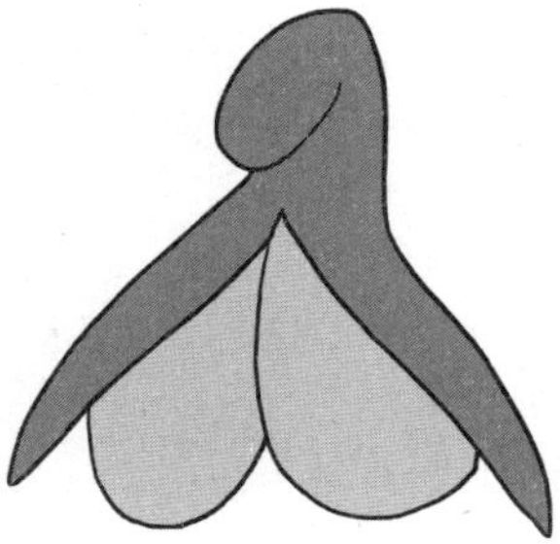

In jedem Schenkel befindet sich ein Schwellkörper, *Corpus cavernosum*, der sich bei sexueller Erregung mit Blut füllt und anschwillt. Entlang dieser Schenkel, also im *Vestibulum* – der Gegend zwischen den inneren Schamlippen –, befinden sich zwei weitere Schwellkörper, *Bulbi vestibuli*, die die Scheidenöffnung und die Harnröhrenöffnung umgeben.

Wer im Biologieunterricht besonders gut aufgepasst hat, bei dem klingelt jetzt vielleicht was. War nicht beim Penis die Rede von Eichel, Schaft und Schwellkörper? Die Hauptquelle weiblicher Lust, die Klitoris, ist ein verborgenes Geheimnis und steht in starkem Kontrast zu dem, gelinde gesagt, augenfälligen erigierten Penis. Es mag daher überraschend anmuten, dass Klitoris und Penis zwei Versionen des gleichen Organs sind.

Bis etwa zur zwölften Schwangerschaftswoche haben Jungen- und Mädchenembryonen einen identischen Genitalbereich, der von einer Art Mini-Penis (oder Giga-Klitoris!), genannt Genitalhöcker oder *Tuberculum genitale*, dominiert wird. Er hat das Potential, sich sowohl zu einem weiblichen als auch zu einem männlichen Geschlechtsorgan zu entwickeln. Da Penis wie auch Klitoris aus ein und derselben Grundstruktur hervorgehen, gibt es zwischen den beiden Organen viele Ähnlichkeiten hinsichtlich Form und Funktion.

Der Peniskopf ist eigentlich nichts anderes als der Klitoriskopf, weshalb auch beide denselben Namen haben: *Eichel*. Die Eichel ist bei Männern wie bei Frauen die empfindsamste Stelle des ganzen Körpers und enthält geschätzt mehr als 8000 sensorische Nervenenden. Ein sensorischer Nerv empfängt Informationen bezüglich Druck und Berührung und sendet Signale an das Gehirn, wo die Information entweder als schmerzhafte oder angenehme Empfindung interpretiert wird. Je mehr Nervenenden, desto nuancierter und stärker sind die Signale, die das Gehirn erhält. Tatsächlich ist die Klitoriseichel viel sensibler als der Peniskopf, denn hier konzentrieren sich die Nervenenden auf einer viel kleineren Fläche, ja, die Konzentration ist ganze fünfzigmal höher![9]

Leider verleitet die Einordnung der Klitoris als Lustknopf manche Männer anscheinend zu der Annahme, jede Art von Druck sei gut. Wenn ein bisschen sanftes Drücken nicht das gewünschte Resultat erzielt, drücken sie einfach öfter und fester, aber so funktioniert die Klitoris nicht. Da sie so reich an Nervenenden ist, wird schon die geringste Variation in der Berührung wahrgenommen. Das sorgt für ungeahnte Möglichkeiten der Stimulation und der Lust, aber es hat auch zur Folge, dass der Übergang zu Schmerz oder schlicht zu Taubheit fließend ist. Langanhaltendes festes Drücken kann bewirken, dass die Nervenenden keine Signale mehr an das Gehirn schicken. Der Klitorisknopf wird »stummgeschaltet«, dann braucht die Klitoris erst einmal Ruhe, bevor sie wieder gesprächsbereit ist. Für die Klitoris gilt also dasselbe wie beim Flirten: Prescht man zu sehr vor, geht es oft in die Hose.

Wenn sich die Schwellkörper des Mannes mit Blut füllen, wird der Penis steif. Warum sollte das bei den Schwellkörpern der Frau anders sein? Bei sexueller Erregung kann der Klitoriskomplex so sehr anschwellen, dass sich seine Größe verdoppelt,[10] eine wahrlich beeindruckende Erektion. Da die Klitorisschenkel und die Bulbi vestibuli unter den Schamlippen rund um die Harnröhren- und Vaginalöffnung angeordnet sind, kann die Vulva bei Erregung größer aussehen. Aufgrund des angesammelten Bluts nehmen das Vestibulum und die inneren Schamlippen eine dunklere rotlila Färbung an.

Doch das war's noch nicht mit den Ähnlichkeiten. Männer brüsten sich gern mit ihrer Morgenlatte und nächtlichen Erektionen, aber wir Frauen kennen etwas Vergleichbares. In einer Studie an der Universität Florida wurden in den 1970er Jahren zwei Frauen mit großen Kitzlern untersucht und mit Männern verglichen. Man fand heraus, dass die Frauen im Schlaf ebenso viele nächtliche »Erektionen« hatten wie die Männer.[11] Eine andere Studie beobachtete, dass Frauen bis zu achtmal pro Nacht eine »Erektion« hatten, über eine Zeit von zusammengenommen einer Stunde und zwanzig Minuten![12]

Wie wir sehen, wurden viele Aspekte der Klitoris im Biologieunterricht nie durchgenommen. Das stolze Organ wurde viel zu lange übersehen, geringgeschätzt und versteckt. Erst wenn man weiß, wie viel Raum die Klitoris im Körper einnimmt und wie sie alle Teile des Genitalbereichs umschließt, versteht man, mit was für einem phantastischen Lustapparat wir ausgestattet sind.

Blutige Jungfräulichkeit

Jahrtausendelang waren die verschiedensten Kulturen extrem auf die Jungfräulichkeit fixiert. Nicht bei Männern, sondern bei Frauen. Ein Mann kann weder Hure noch Madonna, rein oder unrein sein, sehr wohl aber die Frau: »Zum Glück« kann man an einer blutenden Vagina in der Hochzeitsnacht erkennen, was für eine Frau sie in Wahrheit ist.

»Pop her cherry«, sagen viele. Als könnte eine Frau, die bisher noch keinen Sex hatte, wie eine Champagnerflasche zum Knallen gebracht werden, als wäre ihre Vagina vor und nach dem sexuellen Debüt vergleichbar mit einer Flasche Moët & Chandon mit und ohne Korken. Wie Sie dem Tonfall hier unschwer entnehmen können, trifft das mitnichten zu.

Das Konzept der Jungfräulichkeit durchzieht die gesamte Popkultur. Für die Vampirin Jessica in *True Blood* ist jeder Beischlaf wie der erste, sie blutet jedes Mal erneut. Der Zweifel umrankt Königin Margaery Tyrell in *Game of Thrones*. Ist sie nach der Hochzeit mit König Nummer drei wirklich noch rein?

Auch die Klassiker widmen sich dem Thema Jungfräulichkeit und Blut. »Verdammt«, hätte Kristin Lavranstochter sagen können, als wir den Film über sie im Norwegischunterricht sahen und ihr das Blut an den Beinen herunterlief. Stattdessen sagte sie irgendwas in Richtung »Wer will schon eine Blume, der jemand die Kronblätter ausgerissen hat?« Sie weinte bitterlich in den Armen ihres Liebhabers Erlend, der nicht zu weinen brauchte. Als Mann hatte Erlend keine Tugend zu verlieren.

Die Vorstellung von der Frau als unschuldige Blume, der, wenn man sie *entjungfert*, gleichsam die Blüte abgerissen wird, findet sich auch in der medizinischen Sprache wieder. Das Blut, das beim ersten Sex fließen soll, wird als *Defloration* bezeichnet, was eine zutiefst altmodische Vorstellung widerspiegelt.[13] Fast könnte es so aussehen, als hätten Männer quer durch verschiedene Kulturen und Epochen die Köpfe zusammengesteckt und nach Methoden gesucht, um die Sexualität der Frau und ihre Selbstbestimmung über den eigenen Körper zu begrenzen und zu kontrollieren.

Sie merken schon, über das Jungfernhäutchen, dieses sagenumwobene Teil in der Scheidenöffnung, das nach wie vor Frauen auf der ganzen Welt aufgrund antiquierter Traditionen und Fehl-

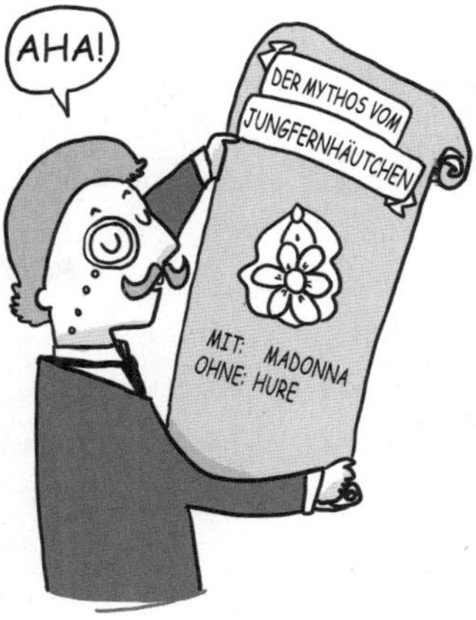

informationen die Ehre oder sogar das Leben kostet, müssen wir reden. Es ist unglaublich, dass in diesem Punkt immer noch ein Unterschied zwischen Frauen und Männern gemacht wird. Dass so etwas Schönes und Positives wie Sex für Frauen den Untergang bedeutet, während es für Männer keinerlei Konsequenzen hat. Wenn die Vorstellung vom Jungfernhäutchen und dem dazugehörigen Blut zu allem Überfluss noch auf Mythen basiert, ist das Ganze einfach nur ärgerlich.

Das Jungfernhäutchen wird traditionell als eine Art Keuschheitssiegel dargestellt, das dem Mythos nach beim ersten Geschlechtsverkehr reißen und bluten soll, und zwar nur dann. Das Blut galt lange als Beweis für die Jungfräulichkeit, und dieser Beweis war für die Menschen so wichtig, dass das blutbefleckte Laken nach der Hochzeitsnacht üblicherweise zum Trocknen aufgehängt wurde, damit alle Nachbarn sehen konnten, dass alles seine Richtigkeit hatte.

Der Mythos des Jungfernhäutchens besagt: Blutet die Frau nach dem Geschlechtsakt, weiß man, dass sie vorher noch keinen Sex hatte. Blutet sie nicht, hatte sie welchen. Aber dieser Mythos ist wie so viele andere schlicht falsch.

Schon das Wort Jungfernhäutchen trägt dazu bei, den Glauben an diese Ammenmärchen aufrechtzuerhalten. Bei »Häutchen« stellt man sich vielleicht eine Art Folie vor, die reißt, sobald man hineinsticht. Paff! Aber wer von uns den eigenen Genitalbereich schon einmal in einem Spiegel betrachtet hat, weiß, dass es in der Vagina kein Stück Frischhaltefolie gibt, selbst dann nicht, wenn wir bisher keinen Sex hatten. Wir sollten jetzt aber auf keinen Fall einen Mythos durch einen anderen ersetzen. In letzter Zeit hören wir häufig Äußerungen wie: »Das Jungfernhäutchen gibt es gar nicht.« Es stimmt zwar, dass es kein Siegel gibt, das die Vagina verschließt, aber das heißt nicht, dass da gar keine anatomische Struktur wäre, der wir das Missverständnis verdanken.

Gleich hinter der Scheidenöffnung befindet sich eine ringförmige Schleimhautfalte, die sich wie ein Kranz um die Scheidenwand legt. Ebendieser kleine Kranz wird traditionell Jungfernhäutchen, Scheidenklappe, *maiden head* oder dergleichen genannt. Wir nennen ihn Hymen. Andere sprechen von Scheidenkranz, entscheiden Sie selbst, wie Sie ihn nennen wollen. Jungfernhäutchen, Scheidenkranz und Hymen bedeuten alle dasselbe, aber Jungfernhäutchen ist als Begriff so irreführend, dass man ihn besser meidet.

Alle Frauen kommen mit einem Hymen zur Welt, was nicht heißt, dass es irgendeinen Nutzen hat. Das Hymen ist das weibliche Pendant zur männlichen Brustwarze. Es hat keine Funktion, sondern ist lediglich ein Überbleibsel aus dem Embryonalstadium.

Das Hymen hat sowohl eine Tiefen- als auch eine Breitendimension, es ist keinesfalls dünn wie eine Folie, sondern dick und robust. Vor der Pubertät ist es normalerweise gleichmäßig geformt, wie ein Donut mit einem Loch in der Mitte. Dann hat das Hormonorchester des Körpers seinen Auftritt, und wie so viele andere Körperteile verändert sich dadurch auch das Hymen. Nach der Pubertät nimmt es oft die Form eines Halbmonds an. Hinten, dicht am Anus, ist es am breitesten, es schmiegt sich immer noch wie ein Kranz an die Scheidenwand, nur ist das Loch in der Mitte jetzt größer.[14] So weit zumindest die Theorie. In Wirklichkeit gibt es die unterschiedlichsten Ausführungen.

Die meisten Mädchen haben ein kreisförmiges Hymen mit einem Loch in der Mitte, aber nicht immer ist es ebenmäßig und glatt. Oft ist das Hymen faltig und zerknautscht, was aber kein Zeichen für sexuelle Aktivität ist. Bei manchen zieht sich ein schmaler Teil des Hymens quer über die Scheidenöffnung, so dass es eher wie ein »ø« aussieht und nicht wie ein »o«. Bei anderen ähnelt das Hymen einem Sieb mit vielen kleinen Löchern anstelle eines großen in der Mitte. Wieder andere Hymen sehen aus, als hätten sie kleine Fransen an der Scheidenwand, und nur die wenigsten Mädchen haben ein Hymen, das den gesamten Scheideneingang bedeckt. Diese Mädchen haben häufig ein steifes, festes Hymen, eine Variante, die für Probleme sorgt, denn das Menstruationsblut muss ja irgendwo raus! Wer ein solches Hymen hat, wird das Problem oft erst bei der ersten Monatsblutung entdecken. Wenn das Blut in der Vagina eingeschlossen ist, können heftige Schmerzen die Folge sein, dann ist oft eine Operation erforderlich. Diese seltene Variante kommt dem Mythos vom Hymen als Siegel am nächsten.[15]

Bis auf die wenigen festen Exemplare, die den Scheideneingang komplett verdecken, ist das Hymen flexibel und dehnbar, egal welche Form es hat. Dennoch ist das Hymen die engste Stelle in der Vagina. Die Vagina hat die Fähigkeit, sich extrem zu weiten und wieder zusammenzuziehen, schließlich kommen auf diesem Weg auch Babys heraus. Das Hymen kann sich ebenfalls weiten, aber es ist nicht gesagt, dass sein Dehnvermögen für eine Penetration ausreicht. Das Hymen ist vergleichbar mit einem Gummiband, das sich bis zu einem gewissen Grad dehnen lässt, aber reißt, wenn man es zu sehr spannt.

Beim ersten Vaginalsex wird das Hymen mit der restlichen Scheide gedehnt. Bei vielen Frauen ist das Hymen so flexibel, dass es keine Probleme gibt, aber bei manchen kann das Hymen reißen und leicht bluten. Mit anderen Worten: Manche bluten beim ersten Sex, andere nicht. Das hängt von der Elastizität des Hymen ab. Bei Frauen mit einem besonders geformten Hymen, zum Beispiel einem ø-förmigen, bei dem sich ein Teil quer über die Scheidenöffnung zieht, muss dieser Teil häufig erst reißen, um Platz für einen Penis oder einen Finger zu schaffen.

Wie viele Frauen beim ersten Sex tatsächlich vom Hymen bluten, ist schwer zu sagen. Es gibt einige Statistiken, aber die Zahlen variieren. Zwei Studien zufolge, die wir uns angeschaut haben, bluten 40 bzw. 56 Prozent aller Frauen, die zum ersten Mal freiwillig Vaginalsex haben. Das sind bei weitem nicht alle, aber doch ein großer Teil.[16]

Diese Studien basieren auf den eigenen Angaben von Frauen zum ersten Geschlechtsverkehr. Wir können daher nicht mit Sicherheit sagen, ob tatsächlich das Hymen geblutet hat, auch wenn es die engste Stelle der Vagina ist, oder ob das Blut nicht woanders herkam. Wie im Kapitel über die Vagina bereits erwähnt, ist es möglich und auch üblich, dass es zu kleinen blutenden Rissen in der Scheidenwand kommt, wenn es beim Sex etwas heftiger zuging, die Frau nicht ausreichend feucht war oder wenn sie vor Nervosität die Muskeln im Unterleib angespannt hat. Das kann beim ersten Sex und auch danach noch passieren.

Ein zweiter wichtiger Bestandteil des Mythos vom Jungfernhäutchen betrifft den Keuschheitstest. Der Keuschheitstest geht von der Annahme aus, dass man dem Genital einer Frau ansehen kann, ob sie schon einmal Beischlaf hatte oder nicht. Die Jungfrau Maria soll angeblich einem Keuschheitstest unterzogen worden sein. Das Gleiche gilt für Jeanne d'Arc sowie eine Reihe von Frauen aus konservativen Milieus der jüngeren Zeit.

Hin und wieder hören wir von norwegischen Ärzten, die immer noch Keuschheitstests an jungen Frauen vornehmen, weil die Eltern einen Beweis für die Unberührtheit ihrer Tochter fordern[17] – dabei werden diese Tests von rechtsmedizinischen Experten als medizinisch irrelevant angesehen.[18] Wir haben auch schon von verängstigten jungen Frauen gehört, die sich vor den Konsequenzen einer ausbleibenden Blutung in der Hochzeitsnacht fürchten und sich ihre Jungfräulichkeit vorsorglich ärztlich attestieren lassen.

Es hat sich jedoch herausgestellt, dass das Hymen vor und nach dem ersten Sex normalerweise keinen Unterschied aufweist.[19] Das zeigt die Absurdität des Keuschheitstests. Und obwohl das Hymen beim Geschlechtsakt verletzt werden kann, wenn es einer starken Dehnung ausgesetzt wird, bedeutet das nicht zwangsläufig, dass die Verletzung dauerhafte Spuren hinterlässt. Wie sich gezeigt hat, wächst das Hymen in vielen Fällen ohne sichtbare Narben wieder zusammen.[20]

Ein Großteil der Forschung zum Hymen und zu Hymenveränderungen nach dem ersten Sex stammt aus Untersuchungen von Frauen und Mädchen, die sexuellen Übergriffen ausgesetzt waren. Ein norwegischer Übersichtsartikel gibt an, dass Merkmale, die man bei kleinen Mädchen früher als auffällige Hymenveränderungen gedeutet hat, zum Beispiel eine große Öffnung[21] oder schmale Ränder, heute als unspezifische Befunde gelten und keineswegs als Beweise für sexuelle Übergriffe.[22] Man findet diese Hymenvarianten auch bei Mädchen, die nicht sexuell missbraucht wurden. Die Verfasser des Artikels legen aber Wert auf den Hinweis, dass fehlende Befunde als Beweis nicht ausreichend sind, um sexuelle Übergriffe zu widerlegen.

Ob eine Frau Sex hatte oder nicht, lässt sich durch einen Blick zwischen ihre Beine im Grunde gar nicht sagen. Das Hymen ist nicht nur Frauen vorbehalten, die noch keinen Sex hatten, und es gibt keine Hymenvariante für Frauen mit Sexerfahrung und eine andere für »Jungfrauen«. Wie andere Körperteile auch weist das Hymen im Aussehen individuelle Variationen auf. Sorry, Keuschheitstests funktionieren nicht.

Leider ist dieses Wissen über das Hymen noch nicht ins allgemeine Bewusstsein vorgedrungen. Noch immer lassen sich Frauen auf chirurgische Eingriffe, sogenannte Hymenrekonstruktionen, ein, um eine Blutung in der Hochzeitsnacht zu garantieren. In Norwegen führte die Privatklinik Volvat in Oslo bis 2006 solche Eingriffe durch.[23] Die Klinik stellte die Hymenoplastik ein, nachdem sie vom Rat für Medizinethik eine Beurteilung dieser Praxis erbeten hatte. Der Rat erhob Einwände, weil der Eingriff das Problem nicht an der Wurzel packe, die nämlich in der Kultur liege.[24]

Die Hymenoplastik existiert aber noch immer. Im Internet kann man sich für 30 Dollar falsche Häutchen mit Theaterblut besorgen, die einer Frau Folgendes garantieren: »You can kiss your deep dark secret goodbye«, damit sie beruhigt heiraten kann.[25] Ägyptische Politiker regten 2009 übrigens an, den Import des Produkts zu verbieten.[26]

Warum greifen wir zu solchen Lösungen, anstatt darüber zu informieren, dass eine fehlende Blutung keine fehlende Jungfräulichkeit bedeutet? Und warum legen manche von uns so großen Wert auf einen Beweis dafür, dass Frauen bis zur Hochzeit »unberührt« geblieben sind? Der Hymenblutung darf nicht mehr so eine große Bedeutung zukommen, Keuschheitstests sind endgültig abzuschaffen, vor allem aber müssen wir weg von der Vorstellung, dass Jungfräulichkeit an sich wichtig ist.

Das Problem ist, dass man nicht so leicht an fundierte Informationen über das Hymen herankommt und dass es schwierig ist, das Richtige vom weniger Richtigen oder gar vom Unrichtigen zu unterscheiden. Auf unserer Suche nach Informationen über das Hymen fanden wir nicht viel, was verständlich aufbereitet, den meisten Menschen zuglänglich und gleichzeitig korrekt war. Wir haben eine Menge Forschungsliteratur vorgefunden, aber in den meistgenutzten gynäkologischen Lehrwerken unseres Medizinstudiums wird das Hymen nur am Rande erwähnt, und selbst dort werden die Mythen teilweise kolportiert. Noch immer sitzen wir auf einem Berg von Fragen. Es ist haarsträubend, dass sich Mediziner bisher so wenig für eine Struktur interessiert haben, die für moderne Frauen schlimmstenfalls den Verlust der Ehre oder gar den Tod bedeuten kann. Noch ärgerlicher ist, dass die vorhandenen Informationen nicht zu denen vordringen, die sie benötigen. Hier wartet auf uns alle eine große Aufgabe. Packen wir sie an!

Das zweite Loch

Wo die Sonne niemals scheint, sagen wir und meinen das Loch im Po. Dieses braune schrumpelige Loch gerät oft ins Hintertreffen, wenn vom weiblichen Genitalbereich die Rede ist, aber die Grenze zwischen Vagina und Po besteht nur aus einer dünnen Wand. Die enge Nachbarschaft hat zur Folge, dass das Poloch unweigerlich mit der Vagina, der Vulva und dem sexuellen Selbstbild vieler Frauen verknüpft ist.

Das Poloch, auch *Anus* genannt, ist ein beeindruckender Muskelring, der Exkremente dort festhält, wo sie hingehören, bis wir bereit sind, uns ihrer zu entledigen. Diese Aufgabe ist ganz offensichtlich seit undenklichen Zeiten wichtig, denn der Körper hat uns nicht nur mit einem, sondern mit zwei aufeinanderfolgenden Schließmuskeln ausgestattet. Versagt der eine, bleibt uns noch eine Sicherheitsschleuse.

Der innere Schließmuskel wird vom sogenannten vegetativen Nervensystem gesteuert. Das ist der Teil des Nervensystems, über den wir keine Kontrolle haben. Wenn der Körper merkt, dass sich der Enddarm langsam mit Stuhlgang füllt, erhält der innere Schließmuskel das Signal zu erschlaffen. Das ist der Stuhlreflex, er macht sich als dringendes Bedürfnis bemerkbar, schnellstmöglich die nächste Toilette aufzusuchen.

Hätten wir nur diesen primitiven Reflex, würden wir andauernd kacken, wie kleine Kinder, aber der Mensch ist nun einmal ein soziales Wesen. Der äußere Schließmuskel – den man spüren kann, wenn man einen Finger in den After steckt und dann fest zudrückt – ist der eigentliche Chef. Er lässt sich bewusst steuern und sorgt dafür, dass wir uns so lange zurückhalten können, bis die Umstände etwas Privatheit zulassen. Wenn wir es uns lange genug verkneifen, versteht der Körper, was los ist, und die Urinstinkte sehen ein, dass sie verloren haben. Der Stuhl zieht sich diskret wieder in den Darm zurück und wartet geduldig auf eine bessere Gelegenheit. Das Kackfenster, wie wir es gern nennen, bleibt nun für eine Weile geschlossen.

Der Anus ist die »dunkle« Ecke des Unterleibs, aber zum Glück hat er mehr zu bieten als nur Kacke. Der Bereich im und um den Anus steckt voller Nervenenden, die darauf warten, stimuliert zu werden. Für manche Menschen erweitert sich das Sexleben um eine Dimension, wenn der Po mit einbezogen wird. Den anderen reicht es vielleicht, einmal darüber nachzudenken, was für ein tolles System der Anus im Grunde ist, und ihm hin und wieder ein paar warme Gedanken zu schicken.

Haarige Tipps

Eine Frau hat untenrum Haare. Zumindest von Natur aus. In der Pubertät sprießen auf dem Venushügel und den Schamlippen plötzlich die ersten dunklen Härchen. Langsam breiten sie sich aus und vermehren sich, bis wir ein dichtes dreieckiges Haarpolster haben, das bis zum Anus und oft noch bis zur Innenseite der Oberschenkel reicht, über die berühmte Bikinilinie hinaus.

Ästhetische Ideale bezüglich einer haarlosen oder gutfrisierten

Vulva haben sich in den letzten Jahren durchgesetzt und bereiten vielen Menschen Sorgen und Unterleibsprobleme. Viele fürchten, dass das Entfernen der Haare zu dichterem Haarwuchs, dunkleren Haaren oder sogar zu schnellerem Haarwachstum führt. Jahrelang hatten wir selbst panische Angst davor, die Bikinilinie könnte unkontrolliert in alle Richtungen wachsen, wenn wir zu unvorsichtig mit dem Rasiermesser wären. Entsprechend hat sich so mancher Teenager Papas Rasiermesser geschnappt und fleißig den Flaum auf der Oberlippe rasiert, in der Hoffnung, ein männlicher Schnurrbart würde auftauchen und die Pickel überdecken. Zum Glück für uns, aber zum Leidwesen des Teenagers ist das alles jedoch Unsinn.

Wie viele Körperhaare jemand bekommt und wann sie anfangen zu wachsen, ist genetisch bedingt und von Hormonen gesteuert.[27] Bei der Geburt sind alle Haarfollikel bereits angelegt, insgesamt etwa 5 Millionen. Manche davon, beispielsweise die im Intimbereich oder unter den Armen, sind besonders hormonsensitiv. In der Pubertät explodieren im Körper die Sexualhormone, wodurch die hormonsensitiven Haarfollikel größer werden und dickere, dunklere Haare hervorbringen. Die Verteilung hormonsensitiver Haarfollikel variiert von Mensch zu Mensch, je nach genetischer Anlage, und erklärt, warum manche Männer ein dichtes Fell auf dem Rücken haben, während bei anderen kaum ein Haar auf dem Brustkorb auszumachen ist. Obwohl es sich so anfühlt, bekommt man also während der Pubertät nicht mehr Haare, die feinen Flaumhärchen verwandeln sich lediglich in »erwachsene« Haare. Dass viele glauben, Rasieren würde das Haarwachstum anregen, liegt einfach nur daran, dass sie mit dem Rasieren anfangen, während sich das Haarwachstum gerade ändert.

Manche haben auch das Gefühl, durch das Rasieren würden die Haare dicker und steifer werden und schneller wachsen. Auch das ist nicht möglich, selbst wenn es sich wirklich so anfühlen kann, wenn man sich am nächsten Tag über die rasierten Stellen streicht und sie ganz stachelig sind. Unsere Haare bestehen überwiegend aus toter Materie. Im Grunde ist alles, was man auf der Haut sieht, totes Protein, nur in den Haarfollikeln gibt es Leben. Was mit den Haaren passiert, bekommen die Haarfollikel nicht mit, auch nicht, wenn die Haare gekappt werden. In der wirklichen Welt produzieren Haarfollikel ihre Haare im selben Tempo weiter wie zuvor, nicht ahnend, dass diese erbarmungslos abgemäht werden.

Außerdem entscheidet die *Größe* der Haarfollikel darüber, wie dick die Haare werden. Man kann sich noch so oft rasieren, an der Größe der Follikel ändert das nichts. Die Haare können beim Nachwachsen allerdings steifer wirken, weil sie kürzer sind. Normale Haare, die in aller Ruhe wachsen dürfen, werden zur Spitze hin immer dünner, weshalb sie sich weicher anfühlen. Beim Rasieren schneiden wir die Haare am dicksten Punkt ab – an der Hautoberfläche. Wenn sie dann nachwachsen, bleibt die Spitze natürlich noch ein Weilchen dick.[28]

Man kann seinen Haarwuchs verfluchen (oder preisen), aber die Körperbehaarung und ihre Verteilung sind genetisch vorgegeben. Ob wir etwas gegen das Haarwachstum unternehmen, ist unsere eigene Entscheidung. Unsere Körperhaare haben eindeutig eine Funktion, sie sind aber nicht so wichtig, dass man von ihrer Entfernung abraten müsste. Allerdings sollte man sich darüber im Klaren sein, dass Haare unsere sexuelle Empfindsamkeit erhöhen. Wenn unser Partner sanft über unsere Schamhaare streicht, schicken die gebogenen Härchen Signale an die Follikel, die wiederum eine Nachricht an das Nervensystem senden.[29] Follikel sind der Teil der Haut, in dem sich viele Nervenenden befinden. Ohne Haare büßt man daher auch einen Teil des sinnlichen Erlebnisses ein.

Im Laufe der Geschichte haben sich bei beiden Geschlechtern verschiedene Formen der Haarentfernung etabliert. Heutzutage kann man sich rasieren, wachsen, epilieren oder eine Enthaarungscreme benutzen, um nur die zeitlich begrenzten Lösungen zu nennen. Für die meisten ist die Wahl der Methode Geschmacksache, aber es gibt ein paar Unterschiede.[30]

Epilieren und Wachsen können zu dünnerem Haarwuchs führen, da die Haare dabei mitsamt Wurzel herausgerissen werden, was die Follikel mit der Zeit schädigt. Der Nachteil ist, dass dünnere Haare mehr Mühe haben, die Haut zu durchdringen, was zu eingewachsenen Haaren oder einer Follikelentzündung führen kann. Eine Enthaarungscreme hingegen »zerschmilzt« den Teil des Haars, der sich oberhalb der Haut befindet, indem sie auf chemische Weise die Proteinstruktur zerstört. Da der Follikel davon unberührt bleibt, hat man in der Folge oft weniger Probleme mit eingewachsenen Haaren als bei den anderen Methoden.

Das größte Problem der Haarentfernung hat viele Namen, zum Beispiel *razor bumps*, eingewachsene Haare oder *Pseudofolliculitis barbae*.[31] Wenn man Haare entfernt, insbesondere gelockte, kann sich das nachwachsende Haar kringeln und in die Haut hineinwachsen. Das eingewachsene Haar wird vom Körper wie ein Fremdkörper behandelt und löst eine Entzündung des Haarbalgs aus, was sich in kleinen Pickeln äußert. Wenn man Pech hat oder an den pickeligen Noppen kratzt, kann man sich zudem eine bakterielle Infektion einhandeln. Die Stelle kann dann weh tun und anschwellen, häufig bleibt eine Narbe zurück.

Tipps zur pickelfreien Haarentfernung florieren in den Medien. Allzu kritiklos übernehmen wir oft den Rat der Schönheitsexperten – schließlich ist es nicht so toll, wenn eine glattrasierte Vulva eingewachsene Haare und Pickel aufweist. Aber brauchen wir wirklich die Creme für fast 70 Euro, die man uns im Kosmetikstudio andrehen will? Oder den Gillette Venus ProSkin Sensitive mit seinen überteuerten Rasierklingen?

Das wäre hinausgeworfenes Geld. Wer große Probleme mit eingewachsenen Haaren und Follikelentzündungen hat, für den könnte sich eine Enthaarungscreme anbieten. Wer lieber epiliert, wachst oder rasiert, sollte auf die Hygiene achten und die entsprechenden Stellen vorher gründlich waschen. Entzünden sich die Follikel sehr leicht, hilft vielleicht ein Desinfektionsmittel oder eine Desinfektionssalbe nach der Haarentfernung. Diese Produkte gibt es rezeptfrei in der Apotheke, und sie sind weitaus billiger als die Spezialprodukte, die in hübschen Flakons in Kosmetikstudios verkauft werden.

Schließlich wollen wir noch betonen, dass man nicht versuchen sollte, ein eingewachsenes Haar oder eine Entzündung wie einen Pickel auszudrücken, dann könnten sich Narben bilden. Im schlimmsten Fall kann sich die Entzündung ausbreiten. Manche Infektionen werden so heftig, dass der Follikel am Ende die Größe einer Traube annimmt. In diesem Fall sollte man einen Arzt aufsuchen, der das Furunkel schonend entfernt und, falls nötig, ein Antibiotikum verschreibt.

Die fünf Gebote des Rasierens

1. **Niemals gegen die Wuchsrichtung rasieren oder die Haut spannen.** Dehnt man die Haut und rasiert gegen die Wuchsrichtung, bekommt man das glatteste und weichste Ergebnis, da man die Haare unter der Hautoberfläche abschneidet. Leider hat das zur Folge, dass die Haare leichter in die Haut einwachsen und dann eine Follikelentzündung hervorrufen.

2. **Stets eine saubere und scharfe Rasierklinge benutzen, am besten eine neue.** Es ist verlockend, Rasierklingen mehrmals zu verwenden, da sie so teuer sind, aber damit spart man an der falschen Stelle. Eine scharfe Klinge sorgt für einen glatten Schnitt, so dass das Haar leichter wieder herauswachsen kann, ohne sich in der Haut festzusetzen. Außerdem benötigt man weniger Kraft, so werden Reizungen und rote Pickel vermieden. Im Übrigen können einer benutzten Klinge Bakterien anhaften, die eine Follikelentzündung auslösen können.

3. **(Billige) Rasiermesser mit einfacher Klinge benutzen.** Rasiermesser kommen ständig in neuen fancy Versionen und zu immer höheren Preisen auf den Markt. Die Botschaft lautet oft »a closer shave«. Das Resultat ist – wer hätte das gedacht – mehr eingewachsene Haare, weil ein Rasiermesser mit mehreren Klingen die Haare unter der Hautoberfläche abschneidet. Außerdem verleitet der Preis viele dazu, die Klingen nicht oft genug zu wechseln, so dass sie stumpf werden und sich Bakterien daran festsetzen. Dann hat man nichts gewonnen. Rasiermesser für Männer sind oft billiger, es kann sich durchaus lohnen, die zu kaufen.

4. **Ausreichend warmes Wasser verwenden.** Eine Trockenrasur ist unbedingt zu vermeiden. Trockene Haare sind steif und somit schwerer abzuschneiden. Für ein gutes Resultat muss man mehr Kraft aufwenden, was zu stärkeren Hautreizungen und einer höheren Wahrscheinlichkeit für rote Pickel und Entzündungen führt. Eine warme Dusche macht die Haare weicher. Schaum hat denselben Effekt, wenn man ihn vorm Rasieren fünf Minuten einziehen lässt, aber nur wenig Wirkung, wenn man ihn so anwendet, wie die meisten es tun (schnell drauf, schnell runter).

5. **Sanftes Peeling.** Wenn man die gewünschte Stelle sanft in kreisenden Bewegungen wäscht, entweder mit einem Massagehandschuh oder einem Peeling, kann man eventuell eingewachsene Haare leichter befreien. Man sollte nicht zu hart zu Werke gehen, weil das zu weiteren Hautirritationen und Entzündungen führen kann.

Die inneren Geschlechtsorgane – Verborgene Schätze

Man vergisst leicht, dass die weiblichen Geschlechtsorgane nicht nur aus Vulva und Vagina bestehen, sondern dass sich unter den Haut-, Fett- und Muskelschichten ein ganzes Arsenal an weichen, versteckten Körperteilen befindet, unter anderem die inneren Geschlechtsorgane.

Beginnen wir mit der Reise ins Innere. Wer sich einen Finger in die Vagina steckt, stößt nach sieben bis zehn Zentimetern auf einen kleinen weichen Pfropfen, der die Konsistenz und Form einer Nasenspitze hat, nur etwas größer ist. Das ist der Gebärmutterhals oder *Cervix*, der Eingang zur Gebärmutter. Von der Vagina aus wirkt er wie eine abgeflachte Halbkugel. Auf den ersten Blick sieht er nicht aus wie ein Ein- oder Ausgang, aber mittendrin gibt es tatsächlich ein winziges Löchlein, den Muttermund. Das ist der Beginn eines sehr schmalen Gangs von zwei bis drei Zentimetern Länge, der uns ins Innere der Gebärmutter bringt. Durch diesen schmalen Gang gelangt die Menstruationsflüssigkeit nach draußen. Auch Ausfluss hat hier seinen Ursprung. In diesem engen Stück entsteht tatsächlich fast alles, was wir an Ausfluss erleben.

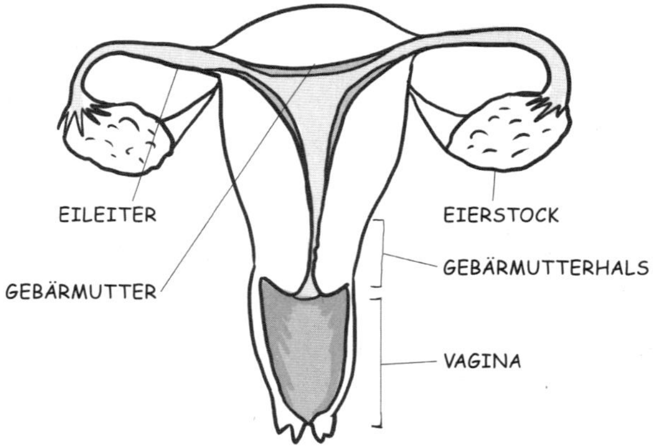

Viele Menschen glauben, der Weg von der Vagina in die Gebärmutter stünde weit offen. Wir bekommen oft die Frage: Kann der Penis gegen das Baby stoßen, wenn man während der Schwangerschaft Sex hat? Das mit dem Sex und der Gebärmutter beschäftigt viele. Wer den Roman *Kafka am Strand* von Haruki Murakami gelesen hat, konnte sich über den Abschnitt amüsieren, in dem eine Frau spürt, wie das Sperma gegen ihre Gebärmutterwände spritzt,[32] als würde der Penis während der Ejakulation in der Gebärmutter stecken. Ein Penis kann nicht bis zur Gebärmutter vordringen. Der Gebärmutterhals ist keine offene Schleuse, sondern verschlossen. Für die meisten Penisse ist die Vagina ohnehin tief genug, elastisch in Länge und Breite, wie sie ist. Es ist ganz einfach nicht nötig, dass irgendetwas tiefer eindringt.

Unser Eindruck ist, dass die meisten Frauen ihrem Gebärmutterhals nicht viel Aufmerksamkeit schenken, was keineswegs verwunderlich ist. Man sieht ihn schließlich nicht, und es ist auch nicht gesagt, dass man ihn schon einmal berührt hat oder von seiner Existenz weiß. Aber er hat alle Aufmerksamkeit verdient, die wir ihm geben können, denn hier geht es um unsere eigene Gesundheit. Der Gebärmutterhals ist die Stelle im Körper, an der junge Frauen eine der tödlichsten Krebsarten bekommen können. Außerdem machen sich dort viele Symptome für sexuell übertragbare Infektionen bemerkbar.

Der Gebärmutterhals ist wichtig, aber eigentlich ist er nur Teil eines größeren Organs, nämlich der Gebärmutter bzw. des *Uterus*. Die Gebärmutter ist normalerweise ein kleines Organ von der Größe einer Faust, das während einer Schwangerschaft aber sehr stark wächst. Schließlich muss sie groß genug sein, um einen (oder mehrere) Embryo(s) bis zur Geburt zu beherbergen. Bei erwachsenen Frauen vor den Wechseljahren ist die Gebärmutter etwa siebeneinhalb Zentimeter lang und wiegt nicht mehr als 70 Gramm. Am ehesten ähnelt sie einer auf den Kopf gestellten Birne, mit der *Cervix* als dem schmalen Teil, aus dem der Stiel wächst.

Bei den meisten Frauen ist die Gebärmutter zum Nabel hin nach vorne geneigt, so dass sie fast in einem 90-Grad-Winkel auf der Vagina sitzt. Das ist ein weiterer Grund, weshalb kein Penis in die Gebärmutter eindringen kann. Der Penis ist kein Schlangenmann! In erigiertem Zustand kann er nämlich nicht gekrümmt werden, er würde dann brechen. Bei 20 Prozent aller Frauen ist die Gebärmutter leicht nach hinten gekippt, was genauso gut funktioniert. Das ist mehr oder weniger so, wie die einen blaue und die anderen braune Augen haben. Sehen können sie alle.

Die Gebärmutter ist hohl, aber nicht im Sinne einer Tonne, sie enthält nämlich keine Luft. Vorder- und Rückwand der Gebärmutter liegen direkt aufeinander, genau wie die Wände der Vagina. Dazwischen befindet sich eine dünne Schicht Flüssigkeit.

Die Gebärmutter hat sehr dicke Muskelwände. Die Muskeln sind notwendig, unter anderem um die klumpige Menstruationsflüssigkeit durch den irre schmalen Gebärmutterhals zu pressen. Dazu ziehen sich die Muskeln in der Gebärmutter zusammen wie ein Lappen, den man auswringt. Menstruationsschmerzen fühlen sich an wie Krämpfe im Bauch oder im Rücken, dabei kommen die Schmerzen eigentlich von der Gebärmutter, die versucht, Blut und Schleim hinauszudrücken.

Die Gebärmutterwand besteht aus mehreren Schichten. Die innerste Schicht, das *Endometrium*, ist eine Schleimhaut. Sie verändert sich während des Menstruationszyklus enorm und ist zentraler Bestandteil der Monatsblutung. Jeden Monat wächst sie und wird groß und dick. Kommt es nicht zu einer Schwangerschaft, wird die Schleimhaut aus der Gebärmutterhöhle ausgestoßen. Den Begriff *Endometrium* sollten wir uns vielleicht merken, denn er ist eng verbunden mit einem Zustand, der viele Frauen plagt, der *Endometriose*. Das ist eine Krankheit, bei der Gebärmutterschleimhäute noch an anderen Stellen als in der Gebärmutterhöhle heranwachsen. Die Krankheit verursacht unter anderem äußerst schmerzhafte Menstruationen. Auf die Endometriose kommen wir später noch zurück.

Wir können uns die Gebärmutter wie ein Dreieck vorstellen, dessen eine Spitze nach unten zeigt und aus dessen oberen Ecken schmale Schläuche herausragen. Diese Schläuche, die Eileiter heißen, biegen sich zehn Zentimeter zur Seite, und ihre Funktion besteht darin, die Eizelle aus den Eierstöcken in die Gebärmutterhöhle zu befördern. An den Enden haben sie kleine fingerförmige Auswüchse, genannt *Fimbrien,* die sich in die Eierstöcke erstrecken, um die sich dort lösenden Eizellen aufzufangen. Die Befruchtung zwischen Samenzelle und Eizelle erfolgt im Eileiter, dann schwimmt das befruchtete Ei in die Gebärmutter, wo es sich im Endometrium einnistet, um zu wachsen.

Die Eierstöcke sehen überhaupt nicht aus wie Stöcke. Man kann sie sich eher wie kleine Tüten oder Säcke vorstellen. Wir haben zwei davon, einen zu jeder Seite der Gebärmutter, und sie haben zwei Aufgaben. Zum einen lagern und reifen hier die Eizellen, also die Geschlechtszellen der Frau. Im Gegensatz zum Mann produziert die Frau im Laufe ihres Lebens keine neuen Geschlechtszellen mehr. Wir haben nur die, mit denen wir geboren werden, ganze 300 000 Stück zum Zeitpunkt unserer Geburt.[33] Allerdings sind diese Zellen noch nicht reif. Die Eizellen, mit denen wir zur Welt kommen, sind im Grunde nur Vorstadien für fruchtbare Geschlechtszellen. Diese »Prä-Eier« sind bereits im fünften Schwangerschaftsmonat fertig. Bis zur Pubertät, wenn der Menstruationszyklus in Gang kommt, bereiten sich die unreifen Eizellen auf ihre künftige Aufgabe vor. Sie beginnen nun, in Gruppen heranzureifen. Da sie vom Gehirn aber kein Signal zum Eisprung erhalten, sterben sie einfach in großer Zahl ab. Bis zur Pubertät haben wir bei diesen Probefahrten mehr als ein Drittel unserer Eizellen verloren, nur eine exklusive Gruppe von etwa 180 000 Stück ist dann noch übrig. Im Alter von 25 Jahren haben wir noch 65 000. Diese Eizellen müssen geduldig warten, bis sie an der Reihe sind, von Menstruationszyklus zu Menstruationszyklus reifen sie heran und kommen frei.

Es mag einem vielleicht komisch vorkommen, dass wir zu Beginn der Pubertät noch über 180 000 Eizellen verfügen. So oft werden wir unsere Tage im Laufe unseres Lebens nicht haben, was sollen wir also mit zigtausend Eizellen? Die Wahrheit ist

– und sie hat uns ebenfalls überrascht –, dass wir jeden Monat nicht nur eine, sondern bis zu *tausend* Eizellen verbrauchen. Der Unterschied zu den Spermien des Mannes ist mit anderen Worten gar nicht so groß wie oft dargestellt. Auch bei Frauen konkurrieren viele Geschlechtszellen um das Recht, zu einem Kind heranzureifen. Tausend Eizellen starten jeden Monat ihren Reifeprozess, aber nur eine einzige exklusive Eizelle passiert die Sicherheitskontrolle und ist auserwählt, den Eierstock zu verlassen. Der Rest wird brutal verworfen und stirbt ab.[34]

Im Zusammenhang mit hormoneller Verhütung sind wir mehrfach auf eine interessante Frage gestoßen: Wenn durch Verhütung der Eisprung verhindert wird, verlängert sich dann unsere Fruchtbarkeit, weil die Eizellen länger vorhalten? An und für sich wäre es ja schon ganz praktisch, wenn wir die Eizellen aufheben könnten, bis wir sie zum Kinderkriegen nutzen möchten, anstatt sie Monat für Monat mit der Menstruation zu entsorgen. Leider funktioniert unser Körper nicht so. Hormonelle Verhütung hindert jeden Monat nur die eine auserwählte Eizelle daran, den Eierstock zu verlassen, nicht aber das Heranreifen der tausend monatlichen Prä-Eier. Wie sehr wir auch verhüten, wir verlieren jeden Monat gleich viele Eizellen.[35]

Im Alter von 45 bis 55 Jahren kommen wir in die Wechseljahre, eine Lebensphase, in der der weibliche Körper ebenso viele und dramatische Veränderungen durchläuft wie in der Pubertät. Die wichtigste Veränderung ist das Ende der Fruchtbarkeit. Irgendwann haben wir ganz einfach unsere Eizellenreserven aufgebraucht. Das Alter für die Wechseljahre variiert von Frau zu Frau, und wann sie eintreffen, ist hauptsächlich genetisch bestimmt. Manche Frauen haben außerdem mehr Eizellen als andere. Männer produzieren dagegen Samenzellen, bis ihr Herz aufhört zu schlagen, durchaus mehrere Millionen am Tag. Ihre Fruchtbarkeit trägt kein Schildchen mit der Aufschrift »Verfallsdatum«, obwohl auch die Samenzellen mit den Jahren an Qualität einbüßen.* Mick Jagger hat noch im Alter von 73 Jahren mit seiner viel jüngeren Geliebten, einer ehemaligen Tänzerin, sein achtes Kind bekommen. Die Welt ist ungerecht …

Die zweite Aufgabe der Eierstöcke besteht in der Hormonproduktion. Die wichtigsten und bekanntesten der dort entstehenden Hormone sind Östrogen und Progesteron. Sie verändern unseren Körper in den verschiedenen Lebensphasen, und in Zusammenarbeit mit mehreren anderen Hormonen, unter anderem aus dem Gehirn, steuern sie den Menstruationszyklus. Aber dazu kommen wir später noch.

Die Frage des Geschlechts

Das Wort *Geschlecht* ist für viele Menschen mit einem Gegensatzpaar verbunden: Mann – Frau, Mädchen – Junge. Bei der Frage »Was ist ein Mann?« oder »Was ist eine Frau?« erscheint Ihnen die Antwort vielleicht ganz einfach, ein Mann ist schließlich ein Mensch mit einem männlichen Körper, und eine Frau ist ein Mensch mit einem weiblichen Körper.

Dieses Buch zum Beispiel ist über Menschen mit einer Vagina und anderen weiblichen Körperteilen, somit muss das Buch von Frauen handeln, oder?

Dieser Gedanke ist nachvollziehbar, aber so einfach ist es nicht. Ob wir Frau oder Mann sind, hängt nicht nur von unseren Geschlechtsorganen und unserem Körperbau ab. Der biologische Unterschied zwischen den Geschlechtern ist kleiner, als man denkt.

In diesem Kapitel wollen wir uns auf drei Faktoren konzentrieren, die sich entscheidend auf unser Geschlecht auswirken:

---

* Auch Samenzellen büßen mit dem Alter an Qualität ein. Das heißt, das Alter des Mannes wirkt sich auf die Fruchtbarkeit des Paares und das Risiko angeborener Krankheiten beim Kind aus.

auf unsere Chromosomen, die wir hier *genetisches Geschlecht* nennen, auf unseren Körper oder das *biologische Geschlecht* und auf psychologische Faktoren oder das *psychologische Geschlecht*. Wir behaupten nicht, dass das die einzigen Faktoren sind, die das »Geschlecht« ausmachen. Natürlich gibt es auch soziale und kulturelle Faktoren, aber da das hier ein medizinisches Buch ist, konzentrieren wir uns auf das Genetische, Biologische und Psychologische.

Das genetische Geschlecht – Ein Kochbuch

Haben Sie schon einmal ein Bild von einem DNA-Strang gesehen? Wenn man einen DNA-Strang mit einem gigantischen Mikroskop heranzoomt, ähnelt er einer Leiter, die spiralförmig in sich verdreht ist. Die Stufen der DNA-Leiter unterscheiden sich allerdings von denen der Haushaltsleiter, auf die man steigt, um in einer Wohnung Glühbirnen zu wechseln. Im Verhältnis zu ihrer mikroskopisch kleinen Breite ist die DNA-Leiter irrsinnig hoch, und sie hat ganz spezielle Stufen.

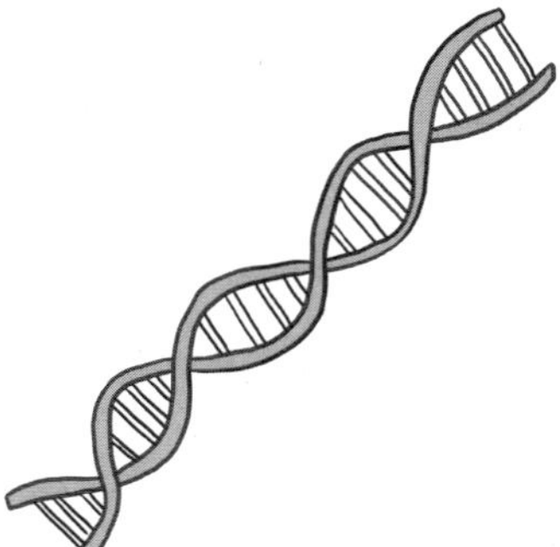

Man kann die Stoffe, aus denen die Stufen einer DNA-Leiter bestehen, mit Buchstaben vergleichen. Jede Stufe besteht aus zwei Buchstaben. Zusammen ergeben diese Buchstaben Codes oder kleine Rezepte. Jedes Rezept enthält den Code für ein Protein, das eine bestimmte Aufgabe im Körper erfüllt. Die Codes für mehrere Proteine zusammen nennt man Gen. Unsere Gene entscheiden darüber, ob wir blaue oder braune Augen haben, zwei oder drei Beine, Flügel oder Schwanz oder ein großes Gehirn. Zusammen funktionieren die Codes wie ein Kochbuch mit Rezepten für absolut alles, was man braucht, um ein Mensch zu sein. In gehobener Sprache nennt man dieses Kochbuch *Genom*. Ein Genom ist also das komplette genetische Rezept für einen Menschen.

Jede Körperzelle enthält ein vollständiges Kochbuch des Menschen, von dem sie stammt, was etwa drei Meter DNA-Strang pro Zelle bedeutet. Das macht sich die Kripo zunutze, wenn sie mit Hilfe von Blut, Sperma, Nägeln oder Hautzellen nach Verbrechern sucht. Nimmt man eine zufällige Zelle von irgendeinem Menschen, zum Beispiel von unserer Ministerpräsidentin, enthält diese Zelle theoretisch alle Informationen, die man benötigt, um eine neue Ausgabe der Ministerpräsidentin herzustellen, sie also zu klonen. Aber wie passt ein ganzes Kochbuch von drei Metern Länge in etwas so Kleines wie eine Zelle? Tja, die langen DNA-Stränge sind zu Knäueln verdichtet, so wie Wolle, wodurch alles Platz findet. In jeder Zelle haben wir 46 solcher Knäuel, die zusammen den gesamten genetischen Code ausmachen, also das vollständige Kochbuch. Diese Knäuel heißen Chromosomen.

Die Chromosomen sind paarweise angeordnet. Wir haben demnach 46 Chromosomen in 23 Paaren, und jedes Paar enthält ein Knäuel von der Mutter und eins vom Vater.

Für das Geschlecht ist ein bestimmtes Paar maßgeblich, und zwar das 23., das Paar mit unseren Geschlechtschromosomen. Diese zwei Knäuel entscheiden darüber, ob wir in *genetischer Hinsicht* Mann oder Frau sind. Es gibt zwei Sorten von Geschlechtschromosomen, X und Y. Frauen haben zwei Chromosomen vom selben Typ, den Code XX, Männer haben eine X- und eine Y-Variante, also den Code XY.

Wir erinnern uns vielleicht, dass wir aus einer Zelle unserer Mutter (Eizelle) und einer Zelle unseres Vaters (Samenzelle) hervorgehen. Eizelle und Samenzelle enthalten jeweils ein halbes Set an Chromosomen, also 23 einfache Knäuel oder ein halbes Kochbuch. Bei der Zeugung eines Kindes verbindet sich ein halbes Kochbuch der Mutter mit einem halben Kochbuch des Vaters, so dass das Kind mit einem kompletten Kochbuch voller Rezepte für seine individuelle und einzigartige Person ausgestattet wird.

Da Menschen, die genetisch gesehen Frauen sind, kein Y-Chromosom haben, sondern lediglich zwei X-Chromosomen, enthält eine Eizelle zwangsläufig eine X-Ausgabe des Geschlechtschromosoms. Das ist der Beitrag der Mutter zum 23. Chromosomenpaar des Fötus. Die Mutter kann kein Y weitergeben. Die Geschlechtszellen des Vaters, die Samenzellen, können hingegen ein X oder ein Y enthalten. Etwa die Hälfte der Spermien enthält ein X, die andere Hälfte ein Y. Verschmilzt eine Samenzelle, die ein Y enthält, mit einer Eizelle, wird das Kind ein Junge, weil der Code XY ist. Verschmilzt eine Samenzelle, die ein X enthält, mit einer Eizelle, wird es ein Mädchen mit dem Code XX.

Folglich »bestimmt« der Mann, ob das Kind ein Junge oder ein Mädchen wird. In der Menschheitsgeschichte lastete oft viel Druck auf Frauen, »ihrem Mann einen Sohn zu schenken«. Wir alle haben schon von frustrierten Königen gelesen, die erwartet haben, dass ihnen die Königin einen geeigneten Thronerben schenkt, *selbstverständlich* einen männlichen.

Heute wissen wir es besser. Ob das Kind ein Junge oder ein Mädchen wird, ist reiner Zufall, die Chancen stehen jedes Mal 50:50,* abhängig von der Samenzelle des Mannes, die mit dem

---

* Eigentlich ist das Verhältnis nicht exakt 50:50. Aus welchem Grund auch immer werden etwas mehr Jungen geboren als Mädchen, wenn man der Natur freien Lauf lässt.

Ei verschmilzt. Die Eizelle der Frau hat keinerlei Einfluss auf das Geschlecht des Kindes.

Was wir daraus lernen, ist Folgendes: Enthält das 23. Chromosomenpaar zwei X-Chromosomen, steht im Kochbuch des Fötus, dass er sich »zur Frau entwickeln« soll. Enthält das 23. Chromosomenpaar jeweils ein Chromosom beider Typen, ein X und ein Y, steht im Kochbuch, dass er sich »zum Mann entwickeln« soll.

Das Ganze wirkt einfach und einleuchtend, und mit diesen Rezepten im Hinterkopf kann man den Eindruck gewinnen, das Geschlecht sei eine Frage von »entweder oder«. Wie wir gleich sehen werden, ist das keineswegs der Fall. Tatsächlich sind die Geschlechtsorgane von Mann und Frau unglaublich ähnlich, und auf dem Weg zu einem fertigen Genital können viele Zwischendinge entstehen. Wir konzentrieren uns nur allzu oft auf die Unterschiede, aber was wir zwischen den Beinen haben, sind keineswegs nur »Löcher und Rohre«.

Es ist auch gut möglich, dass etwas schiefläuft, sowohl bei den Chromosomen wie bei einzelnen Genen der DNA, so dass ein »falsches« Rezept herauskommt. Und ein Fehler im Rezept verändert auch das Resultat – ganz so, als würde man ein Kilo Salz nehmen anstelle eines Kilos Zucker. Das Ergebnis mag immer noch gut schmecken, aber es ist definitiv ein anderes als erwartet.

Tatsächlich kann man mit zu vielen oder zu wenigen Geschlechtschromosomen zur Welt kommen; welches Geschlecht hat man dann? Was für ein Geschlecht ist X oder XXX oder XXY? Das ist eine gute Frage. Wie Sie sicherlich begriffen haben, kann es die Kombination YY nicht geben, weil zwei Samenzellen zusammen kein Kind ergeben können.

Um der Sache auf den Grund zu gehen, sollten wir zunächst über die Entwicklung unserer Geschlechtsorgane sprechen, und an dieser Stelle bietet es sich an, den zweiten Geschlechteraspekt einzubeziehen: *das biologische Geschlecht.*

Das biologische Geschlecht – Körper und Geschlechtsorgane

Bisher haben wir gesehen, wie Eizelle und Samenzelle miteinander verschmelzen und wie wir, wenn nichts schiefgeht, das Rezept XX oder XY bekommen, also *Frau* oder *Mann*. Trotzdem unterscheiden sich die Föten nicht von Anfang an. Zunächst einmal sind sie völlig gleich, unabhängig von der Chromosomenkombination. Ein Fötus hat zu Beginn seiner Entwicklung einen geschlechtsneutralen Unterkörper, der das Potential hat, sowohl weibliche als auch männliche Geschlechtsorgane auszubilden, und als innere Geschlechtsorgane des Embryos können sich ebenso gut Hoden wie Eierstöcke entwickeln.

Hier wollen wir uns der Einfachheit halber vor allem auf die äußeren Geschlechtsorgane konzentrieren, und die sehen anfangs so aus:

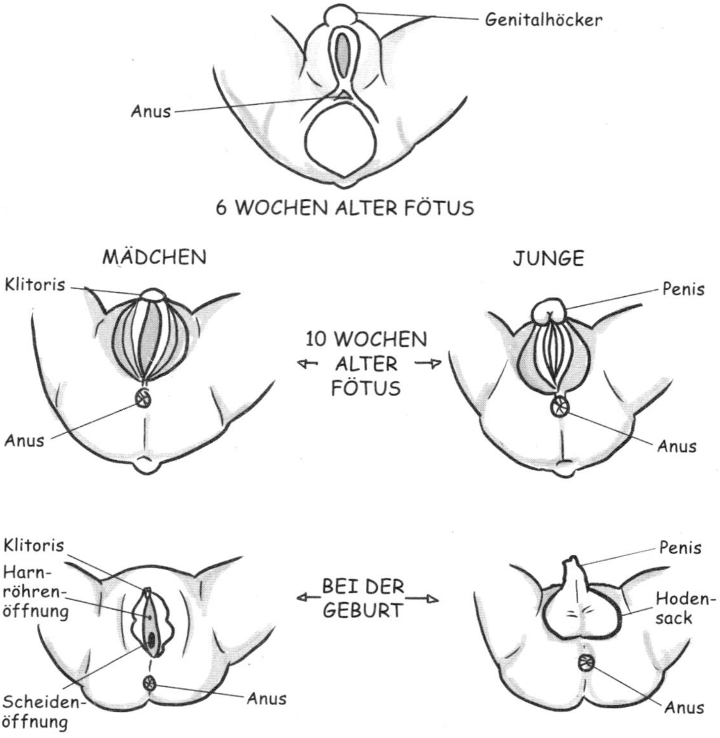

Zuoberst sehen wir den Genitalhöcker. Er sieht ein bisschen aus wie ein Minipenis, oder? Vielleicht aber auch wie eine Klitoris? Der Genitalhöcker kann nämlich beides werden.

Damit der geschlechtsneutrale Fötusunterleib männliche Geschlechtsorgane ausbildet, ist es wichtig, dass an ein paar kritischen Tagen am Anfang der Schwangerschaft alles nach Plan verläuft. Der Fötus muss nämlich zum exakt richtigen Zeitpunkt von männlichen Geschlechtshormonen beeinflusst werden. Das wichtigste Hormon in diesem Spiel ist Testosteron. Testosteron wird nur produziert, wenn der Embryo ein Y-Chromosom hat. Wird der Fötus mit Y-Chromosom nicht von Testosteron beeinflusst, häufig aufgrund eines oder mehrerer Gendefekte, wird der Unterleib automatisch zur Vulva geformt. Dann hat man einen *genetischen* Jungen mit einem weiblichen Geschlechtsorgan.

Anders ausgedrückt: Alle Embryos werden mit einer Vulva ausgestattet, es sei denn, sie erhalten eine entsprechende Gegenansage. Manche Männer denken jetzt vielleicht, das hieße, Männer seien gewissermaßen mit einem »Extra« ausgestattet, während Frauen nur eine Grundausstattung hätten – wie ein weißes T-Shirt im Vergleich zu einem bunten Partytop, aber das kann man sehen, wie man will. Man kann genauso gut sagen, dass das Weibliche das erste und grundlegende Geschlecht ist und das Männliche eine Abart darstellt, *das andere Geschlecht*. Moment mal, war das nicht eigentlich die Frau ...?

Schauen wir uns die Abbildung zur Ausbildung des Geschlechts an. Der kleine Knubbel ganz vorne im Genitalbereich eines Embryos, der Genitalhöcker, kann, wie gesagt, entweder zum Penis oder zur Klitoris reifen. Wer sich ein wenig mit dem Penis auskennt und das Kapitel über die Klitoris weiter vorne im Buch gelesen hat, ist sicherlich darüber im Bilde, dass die beiden vieles gemeinsam haben.

Das ist vor allem wichtig für Frauen, die wegen der Größe ihrer Klitoriseichel gestresst sind. Die Klitoris wird uns immer als süßes kleines Knöpfchen verkauft, aber die äußeren Teile können durchaus weit herausragen. Das heißt nicht, dass man dadurch mehr zum Mann wird! So wie der Penis zwischen 7 und 20 cm lang sein kann, variiert auch die Klitoris in ihrer Größe. Ein kürzerer Penis macht einen Mann nicht zur Frau.

Aber zurück zu unserem Fötus. Die Harnröhre des Mannes verwächst mit dem Penis, während die Harnröhre der Frau eigenständig bleibt. Zu beiden Seiten des wachsenden Klitorispenis bilden sich Falten. Diese Falten können entweder zum männlichen *Skrotum*, also dem Hodensack, oder zu den *Labia majora* heranwachsen, den äußeren Schamlippen. Um zum Skrotum zu werden, müssen die Falten in der Mitte verschmelzen. Um zu Schamlippen zu werden, brauchen sie nicht zu verschmelzen, sie wachsen dann nur ein wenig.

Wer nicht glaubt, dass die äußeren Geschlechtsorgane des Mannes denen der Frau ähneln, sollte beim Anblick eines nackten Mannes das nächste Mal ganz genau hinschauen. Dann ist zu erkennen, dass der Hodensack von einem feinen Strich zweigeteilt wird, der aussieht wie eine Naht. Und hallo, es ist ja auch eine Naht! Hier sind die Schamlippen zusammengewachsen und zum Hodensack gereift! Der Penis ist lediglich eine verwachsene Klitoris mit eingebauter Harnröhre. Wenn man den Penis nun im Geiste stark schrumpfen lässt, die Harnröhre etwas nach unten verlegt und den Hodensack zweiteilt, bekommt man eine Art Vulva.

Wow! Ganz schön cool, aber bitte trennen Sie bei Ihrem Liebsten und anderen Männern jetzt nicht die Naht auf. Männer brauchen den Hodensack zur Aufbewahrung ihrer Testikel. Aber so in etwa gehen Chirurgen bei einer operativen Geschlechtsumwandlung vor, bei der ein Männerkörper in einen Frauenkörper verwandelt werden soll. Dazu kommen wir gleich noch ausführlicher.

Kehren wir nun zurück zur Frage des Chromosomendefekts. Alles ohne Y-Chromosom wird biologisch zur Frau, während alles mit einem Y-Chromosom von Testosteron beeinflusst wird, so dass der Embryo biologisch zum Mann reift. Oder ausgerottet wird, wie in der beliebten Comicserie *Y: The Last Man* (2002). Nein, nein, kleiner Scherz am Rande ...

Das sind jetzt sehr theoretische Fälle, aber wenn ein imaginärer Fötus den Code X oder XXX hat, steht in seinem Kochbuch Frau. Hat er Y oder XXY, zeigt sein Rezept in Richtung Mann. Aber wie es so ist mit Kochbüchern, entspricht das Resultat nicht immer dem Rezept. Ein Fötus kann sich durchaus körperlich zur Frau entwickeln, obwohl er genetisch ein Mann ist und umgekehrt!

Manchen Föten, die aus genetischer Sicht männlich sind, kann es schwerfallen, auf das im Körper produzierte Testosteron zu reagieren. Ohne Testosteron werden sie äußerlich zur Frau mit einer Vulva zwischen den Beinen anstelle von Penis und Hodensack. Dieses Phänomen gibt es in unterschiedlichen Ausprägungen. Manche Menschen werden ohne Gebärmutter und mit Testikeln in der Leiste geboren anstelle von Eierstöcken im Bauch, obwohl sie eine Vulva haben. Sie können aber auch mit äußeren Geschlechtsorganen ausgestattet sein, die irgendwo zwischen dem Penis-Hodensack-Komplex (den männlichen Geschlechtsorganen) und der Vulva landen.

Jedes Jahr kommen Kinder zur Welt, die die Hebamme vor Probleme stellen, wenn die Eltern nach dem Geschlecht fragen. Nicht immer kann sie die Frage beantworten. Die Diagnose lautet dann Intersexualität.* Intersexualität bedeutet ganz einfach »Zwischengeschlechtlichkeit«.

---

* Zum Begriff Intersexualität gibt es viele Meinungen. Er kann eine Gruppe medizinischer Sachverhalte oder eine Identität beschreiben. Wir halten ihn für geeignet, um anatomische Varianten zwischen weiblicher und männlicher Entwicklung zu beschreiben, aber wir wissen auch, dass verschiedene Menschen verschiedene Begriffe vorziehen, wenn sie über sich selbst reden.

Der bereits erwähnte Fall, in dem es keine Übereinstimmung zwischen genetischem Geschlecht und den äußeren Geschlechtsorganen gibt, ist ebenfalls eine Form von Intersexualität. Intersexualität kann sehr vieles bedeuten. Es kann heißen, dass die äußeren Genitalien nicht zum Geschlecht passen oder dass die äußeren und inneren Genitalien verschiedenen oder beiden Geschlechtern angehören. Das Rikshospital in Oslo und das Krankenhaus Haukeland in Bergen sind spezialisiert auf die Behandlung von Kindern, die mit einem solchen Befund geboren werden.

Viele Kinder, die mit Intersexualität auf die Welt kommen, werden operiert, und an dieser Stelle ist es Zeit für eine traurige Geschichtsstunde. Früher hat man alle Kinder, die mit »unklaren« äußeren Geschlechtsorganen zur Welt kamen, zu Mädchen operiert. Das fand man zum einen unproblematisch, weil man der Ansicht war, das Geschlecht werde anerzogen. Solange man Kinder zu einem bestimmten Geschlecht erzog, würden sie sich diesem Geschlecht schon zugehörig fühlen. Gab man dem Kind Puppen und rosa Klamotten, war alles wunderbar. Zur Frau geboren oder zur Frau gemacht, so lief das damals.

Zum anderen erschien es den Chirurgen leichter, eine Vulva hinzukriegen als einen Penis mit Hodensack. Die Chirurgen – natürlich alles Männer – waren der Ansicht, mit einem kleinen, nur halbwegs funktionierenden Penis lasse es sich nicht gut leben, während eine halbwegs funktionierende Vulva für Frauen kein Problem sei. Sex war für Männer schließlich wichtiger. So hat man aus Kindern, die *genetisch und psychologisch gesehen* Jungen waren, *anatomische* Mädchen gemacht. Das Leben vieler Menschen wurde auf diese Weise ruiniert.

1999 änderte das Rikshospital diese Praxis. Die Ärzte nehmen nun gründliche Untersuchungen vor, damit das Kind nach der Operation einen Körper mit dem »richtigen Geschlecht« hat. Man operiert heute nicht mehr sofort nach der Geburt, sondern nimmt sich Zeit für Untersuchungen. Das zeigt Erfolge. Professor Trond

Diseth vom Rikshospital behauptet, dass seit der Umstellung der Praxis kein Kind mehr das falsche Geschlecht bekommen habe.[36]

Diese Art der Behandlung hat eine Debatte ausgelöst. Viele sind der Ansicht, man sollte die betreffenden Kinder überhaupt nicht operieren, sondern sie selbst entscheiden lassen, wenn sie mündig sind. Die Anhänger dieser Sichtweise finden die Vorstellung, alle müssten sich entweder in die Mädchen- oder Jungenschublade pressen lassen, prinzipiell falsch. Warum sollte es kein Zwischending geben? Warum können wir unsere Kinder nicht einfach zu einem »sier« oder »nin« (Das sind für das Deutsche diskutierte genderneutrale Pronomen, Anm. d. Übers.) erziehen, sie ihre Geschlechteridentität mit der Zeit selbst herausfinden lassen? Das bringt uns zum dritten Aspekt der Geschlechterproblematik, nämlich dem *psychologischen Geschlecht.*

Das psychologische Geschlecht – eine Frage der Identität

Das psychologische Geschlecht lässt sich nicht so leicht mit Biologie erklären, denn bei unserem psychologischen Geschlecht geht es um Identität, darum, wie wir uns selbst wahrnehmen. Das ist etwas Persönliches, und nur wir selbst können wissen, was richtig für uns ist.

Viele wichtige Dinge werden übersehen, weil wir zu sehr auf das »Gängige« fixiert sind. Bei den meisten Menschen deuten alle drei Faktoren auf *ein Geschlecht.* Wir fühlen uns als Frauen, wir sehen zwischen den Beinen aus wie Frauen, und unsere Gene bestätigen, dass wir Frauen sind. Dass das auf die meisten Menschen zutrifft, bedeutet allerdings nicht, dass es auf *alle* zutrifft, und diese Lektion muss die Menschheit immer wieder neu lernen.

Wenn Ihr Sohn sich als Mädchen bezeichnet, nur noch Kleider tragen will und sich mehr für die Barbie-Sammlung seiner großen Schwester interessiert als für Modelleisenbahnen und Fußball, ist man schnell dabei, das als Phase abzutun, aber das muss es nicht sein. Man muss auch nicht zwangsläufig »feminin« wirken oder Puppen lieber mögen als Fußball, um ein Mädchen zu sein. Das psychologische Geschlecht ist nicht dasselbe wie Persönlichkeit und muss nicht unbedingt traditionellen Geschlechterrollen entsprechen. Es ist absolut denkbar, dass das psychologische Geschlecht ein anderes ist als das genitale oder genetische. Wir benutzen gern den Ausdruck Trans oder sprechen davon, dass Menschen »im falschen Körper stecken«, wenn sie ein anderes psychologisches Geschlecht haben, als ihr Körper und ihre Gene vorsehen.

Was bedeutet eigentlich Trans? Das Wort kommt aus dem Lateinischen und bedeutet »durch« im Sinne von »durchqueren« oder »verändern« wie in *transzendieren*. Wir verwenden den Begriff Trans für einen Menschen, der sich mit einem anderen Geschlecht identifiziert als seinem genetischen oder biologischen. Man kann sich auch Trans nennen, wenn man sich mit keinem bestimmten Geschlecht identifiziert, nicht alle brauchen ein solches Etikett. Häufig wird das Wort Trans mit einem Sternchen versehen: *Trans**. Das soll zeigen, dass Trans ein weiter Begriff ist, der viele Dinge umfasst. Es ist sicher nicht verkehrt, einen Trans zu fragen, wie er genannt werden will: er, sie oder *sier/nin*? Oder ganz anders? Das kann man nicht im Voraus wissen, darum sollte man im Zweifelsfall fragen.

Wer kein Trans ist, wird *Cisgender* genannt. Cis kommt aus dem Lateinischen und bedeutet das Gegenteil von durchqueren. Cis heißt, dass man sich »diesseits von etwas« aufhält.

Eine *Transfrau* ist ein Mensch, der mit einem männlichen Körper zur Welt gekommen ist, aber trotzdem eine Frau ist und sich vielleicht wünscht, seinen Körper so zu verändern, dass zwischen dem biologischen und dem psychologischen Geschlecht eine Übereinstimmung besteht. Ein *Transmann* ist ein Mensch, der mit einem weiblichen Körper zur Welt gekommen ist, sich selbst aber als Mann identifiziert.

Viele Transgender wissen schon als Kind, dass ihr biologisches Geschlecht nicht ihr wahres ist. Das kann Eltern ängstigen. Darum ist es wichtig, dass wir über Transgender sprechen und das Thema bekanntmachen. Wenn man den Verdacht hat, dass das eigene Kind im »falschen Körper« steckt, kann man es untersuchen lassen. Falls nötig kann das Kind dann zu gegebener Zeit mit Hilfe von Hormonen oder Operationen einer geschlechtsbestätigenden Behandlung unterzogen werden.

Zum Glück gewöhnen sich die meisten Menschen auch dank der Popkultur immer mehr an Transgender. Die Schauspielerin Laverne Cox aus *Orange is the New Black* (2013) und Kardashian-Promi Caitlyn Jenner gehören zum Beispiel zu denen, die das Thema Transgender in den letzten Jahren auf die öffentliche Agenda gesetzt haben.

Kurze Zusammenfassung

Es gibt (mindestens) drei Faktoren, die unser Geschlecht bestimmen, wir nennen sie hier genetisches Geschlecht, biologisches Geschlecht und psychologisches Geschlecht. Beim Geschlecht gibt es nicht notwendigerweise ein Entweder-oder. Aufgrund eines Chromosomendefekts können wir von der gängigen Chromosomenkombination XX oder XY abweichen. Wir können Gendefekte haben, die dafür sorgen, dass wir in der biologischen Entwicklung unserer Geschlechtsorgane irgendwo zwischen Mann und Frau landen. Auch besteht die Möglichkeit, dass wir ein anderes psychologisches Geschlecht haben als das genitale und genetische Geschlecht, mit dem wir zur Welt gekommen sind. Die Geschlechterfrage ist mit anderen Worten nicht so einfach, wie man meinen kann. Wir hoffen, dieser kleine Beitrag hat Sie neugierig und etwas offener für das Mosaik an Möglichkeiten gemacht, das unser Geschlecht bietet.

Ausfluss, Monatsblutung und andere Säfte

Die Vagina ist wie alle Körperöffnungen nicht nur ein Eingang, in den man etwas hineinstecken kann, sondern auch ein Ausgang. Heraus kommen schreiende Babys, Blut, Schleim und andere Säfte. Das kann für riesige Freude und so manche Peinlichkeit sorgen, dient aber auch als Indikator, wenn untenrum etwas nicht in Ordnung ist. Und dann gibt es da noch die Hormone, also die Botenstoffe, die alles steuern. Es wird Zeit, dass wir über die weniger handfesten Dinge im Intimbereich sprechen.

Vaginaldusche und Discomaus

Ausfluss. Lassen wir das Wort einmal auf uns wirken. Es weckt Assoziationen an Flutwellen und braune Regenwaldflüsse voller Krokodile. Wir kennen Ausfluss am ehesten als den glänzenden, milchigen oder gelblichweißen Fleck, der nach der Pubertät Stammgast in unserem Höschen wird. So verwundert es kaum, dass Ausfluss nicht gerade ein Thema ist, über das wir gerne reden. Ausfluss hat irgendwie was von leicht eklig und unrein. Gleichzeitig bringt der Gedanke an feuchte Slips die Augen der Männer zum Strahlen. Was ist Ausfluss eigentlich genau? Gibt es bei uns da unten verschiedene Sorten von Feuchtigkeit? Und warum sollten wir uns überhaupt mit dem Thema beschäftigen?

Eins wollen wir gleich vorwegschicken: Gesunde Mädchen haben, wenn sie in die Pubertät kommen, Ausfluss im Slip. Jeden Tag. Ausfluss ist ein Sekret, das permanent aus der Vagina austritt, sobald das Hormon Östrogen Einfluss auf unseren Genitalbereich ausübt, also zu Beginn der Pubertät. Ein Teil des Ausflusses stammt aus Drüsen im Gebärmutterhals. Die Vagina selbst hat keine Drüsen, aber durch die Scheidenwände dringt viel Flüssigkeit, die sich mit Sekreten aus dem Gebärmutterhals und aus den Drüsen in der Scheidenöffnung, unter anderem den Bartholin-Drüsen, vermischt.

Normalerweise scheiden wir pro Tag einen halben bis ganzen Kaffeelöffel aus, aber das variiert von Frau zu Frau und auch innerhalb des Zyklus.[37] Manche Frauen, die hormonell verhüten, und vor allem Schwangere, erleben eine erhöhte Menge an Ausfluss. Zugleich variiert die Konsistenz: von dünnflüssig bis hin zu schleimig-faserigem Eiweiß kurz vorm Eisprung.

Ausfluss ist nicht nur normal, er ist ein Muss und hält die Selbstreinigungskräfte der Vagina aufrecht. Der Zweck von Ausfluss besteht darin, die Vagina sauber zu halten und unerwünschte Gäste wie Pilze und Bakterien samt abgestorbenen Zellen der Schleimhautoberfläche hinauszuspülen. Zudem enthält Ausfluss normalerweise sehr viele positive Milchsäurebakterien, sogenannte *Laktobazillen*. Diese produzieren – bingo, richtig geraten – Milchsäure, was dem Ausfluss einen leicht säuerlichen Geschmack und Geruch verleiht.

Die Milchsäure ist deshalb so wichtig, weil sie für einen niedrigen pH-Wert sorgt, der ganz entscheidend dazu beiträgt, dass es der Vagina gutgeht. Die meisten krankheitserregenden Bakterien mögen ein saures Milieu nämlich überhaupt nicht. Außerdem verhindern die vielen Milchsäurebakterien, dass sich eventuelle »schlechte« Bakterien ausbreiten, denn alle Bakterien kämpfen um denselben Platz und dieselben Nährstoffe. So werden Infektionen verhindert. Kurzum: Ausfluss hält den Intimbereich gesund.

Zugleich »schmiert« er die Schleimhäute und hält sie feucht. Trockene Schleimhäute reißen leicht ein, und dann sind Probleme vorprogrammiert. Man stelle sich nur vor, wie der Mund ohne Speichel aussähe! Ohne Ausfluss würde die Vaginalschleimhaut einreißen, und es könnte zu kleinen Wunden kommen. Sex wäre dann ein Albtraum, und außerdem würde sich die Gefahr für sexuell übertragbare Infektionen erhöhen, da die äußere Barriere des Körpers verletzt wäre. Ausfluss ist mit anderen Worten nichts Schmutziges, das weggewaschen werden muss, sondern ein wichtiger Verbündeter.

Das Problem ist, dass er als eklig empfunden wird, als wäre Ausfluss ein Zeichen für Unreinheit oder mangelnde Hygiene. Die wenigsten jungen Mädchen lassen benutzte Slips herumliegen, auch nicht im Bad. In manchen gesellschaftlichen Kreisen geht es sogar so weit, dass Frauen das Gefühl haben, sie müssten ihre Vagina ausspülen und so vom Ausfluss befreien. Vermutlich haben Sie sich noch nie Gedanken über die Herkunft des Schimpfworts »douchebag« gemacht? So ging es auch Nina, bevor sie in die USA zog, sich dort eine Intimwaschlotion kaufte und sie in die WG-Dusche stellte. Nach einer Weile riet ihr eine kichernde Kommilitonin, die Lotion lieber wegzunehmen, es werde nämlich schon über die Norwegerin mit der Vaginaldusche getuschelt.

»Vaginaldusche?«, fragte Nina leicht verwirrt. Rasch wurde sie aufgeklärt, dass *alle* dachten, sie würde sich mit einer Art Blasebalg parfümierte Seife in die Vagina spritzen – anscheinend gängige Praxis bei Sexarbeiterinnen und vielen anderen Frauen. Nina versuchte, ihrer Kommilitonin zu erklären, dass sie einfach nur eine ganz normale Intimwaschlotion benutze, mit pH-Wert 3,5, gab aber schnell auf, die Mitstudentin bekehren zu wollen. Hübsche Mädchen sollten um Himmels willen bloß keine Aufmerksamkeit auf ihren Intimbereich lenken und darauf, dass dieser gelegentlich eine Reinigung benötigt. Sogar das Eingeständnis, dass man den Intimbereich überhaupt wusch, war tabu, als könnte es das große Geheimnis vorhandenen Ausflusses offenbaren.

Nina ließ die Flasche übrigens in der Dusche stehen.

Der Genitalbereich mag am liebsten warmes Wasser oder milde Waschlotionen. Aufgrund der empfindlichen Schleimhäute, die leicht austrocknen und gereizt werden, sollte man niemals normale Seife benutzen. Häufig sind Juckreiz und Brennen in dem Bereich die Folge zu scharfer Produkte oder zu häufigen Waschens. Auf keinen Fall sollte man eine Scheidenspülung machen. Das kann das Infektionsrisiko erhöhen.

Aus welchem Grund aber haben Frauen das Bedürfnis, ihre Vagina auszuspülen? Bei vielen spielt das Thema Geruch eine Rolle. Einige Frauen, mit denen wir gesprochen haben, machen sich Sorgen, ob sie untenrum »normal« riechen. Sie fürchten, Kollegen könnten den Geruch ihres Geschlechts wahrnehmen, wenn sie bei einem Meeting nebeneinandersitzen, oder schildern, dass sie von Sexpartnern nicht geleckt werden wollen, aus Angst, der Geruch könnte abstoßend wirken.

Ein gesunder Intimbereich riecht. Das ist einfach so. Frischer Ausfluss hat aufgrund der enthaltenen Milchsäure einen leicht säuerlichen Geruch und Geschmack. Zudem haben wir reichlich Schweißdrüsen in der Leiste und auf der Vulva. Enge Hosen, synthetische Slips und überkreuzte Beine sorgen dafür, dass es zwischen den Beinen warm wird. An einem langen Tag wird man daher auch im Schritt viel schwitzen. Die Kombination von Ausfluss, Schweiß und einer Prise Urinrest sorgt über den Tag für Gerüche. In unserer Clique operieren wir mit dem Begriff »Discomaus«. Er beschreibt den charakteristischen Geruch, den der Intimbereich nach einer langen Nacht auf der Tanzfläche oder alternativ einem Besuch im Fitnessstudio annimmt. Der Geruch ist nicht wirklich unangenehm, aber er kann schon intensiv sein.

Ausfluss kann in puncto Geruch und Menge während des

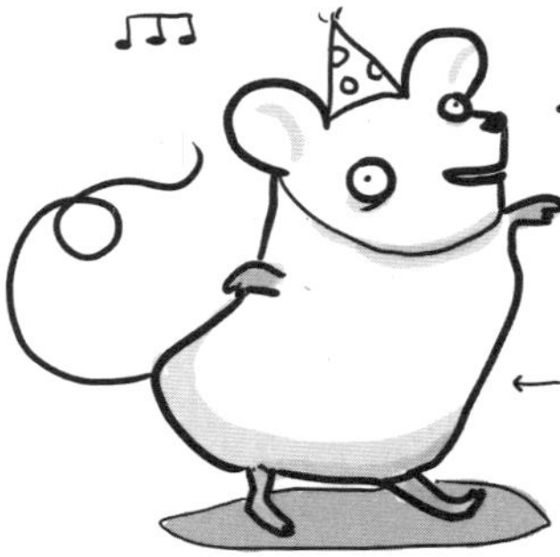

Menstruationszyklus variieren. Unsere Sexualhormone beeinträchtigen allem Anschein nach die Fähigkeit des Körpers, einen unangenehm riechenden Stoff namens *Trimethylamin* loszuwerden. Dieser Stoff ist für den klassischen Geruch nach fauligem Fisch verantwortlich. Man hat festgestellt, dass gesunde Frauen kurz vor und während der Regelblutung zu 60–70 Prozent die Fähigkeit einbüßen, diesen Stoff abzubauen.[38] Das könnte erklären, weshalb auch gesunde Frauen während der Menstruation eine Art Fischgeruch im Intimbereich wahrnehmen.

Der Geruch unseres Genitalbereichs gehört zu den intimsten Dingen. Wie wir gesehen haben, ist es ganz normal, leicht zu riechen, vor allem nach einem langen Tag, aber der Geruch sollte nicht unangenehm sein. Unangenehme Gerüche können Anzeichen für eine Infektion sein und sind ein guter Grund, zum Arzt zu gehen. Ist abgeklärt, dass dem Geruch keine Infektion zugrunde liegt, können weitere Hosen oder Röcke, ein Unterwäschewechsel über Tag und normale (nicht übertriebene!) Hygiene Abhilfe schaffen.

Macht man sich erst einmal klar, wie eng der Ausfluss mit dem Wohlbefinden unseres Genitalbereichs zusammenhängt, ist es nicht überraschend, dass er dem aufmerksamen Beobachter einiges darüber sagen kann, wie es bei uns untenrum aussieht.

Ausfluss kann sich durch Infektionen oder ein Ungleichgewicht in der Scheidenflora verändern, aber er unterliegt auch während eines normalen Menstruationszyklus großen Veränderungen.

Es ist mit anderen Worten wichtig, sich mit dem eigenen Ausfluss, mit Geruch, Farbe und Konsistenz, vertraut zu machen. Manche Frauen haben ganz wenig Ausfluss, andere müssen aufgrund von größeren Mengen mitten am Tag den Slip wechseln. Beides kann normal sein. Wichtig ist nur, dass wir wissen, was für uns selbst jeweils normal ist. So können wir feststellen, wenn etwas nicht stimmt und ob ein Arztbesuch angesagt ist, wir können aber auch in etwa abschätzen, wo im Menstruationszyklus wir uns gerade befinden. Als kleine Hilfe haben wir eine Art Ausfluss-Guide erstellt:

Ausfluss, der vom Arzt untersucht werden sollte:

- Reichlich dünnflüssiger gräulichweißer Ausfluss mit Fischgeruch – kann Anzeichen einer bakteriellen Vaginose sein, eines Ungleichgewichts in der Scheidenflora.
- Breiiger, klumpiger weißer Ausfluss mit normalem Geruch – kann Anzeichen einer Pilzinfektion sein.
- Erhöhte Menge an Ausfluss, bevorzugt mit gelblichweißer Färbung – kann Anzeichen einer Chlamydien-, Mykoplasmen- oder Gonokokken-Infektion sein. Gonokokkoen sorgen – anders als Chlamydien oder Mykoplasmen – häufig für einen eher gelbgrünen Ausfluss.
- Reichlich dünnflüssiger, schaumiger, gelbgrüner, übelriechender Ausfluss – kann Anzeichen einer Trichomonaden-Infektion sein, die hierzulande jedoch sehr selten auftritt.*
- Reichlich weißlicher, eventuell körniger Ausfluss ohne auffälligen Geruch – kann Anzeichen einer Überproduktion an Laktobazillen sein, vor allem in Kombination mit Juckreiz und Unterleibsschmerzen.
- Mit Blut versetzter Ausfluss außerhalb der Menstruation – angefangen von kleinen braunen Flecken bis hin zu rosafarbenem, dunklem oder

frischem Blut – kann von einer sexuell übertragbaren Infektion oder Zellveränderungen am Gebärmutterhals herrühren. Unerklärliche Blutungen sollten stets vom Arzt untersucht werden.

Verbreitete Veränderungen, die kein Grund zur Sorge sind:

- Schleimiges Eiweiß, das mit den Fingern in die Länge gezogen werden kann – der Eisprung steht kurz bevor.
- Erhöhte Mengen an Ausfluss, der sich in Geruch, Farbe und Konsistenz vom üblichen Ausfluss nicht unterscheidet – hormonelle Verhütung oder Schwangerschaft können die Ursache sein.

---

* *Trichomonas vaginalis* ist ein kleiner Parasit, der die Krankheit Trichomoniasis auslösen kann. Die Krankheit tritt in Norwegen (und in Deutschland; Anm. d. Übers.) sehr selten auf, aber weltweit gehört sie zu den am meisten verbreiteten sexuell übertragbaren Infektionen. Bei manchen Frauen führt sie zu unangenehmen Beschwerden wie Juckreiz an der Vulva und in der Vagina, übelriechendem Ausfluss und Brennen beim Wasserlassen, während andere kaum etwas spüren. Die Infektion ist nicht gefährlich und wird mit Metronidazol, einem speziellen Antibiotikum, behandelt.

Die Menstruation – Warum wir nicht verbluten

Sie kommt etwa einmal im Monat. Manchmal ist das schmerzhaft, andere Male peinlich und überraschend, in der Regel aber geht es vollkommen in Ordnung. Auch wenn wir gut und gern darauf verzichten könnten, jeden Monat aus der Vagina zu bluten, kann die Menstruation in bestimmten Situationen eine große Erleichterung sein: *Zum Glück bin ich nicht schwanger.*

Die Menstruation macht einen großen Teil unseres Lebens aus. Wenn wir einmal im Monat bluten und die Periode jedes Mal fünf Tage dauert, kommt man im Jahr auf 60 Tage mit Blutungen. Rechnen wir das auf 40 Jahre hoch, sind es 2400 Tage im Laufe eines Lebens, was mehr als sechseinhalb Jahren entspricht! Alles deutet also darauf hin, dass wir viel mehr über die Regelblutung sprechen sollten, zumal sie ein Bündel Unannehmlichkeiten wie PMS (Prämenstruelles Syndrom, dazu kommen wir später noch), peinliche Momente und starke Schmerzen mit sich bringen kann.

Das alles kann schlimm genug sein, aber verglichen mit früher, als die Menschheit noch keine Tampons, Menstruationstassen, Binden oder Schmerztabletten erfunden hatte, haben Frauen in der heutigen westlichen Welt doch eher geringe Probleme. In Norwegen haben sich die Frauen Baumwollbinden gehäkelt oder gestrickt, die zwischen jedem Gebrauch gekocht und zum Trocknen aufgehängt werden mussten. Weltweit gesehen ist die Menstruation immer noch eine große Herausforderung. PMS-Beschwerden beispielsweise verblassen, wenn man hört, dass Mädchen aufgrund ihrer monatlichen Blutungen die Schule beenden müssen oder dass sich Mädchen, die schmutzige Lumpen verwenden, Infektionen zuziehen, weil sie keinen Zugang zu sauberen Einwegprodukten haben, was in anderen Weltgegenden eine Selbstverständlichkeit ist. Die Regelblutung ist eine häufig übersehene Barriere für die reale Gleichstellung von Frauen in der ganzen Welt. Daran sollten wir denken, wenn wir das nächste Mal Tampons kaufen.

Richten wir nun den Fokus auf die eigentliche Blutung. Die meisten Menschen wissen, dass Blut und Fruchtbarkeit miteinander zusammenhängen. Die Menstruation zeugt von einem inneren Zyklus und von der Möglichkeit des Körpers, ein Kind auszutragen. Aber was blutet da eigentlich genau, und wo befindet sich die Wunde? Warum changiert die Monatsblutung zwischen braunem und rotem Blut, und wieso bilden sich Klümpchen?

Zur Blutung kommt es, weil die Gebärmutter, die sich darauf

vorbereitet hatte, ein befruchtetes Ei aufzunehmen, wieder einmal leer ausgegangen ist. In Vorbereitung auf eine Schwangerschaft lässt die Gebärmutter das Endometrium oder die Gebärmutterschleimhaut, also ihre innerste Schicht, anwachsen. Das befruchtete Ei soll sich darin einnisten, und durch die Schleimhaut wird der Fötus mit Nährstoffen in Form von mütterlichem Blut versorgt. Nistet sich kein Ei ein, braucht der Körper die dicke Schleimhautschicht nicht mehr, er stößt sie ab und schwemmt sie samt Blut hinaus. Daher rührt die schleimige Konsistenz des Bluts. Manche Klümpchen sind ganz einfach Teile der abgestoßenen Schleimhaut, es handelt sich nicht um reines Blut aus einer offenen Wunde.

Viele Frauen sind besorgt, wenn sie feststellen, dass ihre Periode eine andere Farbe oder Konsistenz hat als sonst, aber weder frisches rotes noch klumpiges braunes Blut sind ungewöhnlich. Farbe und Konsistenz der Regelblutung können von Zyklus zu Zyklus oder auch von Tag zu Tag während einer Menstruation variieren, da das Blut gerinnt. Blut verändert seine Farbe, wenn es unsere Adern verlässt. Frisches Blut ist rot und dünnflüssig. Ist die Monatsblutung sehr rot und dünnflüssig, heißt das, dass sich das Blut schnell aus der Gebärmutter herausbewegt hat, ohne vorher zu gerinnen. Entsprechend ist braunes, klumpiges Blut etwas älter. Bei einer stärkeren Blutung ist das Blut oft frischer, denn die Gebärmutter kann es dann leichter ausscheiden. Fällt die Blutung sparsamer aus, kann das Blut eine Weile in der Gebärmutter verbleiben und in gewisser Weise etwas fest werden, aber der Körper wird auch das geronnene Blut los. Es ist keineswegs so, dass sich das Blut im Körperinnern ansammelt.

Die Menstruation ist weder unhygienisch noch gefährlich. Sie besteht aus Blut und Schleim, und wie man damit umgeht, entscheidet jede Frau selbst. Im Grunde spricht nichts dagegen, während der Blutung Sex zu haben, aber man sollte dabei unbedingt an Verhütung denken. Dass eine Frau ihre Periode hat, bedeutet nicht, dass sie vor einer Schwangerschaft oder vor der Ansteckung mit sexuell übertragbaren Infektionen geschützt ist.

Nachdem wir jetzt gesehen haben, worin die Regelblutung besteht, ist vielleicht auch klar, warum wir während einer Schwangerschaft normalerweise nicht bluten. Die Menstruation besteht schließlich aus der Schleimhaut, die die Innenseite der Gebärmutter bedeckt – also dem potentiell neuen Heim einer befruchteten Eizelle. Während einer Schwangerschaft wollen wir die Schleimhaut jedoch behalten, sie und der Embryo sollen nicht abbluten. Ein Hormon namens *Progesteron* hilft uns, die Schleimhaut an Ort und Stelle zu halten. Darüber werden wir gleich noch mehr erfahren.

Aber stopp mal! Jetzt haben wir zwar gelernt, wie die Menstruation verläuft, aber brauchen wir sie eigentlich? Ihnen ist bestimmt schon aufgefallen, dass die meisten Tierweibchen nicht jeden Monat bluten. Viele glauben, läufige Hündinnen hätten ihre Menstruation, aber diese Blutung ist etwas völlig anderes. Wenn Hündinnen einen Eisprung haben und trächtig werden können, bluten sie aus der Scheide und nicht aus der Gebärmutter, so wie wir. Tatsächlich ist die Menstruation etwas Seltenes, das wir nur mit ein paar menschenähnlichen Affen und anderen merkwürdigen Wesen teilen, unter anderem einer Fledermausart. Die Menstruation selbst ist mit anderen Worten keine Voraussetzung, um Nachwuchs zu bekommen.

Das Ganze ist echt blöd. Warum sollen ausgerechnet wir Energie darauf verwenden, die Gebärmutterschleimhaut Monat für Monat neu zu bilden, nur um zu erleben, wie sie dann wieder abblutet? Darwin, was ist hier los?

Bestimmt sind Ihnen die Begriffe Evolution und natürliche Selektion schon einmal begegnet. In der Entwicklung der Arten geben insbesondere Individuen mit zufälligen genetischen Merkmalen, die sich als Vorteil für einzelne Lebewesen herausstellen, ihre Gene am erfolgreichsten weiter, wodurch diese Gene in den nachfolgenden Generationen dominieren. So haben sich Mensch und Tier über die Jahrtausende weiterentwickelt. Im Gegensatz zu den meisten anderen Säugetieren hat sich bei uns am Ende die Menstruation durchgesetzt, aber heißt das, dass sie als solches einen Vorteil für uns birgt? Nein, meint die Biologin Deena Emera. Ihrer Theorie nach stellt die Monatsblutung an sich keinen vererbten *Vorteil* für uns dar, sie ist vielmehr eine vererbte *Nebenwirkung*.[39]

Die Menstruation, meint Emera, ist die Begleiterscheinung eines vererbten Vorteils, den wir im Alltag nicht mehr wahrnehmen und den wir als *spontanes Schleimhautwachstum** bezeichnen könnten. Wie wir jetzt wissen, wächst die Gebärmutterschleimhaut heran, um einer befruchteten Eizelle Obhut und Nahrung zu geben. Bei Tieren, die nicht menstruieren, wächst die Schleimhaut nur, wenn eine befruchtete Eizelle zur Stelle ist. Der mütterliche Körper reagiert mit anderen Worten auf den Hilferuf der befruchteten Eizelle, indem er eine Gebärmutterschleimhaut aufbaut, in der das Ei sich einnisten kann. Bei Menschen verhält es sich anders. Bei uns wächst die Schleimhaut jeden Monat *spontan*, ohne dass eine befruchtete Eizelle zur Stelle wäre, und das ist für uns von Vorteil.

Wenn die Gebärmutterschleimhaut beim Menschen und anderen menstruierenden Arten keine befruchtete Eizelle empfängt, wird sie abgestoßen, denn es kostet Energie, zusätzliches Gewebe, das nicht benötigt wird, am Leben zu erhalten. Darum bekommen wir unsere Periode, und darum kann die Monatsblutung als Nebenwirkung des spontanen Schleimhautwachstums beschrieben werden. Tiere, die kein spontanes Schleimhautwachstum kennen,

---

* Das ist eine Vereinfachung des Terminus Spontaneous Decidualization, den Emera in ihrem Artikel gebraucht. Der Dezidualisierungsprozess umfasst etwas mehr als nur das Schleimhautwachstum.

haben kein überflüssiges Gewebe, das sie jeden Monat loswerden müssten, darum haben sie auch keine Menstruation als Nebenwirkung. Sie bilden die Gebärmutterschleimhaut erst dann, wenn sie sie brauchen.

Worin besteht nun der Vorteil eines spontanen Schleimhautwachstums? Die Theorien, die Emera uns präsentiert, gründen auf der Vorstellung, dass Mutter und Fötus nicht nur gemeinsame Interessen haben. Man kann es sich so vorstellen, dass Mutter und Fötus die Evolution hindurch lange einen Rüstungswettlauf gegeneinander ausgetragen haben, bei dem der Embryo Merkmale ausgebildet hat, die ihm Zugang zu verschiedenen mütterlichen Reserven gewähren. Die Mutter hingegen hat Merkmale ausgebildet, um die Ressourcen, die sie zum Überleben braucht, für sich zu behalten.

Vor diesem Hintergrund präsentiert Emera zwei Theorien zur Erklärung, weshalb spontanes Schleimhautwachstum ein Vorteil für den Menschen sein könnte:

Der einen Theorie nach bietet das Schleimhautwachstum in der Gebärmutter Schutz vor einem aggressiven und rücksichtslosen Fötus, und – wie man sich denken kann – der Fötus menstruierender Arten ist besonders aggressiv verglichen mit anderen Arten ohne Menstruation. Unsere Föten haben keine Skrupel. Sie drängen mit Macht in den mütterlichen Körper wie ein Parasit, nur um an Energie und Nahrung zu gelangen. Dass der Mensch im Voraus eine Schicht Gebärmutterschleimhaut angelegt hat, schützt ihn stärker gegen den Eindringling. Man kann es sich so vorstellen, als hätte die Mutter einen Panzer vorbereitet, um besser kontrollieren zu können, zu welchen Ressourcen der Fötus Zugang haben darf und was sie für sich beansprucht.

Die zweite Theorie besagt, dass die Mutter die Qualität des Fötus beurteilen kann, wenn sich die befruchtete Eizelle in der fertigen Schleimhaut einnistet. Wie wir später im Buch noch sehen, wird nicht aus jeder befruchteten Eizelle ein Baby. Viele Föten werden in einem sehr frühen Stadium spontan abgetrieben, weil mit ihren Genen etwas nicht stimmt. Es wäre zu dumm für die Mutter, Energie auf das Austragen eines Embryos zu verwenden, der ohnehin nicht lebensfähig ist. Wenn sie das dank der Gebärmutterschleimhaut erkennt, kann sie wertvolle Kräfte sparen, indem sie sich früh von ungeeigneten Föten trennt.

Der Vorteil der Menstruation ist also nicht die Menstruation an sich, sondern das spontane Schleimhautwachstum, dessen Nebenwirkung die Monatsblutung ist. Eigentlich bräuchten wir nicht jeden Monat eine neue Schleimhaut, sondern nur in Verbindung mit einer Schwangerschaft. Viele halten die Blutung für wichtig, die Menstruation für gesund, aber das stimmt nicht. Wenn wir das monatliche Schleimhautwachstum einstellen, hat die Menstruation keinen Sinn mehr. Die Periode ist eine Begleiterscheinung, und die Blutung selbst ist nicht gesund. Sie führt lediglich zu einem monatlichen Blutverlust.

Wie die dänische Journalistin Lone Frank in einem Artikel zu Emeras Forschung schreibt, unterscheidet sich der moderne Mensch sehr von dem Menschen, der vor Hunderttausenden von Jahren monatliche Menstruationen entwickelt hat.[40] Während moderne Frauen im Laufe eines Lebens rund 500 Zyklen durchlaufen, hatten die Urfrauen nur rund 100. Warum? Tja, weil sie aufgrund unsicherer Verhütungsmöglichkeiten den größten Teil ihres Lebens schwanger oder stillend zugebracht haben.

Mit Hilfe von Verhütung auf die Menstruation zu verzichten ist nicht unnatürlicher für uns, als auf ein paar zusätzliche Kinder zu verzichten. Heute können wir entscheiden, ob wir überhaupt Kinder haben wollen, und wenn ja, wie viele. Die eigentliche Menstruation hat für die moderne Frau keinen biologischen Wert.

Um die Menstruation ranken sich viele Mythen, nicht zuletzt ist oft die Rede davon, dass die Menstruation uns in unseren Aktivitäten einschränkt. Aber was bedeutet die Menstruation eigentlich für unseren Alltag? Gibt es Dinge, die wir vermeiden sollten? Hat beispielsweise die Yogalehrerin recht, wenn sie während der stärksten Blutung von Stellungen im Kopfstand abrät?

Wir haben einen Yogalehrer gefragt, wieso während der Menstruation von Stellungen im Kopfstand abgeraten wird. »Es ist nicht gut, wenn das Blut in den Bauch zurückläuft«, war seine Antwort. In gewisser Weise hat er recht. Sicherlich kommt es vor, dass während der Menstruation kleine Mengen an Menstruationsblut durch die Eileiter in den Bauchraum gelangen. Das hat schon manch einen Chirurgen gestresst, der bei menstruierenden Frauen während einer Operation Blut im Bauchraum vorgefunden hat, ohne eine blutende Wunde zu entdecken. Es ist aber nicht schlimm, wenn Menstruationsblut in den Bauchraum gelangt. Der Körper sorgt rasch wieder für Ordnung.

Viele Frauen glauben auch, dass bestimmte Aktivitäten, wie zum Beispiel ein Kopfstand, zu stärkeren Blutungen führen können, aber auch das stimmt nicht. Während der Menstruation wird das Endometrium abgestoßen. Es bildet sich weder eine größere noch eine kleinere Gebärmutterschleimhaut, wenn wir auf dem Kopf stehen, Sex haben oder joggen. Während einer Periode blutet nur das aktuelle Endometrium ab. Die Stärke des Endometriums und somit auch die Menge, die nach draußen befördert wird, kann hingegen von Mal zu Mal leicht variieren.

Abgesehen von Aktivitäten, die uns Schmerzen bereiten, können wir während der Menstruation im Grunde alles machen, was wir wollen. Wir können einen Kopfstand machen, Marathon laufen, baden oder Sex haben – das entscheiden wir selbst. Viele Frauen sind sogar der Meinung, dass körperliche Aktivitäten die Menstruationsschmerzen verringern.

Aber stimmt es wirklich, dass wir durch Sex stärker bluten? Als wir dieses Kapitel in einem Osloer Café schrieben, fielen uns beiden Geschichten von dramatischen und traumatischen Blutungen ein, die Freundinnen von uns buchstäblich in flagranti erwischten. In den Armen einer neuen männlichen Bekanntschaft erlebten sie ihre bisher stärkste Menstruation. Die eine wurde von einem völlig verängstigten Lover, der nicht wusste, ob sie überhaupt noch lebt, inmitten einer Blutlache geweckt. *Hallo! Halloooo!? Soll ich den Notarzt rufen?* Der Vorfall ereignete sich bei ihm zu Hause, und das Bettlaken war weiß ... Im zweiten Fall begann die unerwartete Blutung mitten im Akt, was der Szene etwas von einem Schlachthof oder einem Splatterfilm aus dem Jahre 1972 verlieh. Was um Himmels willen ging hier ab? Das mussten wir herausfinden.

Es stellte sich heraus, dass es keine abschließende Antwort auf die Ursache von Monsterblutungen gibt, dafür aber mehrere Theorien, die durchaus Sinn ergeben, wenn man in etwa weiß, wie der Körper funktioniert.

Die erste Theorie nennen wir die Krampftheorie. Wie bereits erwähnt, ziehen sich die Gebärmuttermuskeln zusammen, um das Endometrium hinauszubefördern, aber Krämpfe können auch noch anders ausgelöst werden als durch die Menstruation. Manchmal sind Gebärmutterkrämpfe alles andere als unangenehm. Hier denken wir an den Orgasmus, der sexuelle Höhepunkt, wenn sich der gesamte Genitalbereich, einschließlich Gebärmutter, in herrlichen Wellen zusammenzieht. Ein Orgasmus kann möglicherweise eine direkt bevorstehende Menstruationsblutung in Gang setzen.

Die zweite Theorie ist die Hormontheorie. Wenn wir Sex haben, schüttet der Körper ein Hormon namens *Oxytocin* aus, gern auch Kuschelhormon genannt. Oxytocin spielt bei mehreren Prozessen im Körper eine wichtige Rolle, unter anderem bei der Geburt. Es löst die Wehen aus, ist also nicht ganz ohne. Als wäre der Orgasmus noch nicht genug, kann sich die Gebärmutter zusätzlich dank des Oxytocins zusammenziehen und deshalb Blut abstoßen.

Eine dritte denkbare Erklärung ist, dass die Vagina angesammeltes Menstruationsblut freigibt, wenn man beim Sex die

»Schleusen« öffnet. Wir erinnern uns, dass die Vagina ziemlich faltig ist, und in ihren Falten kann sich Blut ansammeln. Außerdem ist sie im Zustand der Entspannung kein offener Schlauch, da die Vorder- und Rückwand aneinanderkleben.

Ein charmanter Mythos, der seit Anfang der 1970er Jahre kursiert, besagt: Bei Frauen, die lange unter einem Dach leben, synchronisiert sich die Menstruation. Unser Körper soll demnach telepathische Fähigkeiten haben, die uns in unserem Heißhunger auf Schokolade und unserem Schmerz zusammenführen. Ein Harvard-Psychologe meinte, dies nachgewiesen zu haben, nachdem er den Menstruationszyklus junger Frauen studiert hatte, die an ihrem College in den USA im selben Studentenwohnheim wohnten.[41] Evolutionsforscher stürzten sich auf die Theorie und fanden es für Frauen äußerst vorteilhaft, wenn sie gleichzeitig ihre Regel und den Eisprung hätten, damit die Männer nicht versucht wären, von einer Frau zur anderen zu hüpfen, sondern stabile Partnerschaften bildeten.[42] Tatsächlich glauben anscheinend 80 Prozent aller Frauen an den Mythos einer synchronen Menstruation.[43]

So nett sich das auch anhört, deuten neuere Forschungsergebnisse darauf hin, dass wir einer Mär aufgesessen sind. Studien an lesbischen Pärchen[44], chinesischen Studienfreundinnen[45] und westafrikanischen Frauen, die in Menstruationshütten zusammengepfercht werden, haben die Synchronizität nicht belegt.[46] Dass es so aussehen kann, als würden wir im Gleichtakt menstruieren, erklärt sich eher dadurch, dass die individuelle Zykluslänge stark variiert. Wenn Sie und Ihre beste Freundin zur selben Zeit Ihre Regelblutung haben, ist das höchstwahrscheinlich Zufall und leider kein Zeichen für eine besondere Verbundenheit.

Fleckenfreies Sofa! Über Binden, Tampons und Menstruationstassen

Die Blutung an sich sollte niemanden an irgendwas hindern. Für Frauen in Industrieländern sind nur die einhergehenden Beschwerden problematisch. Das ist keine Selbstverständlichkeit, sondern ein Privileg, das wir dem großen Angebot an Hygieneartikeln zu verdanken haben.

Die gängigsten dieser Produkte sind zum einmaligen Gebrauch bestimmt, nämlich Binden und Tampons. In den letzten Jahren sind als Favorit vieler Frauen auch Menstruationstassen auf der Bildfläche erschienen. Dafür gibt es viele Gründe, zum Beispiel finanzielle, aber auch Umweltschutzgedanken und Komfort. Wofür Sie sich entscheiden, ist Ihnen selbst überlassen. Das ist Geschmackssache und situationsabhängig.

Seit Anbeginn der Zivilisation benutzen Frauen verschiedene Formen von Binden. Eine ganz frühe (und lustige) Beschreibung entstammt einer Geschichte über die erste bekannte Mathematikerin. Die Griechin Hypatia, die um 400 vor Christus gelebt hat, soll sich über einen aufdringlichen Bewunderer geärgert und ihren blutigen Lumpen nach ihm geworfen haben, um ihn ein wenig zu demotivieren.[47] Ob es funktioniert hat, ist nicht überliefert.

Moderne Monatsbinden werden mit Hilfe einer selbstklebenden Unterseite im Slip befestigt und absorbieren die Menstruationsflüssigkeit, die nach und nach aus der Vagina läuft. Binden gibt es in verschiedenen Größen, von winzigen Slipeinlagen für Stringtangas bis hin zu großen dicken Nachtbinden. Das Gute an Binden, verglichen mit Tampons, ist, dass man keinen Bakterienbefall in der Vagina zu fürchten braucht. Darum empfehlen wir Binden in Fällen, in denen das Infektionsrisiko besonders hoch ist, das heißt in Situationen, in denen Bakterien leichter in die Gebärmutter eindringen können, weil sie offener ist, zum Beispiel nach dem Einsetzen einer Spirale, nach einem Schwangerschaftsabbruch oder einer Geburt.

Ein Tampon ist ein kleines patronenförmiges Teil aus stark saugfähigem Material, das während der Menstruation in die Vagina eingeführt wird. Den Menstruationsschutz in der Vagina zu tragen, hat den Vorteil, dass man so besser Sport treiben und vor allem schwimmen kann. Obwohl das Wort vom französischen »tampon« stammt, was Pfropfen bedeutet, schließt der Tampon das Blut nicht in der Vagina ein. Stattdessen saugt er es in sich auf. Der Tampon ist keine neue Erfindung, aber er war nicht immer einzeln und fein säuberlich in Plastikfolie verpackt. Im Alten Ägypten steckten sich Frauen während der Regelblutung weichen Papyrus in die Scheide.

Heute gibt es Tampons in verschiedenen Größen mit und ohne Applikator. Die Größe sollte man der Stärke der Blutung entsprechend wählen. Es lohnt sich nicht, größere Tampons zu verwenden, um sie weniger oft wechseln zu müssen. Tampons soll man häufig wechseln, empfohlen werden drei bis acht Stunden Verweildauer in der Vagina. Um Bakterienwachstum zu verhindern, sollte man sich vor dem Tamponwechsel gründlich die Hände waschen.

Im Laufe der Jahre haben wir eine ganze Menge Tampongeschichten gehört. Der Klassiker ist zum Beispiel, dass zwei Tampons hintereinander eingeführt wurden oder dass ein eingeführter Tampon »nicht mehr aufzufinden« ist. *Hilfe*, denken viele, *jetzt verschwindet der Tampon im Körper!* Aber dass der Tampon in den Bauchraum rutschen kann, ist genauso ein Mythos wie die Vorstellung, dass Kontaktlinsen, wenn man sich nicht vorsieht, durch das Auge ins Gehirn gelangen. Wir wissen ja jetzt, dass die Vagina ein nahezu verschlossener Schlauch ist. Der winzige Kanal, der durch den Gebärmutterhals in die Gebärmutter führt, ist so eng, dass selbst der kleinste Tampon niemals bis in die Gebärmutter gelangen kann. Der Gebärmutterhals ist keine offene Schleuse zur Gebärmutter, und nichts kann durch die Vagina im Bauch verschwinden. Kurioserweise können sich trotzdem Dinge in den entlegensten Winkeln der Vagina verstecken, weshalb Tampons mit einer Schnur ausgestattet sind, an der man sie wieder herausziehen kann.

Wenn Sie den Verdacht hegen, dass Ihnen ein Tampon in der Vagina abhandengekommen ist, können Sie versuchen, ihn herauszudrücken. Gehen Sie in die Hocke und erhöhen Sie den Bauchdruck, als wollten sie ein Geschäft verrichten. Fühlen Sie mit den Fingern nach. Da die Vagina höchstens sieben Zentimeter lang ist, kann man den Tampon normalerweise selbst herausfischen. Wer es nicht schafft, sollte zum Arzt gehen, und zwar möglichst bald. Alles, was in die Vagina hineingelangt, sollte auch wieder herauskommen. Keine Sorge, Sie sind sicher nicht die erste Frau, die mit diesem Problem zum Arzt geht.

Die Menstruationstasse ist ein Hygieneartikel, der Blut nicht absorbiert, sondern auffängt. Eine Menstruationstasse ist ein weicher Silikonbecher, der zusammengefaltet und in die Vagina eingeführt wird. Dort entfaltet sich die Tasse und bleibt mit der Öffnung zum Gebärmutterhals stecken, so dass das Blut aufgefangen werden kann. Die Kante der Tasse schmiegt sich an die Scheidenwand, wodurch sie an Ort und Stelle verbleibt. Da die Menstruationstasse kein Einwegprodukt ist, sollte man hier besonders auf die Hygiene achten. Sie sollte nach spätestens zwölf Stunden geleert, ausgespült und eventuell mit einer milden Intimwaschlotion gereinigt werden. Nach jeder Menstruation empfiehlt es sich, die Menstruationstasse abzukochen, um alle Bakterien abzutöten.

Der Vorteil einer Menstruationstasse ist zum einen, dass man sie länger am Stück tragen kann als Tampons. Gleichzeitig kann man damit wunderbar Sport treiben und schwimmen, da sie in die Vagina eingesetzt wird. Man kann dieselbe Menstruationstasse bis zu zehn Jahre lang verwenden, was sie langfristig zu einer kostengünstigen, umweltfreundlichen Alternative macht. Eine Menstruationstasse kann Tausende von Tampons und Binden ersetzen, die ansonsten in den Restmüll wandern würden.

Sicherlich hat man Sie schon vor der Benutzung von Tampons gewarnt. Jeder o.b.-Packung liegt ein kleines Heftchen bei, das auf etwas Furchteinflößendes hinweist: das Toxische Schocksyndrom (TSS), im Volksmund auch *Tamponkrankheit* genannt. Kann man durch den Gebrauch von Tampons wirklich ernsthaft erkranken?

Das Toxische Schocksyndrom ist eine Bakterieninfektion, die den ganzen Körper angreift. Tampongebrauch ist ein Risikofaktor für diese Krankheit, weil der warme, blutgefüllte Tampon in der Vagina ein optimaler Nährboden für Bakterien ist. Wer es beim Einsetzen des Tampons mit der Hygiene nicht so genau genommen hat und den Tampon zu lange in der Vagina lässt, kann ziemliches Pech haben. Genau aus diesem Grund sollte man Tampons besser nicht länger als acht Stunden eingesetzt lassen. Die Bakterien brauchen Zeit, um sich zu vermehren und in den Körper einzudringen, das Risiko stellt sich also erst ein, wenn man den Tampon in der Vagina vergisst. Normaler Tampongebrauch ist nicht gefährlich.

Wer an TSS erkrankt, merkt, dass etwas nicht stimmt. Die Symptome können hohes Fieber, Hautausschläge, Halsschmerzen, Erbrechen, Durchfall und Bewusstseinstrübungen sein. Man fühlt sich richtig schlecht. Übrigens sollte man bei heftigen und unerwarteten Symptomen immer skeptisch werden. Wenn Sie glauben, TSS zu haben, sollten Sie schnellstmöglich einen Arzt aufsuchen, denn die Infektion verschlimmert sich mit der Zeit, und das kann schnell gehen. Im schlimmsten Fall kann die Infektion lebensbedrohlich sein.

Dass es einen Zusammenhang zwischen TSS und Tampongebrauch gibt, bedeutet nicht, dass es gefährlich ist, Tampons zu benutzen. TSS ist eine schwere, aber auch äußerst seltene Erkrankung. Der Anteil der Fälle, in denen TSS von Tampons ausgelöst wird, ist deutlich zurückgegangen, nachdem man stark absorbierende Tampons vom Markt genommen hat. Heute stehen nur etwa die Hälfte aller TSS-Fälle in Zusammenhang mit der Menstruation. An TSS kann man auch bei heftigen Wundinfektionen oder nach einem chirurgischen Eingriff erkranken. Man kann sich mit anderen Worten TSS zuziehen, ohne einen Tampon zu benutzen, auch Männer können betroffen sein, insofern ist »Tamponkrankheit« als Name vielleicht nicht unbedingt geeignet.[48]

Über den Zusammenhang zwischen dem Toxischen Schocksyndrom und Menstruationstassen wissen wir vorläufig nicht viel, weil das Thema noch nicht erforscht ist. Die Menstruationstasse ist ein relativ neues Phänomen. Bisher wurde weltweit von mindestens einem Fall berichtet, in dem TSS und Menstruationstasse miteinander in Verbindung gebracht wurden.[49] Daher wissen wir nicht, ob die Menstruationstasse im Hinblick auf TSS besser oder schlechter abschneidet als Tampons. Ein guter Tipp ist jedenfalls, bei der Hygiene nicht zu schludern!

PMS – Potentielles Mordsyndrom

»Hast du gerade deine Tage, oder was?«, ist ein gängiger Männerspruch. Manchmal ist es leichter, Frauen als inkompetent, hormongesteuert oder sauertöpfisch abzustempeln, als sie ernst zu nehmen. Die »Menstruationsfrage« ist nicht nur sexistisch, sie ist auch physiologisch gesehen falsch. Solche Fehler gilt es im Namen der Aufklärungsarbeit richtigzustellen. Wenn schon fiese Unterdrückungsmechanismen zur Anwendung gelangen, dann sollten sie wenigstens auf Wahrheiten beruhen. Wie Sie vielleicht selbst schon gemerkt haben, ist die psychische Beeinträchtigung im Menstruationszyklus keineswegs während der Blutungsphase am größten. Die Probleme beginnen eher *vor* der Blutung. Wir sprechen hier vom allseits bekannten, wenn auch eher vage definierten Syndrom PMS.

PMS oder Prämenstruelles Syndrom (was im Grunde vor-menstruelles Syndrom bedeutet) mag lästig sein, aber im Großen und Ganzen kann man damit leben. Und auch wenn PMS Probleme verursachen kann, ist es kein Grund, Frauen als was auch immer abzustempeln. Wir Frauen sind nicht sauertöpfisch, inkompetent oder »hormongesteuert«, nur weil wir einen Menstruationszyklus haben. Natürlich können Menschen unausstehlich oder unzuverlässig sein, ganz unabhängig vom Geschlecht, mit dem man sich identifiziert, gar keine Frage, aber das ist etwas anderes.

PMS ist ein Sammelbegriff für allerhand Beschwerden, die in den Tagen vor der Menstruation auftauchen. Er umfasst alle möglichen körperlichen und psychischen Probleme wie Schmerzen, Reizbarkeit, depressive Verstimmungen, Aufgeschwemmtheit, Stimmungsschwankungen, Weinerlichkeit, Angstzustände und unreine Haut. Die Liste ist lang. Auch können sich bestehende Krankheiten wie Migräne, Epilepsie oder Asthma in dieser Zeit verschlimmern. Die Beschwerden stellen sich in der Phase des Menstruationszyklus ein, die zwischen Eisprung und Blutung liegt, was wir die *prämenstruelle* oder *luteale Phase* nennen. Wenn die Regelblutung schließlich einsetzt, reduziert sich der Druck, und die Beschwerden verschwinden während der ersten Blutungstage.

Es gibt keine speziellen Untersuchungen, um PMS zu diagnostizieren. Kein Arzt kann zum Beispiel anhand einer gynäkologischen Untersuchung erkennen, ob wir an PMS leiden. Das macht die Diagnose schwierig. Einzig und allein unsere Wahrnehmung entscheidet darüber, ob wir PMS haben oder nicht, aber kleinere Beschwerden vor der Menstruation reichen für die Diagnose noch nicht aus. So gut wie alle Frauen haben vor der Regelblutung kleinere Beschwerden, und nur weil man einen Frauenkörper hat, braucht man noch lange keine Diagnose. 80 bis 95 Prozent aller Frauen haben vor der Periode leichte PMS-ähnliche Probleme.[50]

Damit die Diagnose PMS gestellt wird, müssen die Symptome daher ziemlich heftig sein, und zwar so heftig, dass sie eine Frau körperlich oder psychisch im Alltag behindern. Ab welcher Intensität die Beschwerden jemanden behindern, ist natürlich ganz individuell. Auf kleinere Wehwehchen muss man sich einstellen, aber irgendwann ist durchaus Schluss mit lustig. Manche Frauen werden von ihren Beschwerden vollständig außer Gefecht gesetzt, und das sollte nicht so sein. Für die Diagnose PMS muss neben der Heftigkeit eine gewisse Regelmäßigkeit gegeben sein, eine Frau muss quasi vor jeder Periode starke Beschwerden haben. Sie müssen natürlich auch in das entsprechende Zeitfenster fallen, also in der prämenstruellen Phase beginnen und mit Einsetzen der Menstruation enden. Etwa 20 bis 30 Prozent der Frauen haben Symptome, die als leichtes oder moderates PMS qualifiziert werden können.

Frauen mit sehr starken Beschwerden erhalten nicht selten eine andere Diagnose, deren Kriterien strenger sind als bei PMS, obwohl wir eigentlich von denselben Symptomen sprechen. Die Diagnose heißt PMDS, Prämenstruelle Dysphorische Störung, und hier sind die Beschwerden definitiv nicht mehr *tolerabel*, sondern *unerträglich*. Davon sind drei bis acht Prozent aller Frauen betroffen.[51] Es gibt auch eine Diagnose mit dem Namen Prämenstruelle Depression. Manche Frauen zeigen ernsthafte Anzeichen einer Depression, beispielsweise Selbstmordgedanken in jedem einzelnen Zyklus, was natürlich gefährlich sein kann. Die drei erwähnten Diagnosen lassen sich nicht scharf voneinander abgrenzen.

Auch wenn Frauen von der Pubertät bis zu den Wechseljahren ihre Periode haben, leiden sie normalerweise nicht genauso lang an PMS. Üblicherweise entwickeln sich die PMS-Symptome erst in den 20ern. Die meisten hatten ihre Menstruation also schon jahrelang ohne PMS-Beschwerden, wenn die Probleme allmählich auftauchen. Außerdem ist es nicht ungewöhnlich, dass die Beschwerden mit der Zeit zunehmen, weshalb viele Frauen bis in die 30er und 40er hinein warten, bevor sie sich an einen Arzt wenden.[52]

Die Ursache für PMS ist bisher nicht bekannt. Es gibt Theorien, die von einer erhöhten Sensibilität für Hormonschwankungen bis hin zu neurologischen oder sogar kulturellen Ursachen reichen.[53] Alle Frauen erleben während des Zyklus Hormonschwankungen, warum aber manche PMS oder PMDS bekommen und andere überhaupt keine Beschwerden haben, wissen wir nicht. Vielleicht finden wir die Ursache eines Tages heraus.

Die meisten Frauen brauchen bei PMS keine medikamentöse Behandlung, und am wichtigsten ist, dass wir die leichten Beschwerden, die vermutlich von ganz natürlichen Hormonschwankungen des Körpers herrühren, nicht für krankhaft erklären. Wie gesagt, die meisten haben nur leichte Beschwerden. In der Regel kann man mit PMS leben, und für diejenigen mit unerträglichen Schmerzen gibt es Alternativen.

Bei besonders heftigen Beschwerden richtet sich die Behandlung gegen die einzelnen Symptome, die sehr unterschiedlich sein können. Wer depressiv wird oder an Angstzuständen leidet, bekommt eine andere Therapie als Frauen mit starken Schmerzen. Manchen hilft ein hormonelles Verhütungsmittel mit Östrogen, mit dem man die Menstruation überspringt. Anderen Frauen, die hauptsächlich mit psychischen Beschwerden zu kämpfen haben, können Antidepressiva helfen. Wer große Schmerzen hat, nimmt Schmerztabletten.

Kehren wir noch einmal zurück zu denen, die Frauen gegenüber sexistische Sprüche vom Stapel lassen. Man kann glauben, was man will, aber Frauen verlieren mit PMS nicht ihre Zurechnungsfähigkeit oder die Fähigkeit, rational zu handeln. Und wer schon so ein Idiot sein will, Frauen mit einem Kommentar zum Menstruationszyklus einen reinzudrücken, sollte nicht fragen:

»Hast du deine Tage, oder was?« Korrekt hieße es: »Kriegst du bald deine Tage, oder was?« Das klingt zwar nicht ganz so gut, aber will man andere beleidigen, sollte die physiologische Grundlage schon stimmen.

Der ewige Kreislauf – Hormone und der Menstruationszyklus

Jeden Monat durchlaufen die meisten Frauen im fruchtbaren Alter einen inneren, hormongesteuerten Zyklus, den Menstruationszyklus. Die meisten haben eine ungefähre Vorstellung davon, was während des Zyklus passiert: Irgendwann löst sich eine Eizelle, es besteht das Risiko, schwanger zu werden, wenn wir zum richtigen (oder falschen) Zeitpunkt Sex haben, und die Menstruationsblutung bedeutet, dass wir nicht schwanger sind.

Müssen wir überhaupt noch mehr darüber wissen? Wir haben wiederholt erlebt, wie Medizinstudent*innen das Lehrbuch zugeklappt haben, sobald das Kapitel über den Menstruationszyklus an die Reihe kam. Warum sollte man sich das auch antun? Erstens ist es nützlich, zweitens ist es ziemlich spannend, und drittens versprechen wir, den Stoff verständlicher darzustellen, als der durchschnittliche Lehrbuchautor es schafft.

Wenn wir alle etwas mehr über die winzigen Botenstoffe wüssten, die Hormone genannt werden und uns durch den Menstruationszyklus bugsieren, wäre vieles leichter zu verstehen, womit Frauen im Alltag zu tun haben. Wir kriegen dazu ständig Fragen auf unserem Blog: Wie funktioniert hormonelle Verhütung? Was um Himmels willen ist ein Fruchtbarkeitsfenster und wann steht es eigentlich offen? Was steuert unsere Menstruation und welche Mechanismen stecken hinter verschiedenen Frauenkrankheiten?

Hormone – Die Stoffe, die den Kahn steuern

Wir haben das Kapitel über die inneren Geschlechtsorgane mit den Eierstöcken beendet und den Hormonen, die in ihnen produziert werden: Östrogen und Progesteron, die Geschlechtshormone der Frau. Jetzt ist es an der Zeit, etwas mehr ins Detail zu gehen.

Östrogen hat in der letzten Zeit völlig zu Unrecht einen schlechten Ruf bekommen. Wir hören ständig von Thrombosegefahr, Stimmungsschwankungen, Brustkrebsrisiko und anderen gruseligen Dingen, aber Östrogen ist ein phantastisches Hormon. Es ist verantwortlich für alles, was wir traditionell mit Weiblichkeit in Verbindung bringen. Brüste, Po, Hüften – hinter all dem steckt das Hormon Östrogen. Es hält die Scheidenwände feucht und robust, damit sich Sex angenehm anfühlt, und es sorgt dafür, dass unsere Gebärmutter ein Kind hervorbringen kann. Auch hält es Bartwuchs und Pickel fern. Transfrauen können mit Hilfe einer Östrogenbehandlung sogar die Fettverteilung im Körper verändern und so von einer typischen Männer- hin zu einer Frauenfigur gelangen. Es ist geradezu unglaublich, wozu dieses kleine Hormon imstande ist.

Wer gut in Englisch ist, kann sich vielleicht herleiten, was das Hormon Progesteron so macht. »Pro« bedeutet für, »gestation« bedeutet Schwangerschaft. Progesteron heißt also »für eine Schwangerschaft«. Wir brauchen jede Menge Progesteron, wenn sich der Körper auf die Aufnahme einer befruchteten Eizelle vorbereitet, was jeden Monat geschieht. Progesteron hindert die Gebärmutter daran, sich zusammenzuziehen und eine eventuell befruchtete Eizelle abzustoßen. Außerdem macht es die Gebärmutter für den künftigen Besucher so richtig gemütlich, mit haufenweise Blut und Schleim aus Drüsen, die unseren Nachwuchs versorgen sollen.

Für den Menstruationszyklus brauchen wir noch zwei weitere Hormone. Sie kommen aus einer erbsengroßen sackförmigen

Struktur im Gehirn, die Hypophyse oder Hirnanhangsdrüse genannt wird. Mit sackförmig meinen wir natürlich, wie ein Hodensack geformt. Wir sind schließlich Sexbloggerinnen.

Die zwei für die Eierstöcke zuständigen Hormone des Gehirns heißen Follikelstimulierendes Hormon (FSH) und Luteinisierendes Hormon (LH). Kurz erklärt sorgt das Follikelstimulierende Hormon für die Reifung der Eizelle. Die liegt nämlich in einem Zellklumpen, den wir Follikel nennen, daher der Name *Follikelstimulierendes* Hormon. Das Luteinisierende Hormon ist vor allem dafür bekannt, dass es den Eisprung auslöst. Zwar produziert das männliche Gehirn genau die gleichen Hormone, aber ausnahmsweise wurden sie in diesem Fall nach ihrer Funktion im weiblichen Körper benannt. Das ist in der Welt der Medizin keine Selbstverständlichkeit, deshalb finden wir es umso cooler.

So weit, so gut. Nachdem wir jetzt die Hormone kennen, die wahren Stars in dieser Show, ist es an der Zeit, in den eigentlichen Zyklus einzutauchen.

Der Menstruationszyklus – 28 Tage, immer wieder von vorn!

Um den Menstruationszyklus zu verstehen, bietet es sich an, einen Zeitablauf in Kreisform aufzumalen. Auch wenn die Zykluslänge von Frau zu Frau und von Monat zu Monat variiert, verwenden wir der Einfachheit halber einen Modellzyklus von 28 Tagen, denn 28 lässt sich wunderbar in vier Wochen aufteilen. Die normale Zykluslänge kann dagegen alles zwischen 23 und 35 Tagen sein.

Der höchste Punkt des Kreises markiert den Beginn eines neuen Zyklus und zugleich das Ende des vorhergehenden. Die Stelle ist daher sowohl mit einer 0 versehen, was den Neuanfang symbolisieren soll, als auch mit einer 28, die anzeigt, dass derselbe Punkt das Ende des 28. Tages und damit den Abschluss des vorherigen Zyklus markiert. Der Beginn des einen Zyklus ist zu-

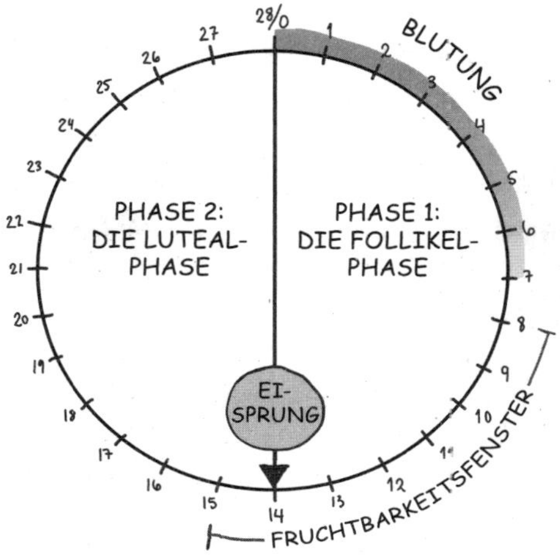

gleich das Ende eines anderen. Der Menstruationszyklus ist ein ewiger Kreislauf!

Vielen fällt es schwer, das nachzuvollziehen. Wie können Anfang und Ende zeitlich zusammenfallen? Verständlicher wird es, wenn wir den Menstruationszyklus mit etwas vergleichen, was wir gut kennen. Es verhält sich mit ihm nämlich genauso wie mit einer Uhr beim Übergang von einem Tag auf den anderen.

Wenn um Mitternacht zwölf Schläge ertönen, könnte eine Digitaluhr sowohl 24:00 Uhr, das Ende des Tages, den wir hinter uns lassen, als auch 00:00 Uhr anzeigen, den Anfang des neuen. Die Uhr geht von einem Tag zum nächsten über, und um Punkt Mitternacht sind wir in beiden Tagen gleichzeitig. Zwischen zwei Tagen gibt es keinen zeitlichen Abstand, genauso verhält es sich mit dem Menstruationszyklus.

Der Anfang eines neuen Zyklus lässt sich leicht erkennen, er beginnt mit Einsetzen der Blutung. Diese dauert in der Regel bis zu einer Woche und umfasst somit die ersten sieben Tage.

Gern wird der Menstruationszyklus in zwei Phasen eingeteilt.

Beim Start in einen neuen Zyklus befinden wir uns in der sogenannten Follikelphase. Das ist die Zeit, in der ein Follikel mit seiner Eizelle heranreift und sich auf den Eisprung vorbereitet. Rund um den 14. Tag, ganz unten im Kreis, erfolgt der Eisprung und markiert den Übergang in Phase II, die wir Lutealphase nennen. Jetzt ist der halbe Zyklus überstanden. Die nächsten beiden Wochen bis zu Tag 28 verlaufen ohne spürbare Ereignisse. Nach 28 Tagen sind wir, wie wir jetzt wissen, zurück auf null. Ein neuer Zyklus beginnt.

Verkomplizieren wir die Sache jetzt ein wenig und stellen uns vor, dass der Zyklus 30 Tage dauert. Dann erfolgt der Eisprung um den 16. Tag herum. Hallo? Wieso nicht an Tag 15, fragen viele sich vielleicht. 30 geteilt durch 2 ist schließlich 15. Das erklärt sich so, dass vom Eisprung bis zum ersten Tag der nächsten Menstruation eigentlich immer 14 Tage vergehen. Diese Zeit braucht der Körper, um zu erkennen, ob eine Schwangerschaft vorliegt oder nicht. Ein längerer oder kürzerer Zyklus beeinflusst daher hauptsächlich die Zeitspanne *vor* dem Eisprung. Wer einen sehr kurzen Zyklus hat, kann sogar noch während der Blutungen einen Eisprung haben, allerdings nie am ersten Tag. Frauen mit einem unregelmäßigen Zyklus können nur am ersten Tag der Blutung sicher sein, dass sie keinen Eisprung haben.

Nachdem wir jetzt das übergeordnete Bild im Kopf haben, können wir mit dem wirklich interessanten Teil fortfahren, nämlich dem Tanz der Hormone durch den Zyklus. Wir starten an der obersten Stelle im Kreis. Die Blutung hat begonnen, und wir befinden uns am ersten Tag in Phase I, also der Follikelphase. Nicht nur in der Gebärmutter ist jetzt Action angesagt, es passiert auch einiges in den Eierstöcken und im »Gehirnsack« – besser bekannt als Hypophyse. Während die Gebärmutter die Gebärmutterschleimhaut abstößt und mit ihr die Hoffnung auf eine befruchtete Eizelle, beginnt die Hypophyse mit der Produktion von FSH. Das Gehirn gibt sich also nicht geschlagen und bereitet noch während der Periode eine neue Eizelle und mit ihr die nächste Chance auf eine Schwangerschaft vor. Wir erinnern uns: Alle Eizellen im Eierstock liegen in Follikeln, und die Follikel fangen an zu wachsen, wenn sie mit FSH versorgt werden. Aufgrund der Follikelreifung heißt die erste Phase Follikelphase.

Die Follikel wachsen also, weil sie vom Gehirn mit FSH bedient werden, was wiederum bewirkt, dass sie Östrogen produzieren. Mit dem zunehmenden Follikelwachstum steigt die Östrogenmenge im Blut sehr stark an. Je größer die Follikel, desto mehr Östrogen. Das Östrogen beeinflusst seinerseits die Schleimhaut der Gebärmutter und lässt sie wachsen. Kurz nachdem die Gebärmutter ausgeblutet hat, beginnt auch schon der Wiederaufbau. Hier gibt es keine Zeit zum Trauern. Die Gebärmutter lässt sich nicht unterkriegen und gibt die Hoffnung auf eine befruchtete Eizelle nicht auf, auch wenn sie fast jeden Monat enttäuscht wird.

Während sowohl der Follikel als auch die Gebärmutterschleimhaut wachsen, nähern wir uns Tag 14, dem Tag des Eisprungs und des Übergangs in Phase II. Der Follikel ändert seine Form und wird zu einem ausbeulenden mit Flüssigkeit gefüllten Ballon. Einem Wasserballon kurz vorm Platzen. Er schüttet jetzt so viel Östrogen aus, dass der Hormonspiegel in die Höhe schießt. Das ist das Signal, auf das die Hypophyse im Gehirn gewartet hat.

Als Reaktion auf das Östrogensignal produziert die Hirnanhangsdrüse Luteinisierendes Hormon (LH), das Eisprungshormon. Wir sprechen hier nicht von winzigen Dosen, vielmehr schießt die Menge an LH schlagartig in die Höhe. Wer schon mal versucht hat, schwanger zu werden, kennt diesen heftigen LH-Anstieg vermutlich. Eisprungtests messen nämlich den LH-Gehalt im Urin. Wenn der Ovulationstest positiv ausfällt, wissen wir, dass das LH steigt und der Eisprung kurz bevorsteht. Der heftige LH-Strom erreicht den Follikel, der sich daraufhin in die Luft sprengt, so dass die Eizelle aus ihrem Kokon und weiter aus dem Eierstock hinauskatapultiert wird. Für kurze Zeit schwebt sie frei vor dem Eierstock, bevor winzige Fangarme an den Eileitern, Fimbrien genannt, sie einfangen und auf ihre Reise durch den Eileiter zu eventuell wartenden Samenzellen schicken. Wir sind jetzt in der Mitte des Menstruationszyklus, der Eisprung ist Fakt.

An dieser Stelle bietet sich eine kleine Pause an, in der wir zwei Dinge kommentieren wollen, die im Biologieunterricht in der Schule vernachlässigt werden. Es geht dabei um die Eizelle. Wir erinnern uns sicher alle an den heldenhaften Kampf, vielmehr das *Wettrennen*, zwischen den kühnen Samenzellen, die losschwimmen, um als Erste die wartende passive Eizelle zu befruchten. Erstens: Die Eizelle wartet nicht regungslos. Sie hängt nicht in Erwartung der Samenzellen nervös an der Bar herum. Die Eizelle ist eine Diva, und wie die meisten Diven kommt sie in der Regel fashionably late. Wie Sie im Kapitel über Schwangerschaft noch lesen werden, ist die beste Zeit für Sex – wenn man schwanger werden will – an den Tagen *vor* dem Eisprung. Die Eizelle ist überhaupt nicht passiv. Sie ist mindestens so aktiv wie die Samenzellen. Nicht die Spermien schwimmen zur Eizelle, vielmehr treibt die Eizelle auf die wartenden Spermien zu. Oftmals warten diese schon seit Tagen ...

Zweitens: Der Kampf zwischen den Eizellen ist mindestens ebenso heroisch wie der zwischen den Samenzellen, aber aus irgendeinem Grund hören wir in der Schule nicht sehr viel darüber. Das follikelstimulierende Hormon beeinflusst nicht nur *einen* Follikel pro Monat. Wie wir jetzt wissen, reifen jeden Monat etwa tausend Follikel heran, aber nur einer der allergrößten ist auserwählt und darf zerspringen, um seine Eizelle freizugeben. Die anderen sterben ab, ohne auch nur einer einzigen Samenzelle begegnet zu sein. Jetzt denken Sie vielleicht, dass tausend Follikel irgendwie läppisch klingt im Vergleich zum Konkurrenzdruck unter den Spermien – die müssen immerhin gegen Millionen anschwimmen! Dabei müssen wir aber im Kopf behalten, dass Männer jeden Tag Millionen von Samenzellen produzieren, während wir Frauen nur die Eizellen haben, mit denen wir zur Welt kommen. Und die sind irgendwann aufgebraucht.

Warum ist es so verbreitet, die Eizellen (der Frau) als passiv darzustellen und die Samenzellen (der Männer) als aktiv, wenn es überhaupt nicht der Wirklichkeit entspricht? Das kann man sich schon mal fragen.

Aber zurück zum Menstruationszyklus. Wir befinden uns in Phase II, also Tag 15–28 des Zeitstrahls, in der Lutealphase. Gerade ist der Eisprung erfolgt, und die Gebärmutterschleimhaut ist vom vielen Östrogen aus den Follikeln richtig dick geworden. In Phase II ist das Hormon Progesteron der Star, während sich in Phase I alles um das Östrogen drehte, das die Gebärmutterschleimhaut wachsen ließ. Progesteron wird von den Überbleibseln des geplatzten Follikels gebildet, in dem die Eizelle vor ihrer Befreiung gehaust hat. Der verbliebene Follikel ändert Form und Farbe und wird zu einem kleinen Klumpen, den wir *Gelbkörper* nennen. So heißt er, weil er gelb ist. Manchmal sind die Dinge ganz simpel. Auf Lateinisch heißt Gelbkörper *corpus luteum*.

Progesteron bedeutet, wie gesagt, »für eine Schwangerschaft«, jetzt unternimmt der Körper also die letzten Schritte, um sich auf die Verschmelzung von Ei- und Samenzelle vorzubereiten. Progesteron hindert die Gebärmutter daran, sich zusammenzuziehen und das Endometrium abzustoßen, gleichzeitig sorgt es dafür, dass die Schleimhaut nun besonders behaglich eingerichtet wird.

Zudem wird die Hypophyse daran gehindert, FSH oder LH auszuschütten, also Hormone, die neue Eizellen zum Wachsen bringen. Wir brauchen schließlich keine neuen Eizellen, wenn hoffentlich eine befruchtete Eizelle unterwegs ist! Auf diese Weise blockiert das Progesteron des Gelbkörpers die Hypophyse.

Zum Leidwesen des Gelbkörpers endet Phase II des Menstruationszyklus fast immer als tragische Selbstmordgeschichte, wie wir gleich sehen werden. Das Progesteron des Gelbkörpers hindert, wie gesagt, die Hirnanhangsdrüse an der Produktion von FSH und LH. Das Problem ist aber, dass der Gelbkörper sowohl FSH als auch LH zum Überleben braucht. Der Gelbkörper verhindert also die Entstehung seines eigenen Rettungsrings und wird nur gerettet, wenn es zur Befruchtung kommt. Meistens wird er daher zum Opfer seines uneigennützigen Kampfs, eine eventuell befruchtete Eizelle am Leben zu erhalten. Ohne Befruchtung siecht der Gelbkörper dahin und stirbt, und mit ihm verschwindet auch das Progesteron.

Sobald der Gelbkörper den Weg frei gemacht hat, hindert auch kein Progesteron mehr die Hypophyse daran, das zu tun, was sie am besten kann: Hormone produzieren. Das Niveau an FSH und LH im Blut steigt an, und die Eizellen im Eierstock setzen sich wieder in Bewegung, bereit, für eine neue Chance zu reifen, zu springen und mit einer auserwählten Samenzelle zu verschmelzen. Ohne das Progesteron aus dem Gelbkörper hält auch niemand mehr das dicke Endometrium fest bzw. hindert die Gebärmutter daran, sich zusammenzuziehen. Das Resultat ist bekannt: die Periode. Es ist der erste Tag der Blutung. Wir sind wieder oben im Kreis angelangt. Der Zyklus ist vorbei, aber ein neuer ist bereits im Gang.

Wann kann man eigentlich schwanger werden?

Wenn man auf natürliche Weise schwanger werden will, ist Sex unabdingbar, aber davon abgesehen herrscht anscheinend große Unsicherheit. In einer Episode der Reality-Serie *Paradise Hotel* kam es am Frühstückstisch zu einer lebhaften Diskussion, nachdem zwei der Progatonisten ungeschützten Sex hatten: »Stell dir vor, sie wird schwanger?« Irgendjemand behauptete daraufhin hartnäckig, man brauche sich keine Sorgen zu machen, die Frau hätte gerade ihre Periode gehabt, während andere meinten, dass Frauen direkt nach der Menstruation am fruchtbarsten seien. Die Verwirrung war total, und die Lösung war die Pille danach, gesponsert vom Fernsehsender TV3. Die Sache mit der Schwangerschaft ist nicht so einfach.

Beim Thema Schwangerschaft scheiden sich die Geister. Die einen fürchten sich davor und verwenden viel Gehirnschmalz darauf, wie sie am geschicktesten zu vermeiden ist, die anderen möchten gern schwanger werden, und es kann ihnen nicht schnell genug gehen. Es ist das Schlimmste oder das Beste, was uns passieren kann, je nachdem, wo im Leben wir gerade stehen und mit wem. Darum mag es ein fragwürdiges Unterfangen sein, ein Kapitel über Schwangerschaft schreiben zu wollen, das beiden Gruppen gerecht wird, aber eigentlich ist es ganz einfach. Das Wissen darüber, wie wir schwanger werden, ist die beste Medizin, sowohl um eine Schwangerschaft zu vermeiden als auch um sie herbeizuführen. Was ist also dafür erforderlich?

Starten wir mit dem Offensichtlichen. Von Analsex und Oralsex können wir nicht schwanger werden, genauso wenig wie durch eine spermabeschmierte Klobrille (igitt). Wir brauchen Vaginalsex, also Penetration. Danach wird es etwas komplizierter.

Kommt der Mann zum Orgasmus, werden Millionen von Spermien in die Vagina der Frau gespritzt. Die meisten davon sterben innerhalb kürzester Zeit ab, entweder weil sie nach dem Geschlechtsverkehr aus der Vagina herauslaufen oder weil sie sich in der Vagina in eine abgelegene Ecke verirren. Nur ganz wenige Samenzellen treffen die Öffnung im Gebärmutterhals, und auch jetzt ist noch alles eine Frage des Timings.

Die meiste Zeit ist der Gebärmutterhals nämlich von einem dicken zähen Schleimpfropfen verschlossen, den der Körper als Antwort auf den üblicherweise hohen *Progesteronspiegel* bildet. Nur rund um den Eisprung löst sich der Schleimpfropfen und gibt die Passage in die Gebärmutterhöhle frei. An den Tagen vor dem Eisprung können wir das daran merken, dass sich der Ausfluss ändert und von nun an elastische Schleimfäden enthält! Dieser eiweißartige Schleim kann zwischen den Fingern unglaublich in die Länge gezogen werden, falls Sie das mal probieren wollen.

Kommt der Eisprung näher, sinkt der Progesteronspiegel, und der Körper produziert mehr *Östrogen*. Das Östrogen sorgt dafür, dass die Gebärmutterhalsöffnung anstelle des zähen Schleims ein dünnflüssiges Sekret produziert, was den Samenzellen das Eindringen in die Gebärmutterhöhle ermöglicht. Auch das können wir wieder am Ausfluss beobachten, der in dieser Zeit dünnflüssiger und milchartiger wird. Dann haben wir unseren Eisprung und sind am fruchtbarsten.

Gehen wir jetzt einmal davon aus, wir haben in diesem Zeitfenster rund um den Eisprung, wenn der Gebärmutterhals geöffnet ist, ungeschützten Sex. Ein paar hundert Samenzellen ist es gelungen, in die Gebärmutter einzudringen. Sie brauchen jetzt zwischen zwei und sieben Stunden, um sich von dort in einen der Eileiter zu bewegen. Unterwegs bekommen sie Unterstützung von kleinen rhythmischen Bewegungen in der Gebärmutter und von den Eileitern erzeugten Wellen, auf denen sie surfen können. Sie müssen nun eine wichtige Entscheidung treffen und sich für eine Seite entscheiden, denn die Eizelle kommt fast immer aus nur einem Eierstock. Im Eileiter angekommen, gönnen sie sich etwas Ruhe und warten darauf, dass eine Eizelle auftaucht, denn wie wir jetzt wissen, ist die Eizelle die Diva auf der Party – daran ist nicht zu rütteln. Sie lässt die Samenzellen warten. Die Spermien überleben normalerweise 48 Stunden im Unterleib der Frau, aber es wurden tatsächlich auch schon fünf bis sieben Tage nach dem Beischlaf lebende Samenzellen gefunden. Geduldige Kerlchen waren das!

Nach dem Eisprung bewegt die Eizelle sich durch den Eileiter zu den wartenden Spermien. Die Befruchtung erfolgt, wenn im Eileiter eine Samenzelle mit einer Eizelle verschmilzt, zusammen bilden sie das Vorstadium eines Embryos, genannt *Zygote*. Manchmal kommen beim Eisprung zwei Eizellen frei, dann können zweieiige Zwillinge entstehen. Das passiert häufiger, wenn die Frau älter ist, und es ist außerdem erblich bedingt, so dass es in manchen Familien mehrere Zwillingspaare gibt. In seltenen Fällen kommen eineiige Zwillinge zur Welt. Das passiert, wenn sich die Zygote direkt nach der Befruchtung in zwei Teile aufspaltet.

Am Tag nach der Befruchtung treibt die befruchtete Eizelle noch durch den Eileiter, die Zellen haben aber schon angefangen, sich zu teilen. Trotzdem haben wir noch keine Garantie, dass es zur Schwangerschaft kommt. Damit die Schwangerschaft glückt, muss der wachsende Zellklumpen in die Gebärmutter wandern und sich zum richtigen Zeitpunkt in der Gebärmutterschleimhaut einnisten. Zudem muss der Körper von der Gebärmutter das Signal bekommen, dass der Zellklumpen angekommen ist. Dies geschieht mit Hilfe des Hormons hCG, das von Schwangerschaftstests im Urin nachgewiesen wird. Dieses Hormon sorgt dafür, dass der Gelbkörper, über den wir im letzten Kapitel gesprochen haben, überlebt und weiterhin Progesteron produziert. Geschieht das nicht, wird die befruchtete Eizelle mit der nächsten Periode aus dem Körper gespült, ohne dass wir etwas davon mitbekommen.

Von der Befruchtung bis zur Einnistung des Zellklumpens in der Gebärmutterwand vergehen zwischen sieben und zehn Tage. Erst dann ist die Frau wirklich schwanger. Die nächsten neun Monate sind so eine ereignisreiche Reise, dass wir sie hier nicht weiter vertiefen wollen. Dafür gibt es schließlich jede Menge Schwangerschaftsbücher.

Zurück zu unserem Paar von *Paradise Hotel*. Ist es wahrscheinlich, dass die Frau schwanger ist, nachdem sie gerade ihre Regel hatte?

In einer Studie über Paare, die versucht haben, ein Kind zu zeugen, wurden nur diejenigen schwanger, die in einem Zeitfenster von sechs Tagen rund um den Eisprung Sex hatten, also ab dem fünften Tag vor dem Eisprung bis zum Tag des Eisprungs selbst.[54] Bei denen, die am Tag des Eisprungs oder am Tag zuvor Sex hatten, bestand eine 30-prozentige Chance auf Schwangerschaft. Bei Sex fünf Tage vor dem Eisprung wurden nur zehn Prozent schwanger.

Nicht wenige wurden also schwanger, obwohl sie lange vor dem Eisprung Sex hatten. Wie gesagt können Samenzellen bis zu einer Woche im Unterleib der Frau überleben, bevor sie absterben, theoretisch sind wir also etwa sieben Tage vor dem Eisprung bis einen Tag danach fruchtbar, insgesamt acht Tage lang. Das sogenannte Fruchtbarkeitsfenster steht mit anderen Worten acht Tage lang offen. Nun wissen die meisten von uns nicht immer, wann sie ihren Eisprung haben, der Schlüssel zur Errechnung der Risikozone besteht also in der Kenntnis ihrer Zykluslänge.

Wie schon im Kapitel über den Menstruationszyklus beschrieben, erfolgt der Eisprung meistens 14 Tage vor der nächsten Menstruation. Wer einen durchgehend stabilen Zyklus von 28 Tagen hat, bekommt den Eisprung also mitten im Zyklus, am 14. Tag, das heißt zwei Wochen nach der letzten Regelblutung. Gehen wir von einem achttägigen Fenster aus, würde das bedeuten, dass eine Frau zwischen dem 8. und 15. Tag im Zyklus schwanger werden kann.

Nehmen wir an, die Frau aus *Paradise Hotel* hat einen stabilen Zyklus von 28 Tagen und ihre Regelblutung dauert sieben Tage, also von Tag eins bis Tag sieben im Zyklus. Das würde bedeuten, dass nach ihrer Menstruation nur ein einziger Tag vergeht, bis sie theoretisch schwanger werden kann. Fünf Tage nach ihrer Blutung ist eine potentielle Schwangerschaft schon sehr wahrscheinlich.

Bei einem solchen Zyklus wäre ungeschützter Sex gleich nach

der Menstruation definitiv riskant. Eine Woche vor der voraussichtlich nächsten Menstruation, von Tag 21 bis 28, hingegen nicht. Dass es nicht zu einem Paradise-Baby kam, haben wir wohl der Pille danach zu verdanken, vielleicht war es aber auch einfach nur Glück.

Jetzt mag es so klingen, als wären die fruchtbaren Tage ganz einfach zu errechnen, wenn man innerhalb eines Zyklus nur acht Tage lang schwanger werden kann. Das Problem ist, dass die wenigsten Frauen einen stabilen Zyklus haben. Das haben Sie sicher selbst schon gemerkt. Da man im Voraus nie wissen kann, ob der Eisprung früher oder später stattfindet als sonst, muss man mit einem breiteren Fenster rechnen. Eine Verschiebung des Eisprungs um nur zwei Tage, vor oder zurück, erweitert das Fruchtbarkeitsfenster auf zwölf Tage. Und bei vielen Frauen kommen noch größere Variationen vor. Wenn Sie außerdem zu den Frauen gehören, die während ihrer Periode keinen Sex haben wollen, bleibt nur ein kläglicher Rest an Tagen, an denen Sie ungeschützten Sex haben und zugleich sicher sein können, dass Sie nicht schwanger werden. Verhütung ist mit anderen Worten eine gute Idee.

Sex

Wenn es eins gibt, was uns Menschen seit Urzeiten verbindet, ist es Sex. Die meisten von uns haben oder wünschen sich Sex, mit sich selbst und mit anderen. Ohne Sex hätten sich die Menschen nicht vermehrt, und vermutlich wäre unser Leben um einiges langweiliger. Sex gehört zu den natürlichsten Dingen der Welt. Und wie wir uns dabei gebärden, unterscheidet sich nicht wesentlich vom Paarungsverhalten anderer Tiere, egal ob Hetero- oder Homosex.

Der Unterschied ist, dass der Mensch die einzige Tierart ist, die sich dafür schämt. *Wir verstecken uns beim Ficken,* im Normalfall zumindest. Aufgrund dieser Geheimniskrämerei war Sex schon immer mit Unsicherheit verbunden. Wir wissen nicht, was die anderen so treiben, wir wissen nicht, ob sich unsere Gelüste im üblichen Rahmen halten, und wir können nie sicher wissen, ob wir gut genug sind. Sex ist paradoxerweise in all seiner Zweisamkeit ein einsames Erlebnis.

Das gilt nicht zuletzt für die zarten Anfänge unserer Sexualität in der Pubertät.

Heutzutage wird viel über Sex geschrieben, und Jugendliche beiderlei Geschlechts schauen sich stundenlang Pornos an. Sexvideos verbreiten sich über soziale Medien, und Teenager schicken sich zum Anbandeln Snaps von erigierten Penissen und steifen Brustwarzen. Manche würden behaupten, keine Gesellschaft sei je so durchsexualisiert gewesen wie die heutige.

Das führt zu einer merkwürdigen Ambivalenz. Unsere Zugangsmöglichkeiten zu Inspirationen und Erkenntnissen in Bezug auf sexuelle Erregung, Lust und Körperlichkeit sind einzigartig. Alles Wissen ist nur einen Tastendruck entfernt. Gleichzeitig sieht es nicht so aus, als hätte diese Offenheit uns sicherer gemacht, ganz im Gegenteil.

Gezeigt werden nämlich vor allem die Glanzbilder. Die Latte für guten Sex hängt heute höher, aber tief in uns drin sind wir noch genauso unsicher. Nach wie vor würden wir uns bei sexueller Erregung am liebsten verstecken, aber unsere Umgebung will, dass wir alles teilen. Dieser Gegensatz kann ziemlich erdrückend wirken. Die Folge ist, wie wir glauben, dass manche Frauen fürchten, zu wenig Lust, zu wenig spannenden Sex und zu wenige Orgasmen zu haben.

Wir brauchen ein neues Wirklichkeitsverständnis. In diesem Teil unseres Buchs wollen wir über das reden, was wir ein ganz gewöhnliches Sexleben nennen. »Gewöhnlich« soll aber nicht heißen, dass alles, was nicht darunterfällt, falsch oder schändlich ist, es wird nur nicht von der Mehrheit gemacht. Sexualität kommt in tausend verschiedenen Variationen vor, und nur Sie wissen, was für Sie richtig ist. Hoffentlich können wir zu einer Normalisierung der allgemeinen Sicht auf Sex beitragen und zugleich Tipps für ein befriedigendes und entspanntes Sexleben geben.

Das erste Mal

Wenige Erlebnisse im Leben sind so sagenumwoben wie das berühmte *erste Mal.* Die Erwartungen an die eigenen Leistungen und die des Partners sind dabei oft haushoch, und man kann sich schwerlich vorstellen, was einen erwartet.

Deshalb sind manche bei ihrem sexuellen Debüt von sich oder dem Partner enttäuscht. Nicht zum Höhepunkt gekommen? Probleme bei den Stellungen, über die man so viel liest? Ein schlaffer Penis nach nur zehn Sekunden? Keine Liebkosung der Klitoris?

Nur Mut. Mit Sex verhält es sich wie mit den meisten Dingen im Leben. Übung macht den Meister, das gilt auch für den Partner. Man sollte nicht damit rechnen, dass das erste Mal perfekt wird, aber wenn man die Erwartungen senkt, kann es trotzdem ein schönes Erlebnis werden. Irgendwann ist immer das erste Mal. Wir haben ein paar Informationen zusammengetragen, die helfen sollen, das erste Mal möglichst positiv zu gestalten.

Im Film *Nur noch Bea* (2004) begegnen wir einer Mädchenclique, die die elfte Klasse einer Osloer Schule besucht. Bea ist die Einzige, die es *noch nicht getan hat*. Die Mädchenclique zelebriert ein Ritual: Wer in den Kreis der Entjungferten aufgenommen wurde, bekommt ein Stück Marzipantorte in der Konditorei. Bea ist 16 Jahre und 9 Monate alt und hat das Gefühl, ihr Leben steht und fällt damit, ob sie einen Fick hinkriegt. Das Marzipantortenstück im Schaufenster der Konditorei schreit förmlich nach ihr.

Bea denkt sicher nicht als Einzige, alle anderen hätten »es schon getan« und man müsste es so schnell wie möglich hinter sich bringen. Bei solchen Gedanken helfen vielleicht ein paar Fakten.

Das Durchschnittsalter für das sexuelle Debüt von norwegischen Mädchen liegt bei etwa 17 Jahren,[55] aber es ist nur ein Durchschnittsalter, keine Frist. Manche fangen früher an, andere später. Tatsächlich debütieren nur 20 Prozent aller Jugendlichen vor dem 16. Lebensjahr. Demnach hatten vier von fünf Jugendlichen zu Beginn der elften Klasse noch keinen Geschlechtsverkehr. Für Beas Tortenstück war es mit anderen Worten keineswegs höchste Zeit.

Obwohl ein Durchschnittsalter als Orientierung durchaus hilfreich sein kann, sollte man nicht vergessen, dass es dabei um zwei individuelle Menschen geht. Jede*r sollte erst dann debütieren, wenn er/sie dazu bereit ist. Und bereit ist man, wenn man *Lust* hat (Lust entsteht im Kopf) und wenn man *erregt* ist (Erregung entsteht im Körper). Manchmal sind sich Kopf und Körper nicht ganz einig, dann kann es besser sein, noch ein wenig zu warten. Wann und mit wem wir Erregung verspüren, variiert von Mensch zu Mensch. Manche sind in der Mittelstufe so weit, andere in der Oberstufe, wieder andere warten, bis sie 20, 30 oder noch älter sind.

Viele Norweger*innen haben beim ersten Mal Sex mit einem Partner ihres Alters, aber auch in diesem Punkt gibt es keine Regeln. Manche starten mit einem festen Partner, andere mit einem One-Night-Stand oder einem Kumpel bzw. einer Freundin. Bei manchen passiert es im Schlafzimmer, bei anderen hinter den Plumpsklos auf einer Abifeier. Nichts davon ist falsch, solange alle Beteiligten Lust dazu haben.

Am besten hält man sich einfach an Thorbjørn Egners Kardemommegesetz*: Andere nicht ärgern, lieb und freundlich sein, ansonsten ist alles erlaubt. So groß die Lust auch ist und so gern man AUF DER STELLE miteinander Sex hätte, kann es besser sein, den Ort und die Art des Geschlechtsverkehrs so zu wählen, dass sich andere Menschen nicht gestört fühlen. Zum Beispiel ist es nicht so toll, im Flieger neben einem Paar zu sitzen, das gerade Sex hat. Das kann Ellen, die das auf einem Flug nach New York erlebt hat, bestätigen. Dass die beiden Turteltäubchen vorgaben, weder Englisch noch Norwegisch zu sprechen, obwohl sie ganz offensichtlich aus Kristiansand kamen, war der Tropfen, der das Fass zum Überlaufen brachte. Wir sollten anderen gegenüber Respekt zeigen. Und niemanden belästigen.

Viele wollen wissen, ab wann man von Sex sprechen kann und was es heißt, Jungfrau zu sein. Kann man zum Beispiel sexuell aktiv und trotzdem Jungfrau sein? Ist man noch Jungfrau, wenn man Analsex hatte, aber keinen Vaginalsex? Und was ist mit Oralsex und Petting? Was zählt – was ist *echter Sex*? Wir haben hier keine definitive Antwort parat, aber wir sind der Meinung, dass viel zu sehr in Schubladen gedacht wird. Es gibt keinen richtigen oder

---

* *Die Räuber von Kardemomme* zählt zu den populärsten und wichtigsten Kinderbüchern Norwegens. (Anm. d. Übers.)

falschen Sex und schon gar keinen »echten« oder »weniger echten«. Wir selbst stecken den Rahmen für unser Sexleben ab. Das erste Mal kann so vieles bedeuten: Oralsex, Petting, Vaginal- und Analsex – das gehört alles dazu. Man kann supertollen Sex ohne traditionelle Penetration erleben. Zu behaupten, eine lesbische Frau sei Jungfrau, bis sie mit einem Mann Vaginalsex hatte, ist ja geradezu absurd.

Die meisten Jugendlichen wissen heute einiges über Sex. Das liegt nicht nur am Sexualkundeunterricht, die meisten lernen Sex nämlich in Form von Pornos kennen.[56] Trotzdem (oder vielleicht gerade deshalb) machen sich viele vor ihrem Debüt Gedanken darüber, ob sie auch *gut genug* sind. Was, wenn ich die Erwartungen nicht erfülle? Was, wenn er oder sie nicht toll findet, was ich mache?

Der erste Sex kann etwas mühsam sein, darauf sollte man sich einstellen. Egal was wir machen, es wird nicht so sein wie im Pornofilm. Genau wie andere Spielfilme nutzen Pornofilme Effekte, um Dinge anders aussehen zu lassen, als sie in Wirklichkeit sind, und vieles ist eher Dichtung als Wahrheit. In der Wirklichkeit ist also nicht alles möglich, was wir im Pornofilm sehen, obwohl Pornos von der Wirklichkeit inspiriert sind. Es ist ein bisschen so wie bei dem Film *Der Hobbit*. Natürlich gibt es in der Realität Berge, aber das heißt nicht, dass darin Drachen leben. Und selbst wenn, hätten sie vermutlich nicht Benedict Cumberbatchs Stimme.

Auch sollte man wissen, dass Pornodarsteller eigentlich Extremsportler sind. Sie machen das nicht zum ersten Mal, um es mal so auszudrücken. Bei Kjetil Jansrud sieht es ganz leicht aus, wenn er die Skipiste runterbrettert, aber wir würden uns wahrscheinlich das Genick brechen, wollten wir ihm das erste Mal auf Skiern gleich nacheifern.

Wir sollten nicht davon ausgehen, dass wir mit einer bekannten Pornodarstellerin wie Stoya mithalten können. Wir werden es nicht schaffen, beim ersten Mal fortgeschrittene Sexstellungen aus dem *Kamasutra* auszuführen. Vermutlich kriegen wir sie niemals hin, was auch völlig in Ordnung ist, wir brauchen sie nicht für guten Sex. Es wird beim ersten Mal etwas unbeholfen zugehen, aber das muss so sein. Das macht einen Teil des Reizes aus. Man fühlt sich anfangs so, als hätte man einen Arm zu viel oder ein Bein zu wenig, aber mit etwas Übung wird es leichter.

Es ist nicht nur wichtig, dass man die Erwartungen an die eigene Leistung herunterschraubt. Wir sollten auch dem Partner eine Chance geben. Er oder sie weiß beim ersten Sex noch nicht, was wir mögen, und ist garantiert genauso nervös wie wir. Trotzdem kann es helfen, hinterher darüber zu reden, ein kleines *Debriefing* zu haben. Was war gut? Gibt es ein nächstes Mal? Was würden wir dann anders machen?

Wie soll da nur jemand reinpassen?

Wir haben gerade geschrieben, dass Sex sehr vielfältig sein kann und der Fokus auf vaginalen Geschlechtsverkehr übertrieben ist und viel zu viele Menschen ausschließt. Sex muss sich nicht unbedingt nur zwischen Mann und Frau abspielen, auch wenn es in unserer heterofixierten Gesellschaft oft so aussehen kann. In Norwegen hat etwa eine von zehn Frauen Erfahrung mit gleichgeschlechtlichem Sex.[57] Trotzdem wollen wir dem ersten vaginalen Geschlechtsverkehr etwas mehr Platz einräumen. Nicht weil es die einzige Art von Sex ist, sondern weil wir dazu die meisten Fragen bekommen.

Unglaublich vielen Mädchen brennen vor dem ersten Vaginalsex folgende Fragen unter den Nägeln: Werde ich bluten? Wird es weh tun? Viele haben Angst, dass es bei ihnen zu eng ist. *Wie kriege ich hier jemanden rein? Bei mir passt ja nicht mal ein Tampon!*

Es kann ziemlich bedrohlich wirken, so etwas Großes wie einen Penis in die Vagina zu lassen, aber der Platz reicht dicke aus. Die Vagina ist unglaublich dehnbar und wird bei sexueller Erregung sowohl länger als auch breiter. Viele glauben, die Vagina einer Frau, die noch keinen Sex hatte, sei enger als bei einer Frau mit gewisser Erfahrung. Bestimmt haben Sie schon gehört, dass die Vagina immer weiter wird, je mehr Verkehr jemand hatte. Das stimmt nicht.

Die Vagina ist ein kräftiger Muskelschlauch, und wir können selbst regulieren, wie eng er sein soll. Der Regulator funktioniert unabhängig von der Menge an Penissen oder Dildos, die eine Frau schon in der Vagina hatte. Wenn wir sehr entspannt sind, kann der Penis leichter eindringen, wenn wir hingegen alles anspannen, kann es schwieriger werden. Auch nach häufigem Geschlechtsverkehr können wir die Vagina immer noch anspannen und verengen. Wenn Sie die Scheidenmuskulatur während des Geschlechtsverkehrs aktiv anspannen, können Sie die Reibung zwischen Vagina und Penis regulieren. Probieren Sie es aus!

Viele Mädchen sind vor dem ersten Mal nervös, und bei dem herrschenden Erwartungsdruck ist das auch kein Wunder. Es ist völlig in Ordnung, etwas aufgeregt zu sein, aber wenn man zu verkrampft ist, kann das Erlebnis unangenehm ausfallen. Bei Nervosität spannen wir die Scheidenmuskulatur schnell mal unbewusst an, was es schwierig macht, etwas in die Vagina einzuführen. Es kann dann sogar leicht weh tun.

Wenn Frauen sexuell erregt sind, wird es im Bereich der Vulva oft feuchter. Die entstehende Flüssigkeit dient als körpereigenes Gleitmittel.* Wer sehr gestresst ist, wird nicht so schnell erregt oder feucht. Das kann auch der Fall sein, wenn wir eigentlich Lust auf Sex haben. Nervosität kann den Körper gewissermaßen davon abhalten, das mitzumachen, worauf Sie Lust haben.

Wenn wir trocken sind oder die Vagina unbewusst anspannen, kommt es schnell zu kleinen Rissen in der Scheidenwand, die

---

* Das gilt nicht für alle Frauen. Man kann durchaus sexuell erregt sein, ohne feucht zu werden, und umgekehrt. Wir können feucht sein, ohne Lust zu empfinden. Mehr dazu im Kapitel über Lust.

leicht bluten können. Das ist nicht schlimm, aber es kann unangenehm sein. Der Trick ist, beim ersten Mal einen Gang runterzuschalten. Nehmen Sie sich Zeit für das Vorspiel, dann können sich die Muskeln besser entspannen. Wer sich Zeit lässt, um richtig scharf zu werden, produziert auch mehr Feuchtigkeit.

Manche Mädchen werden aber auch dann nicht feucht, wenn sie entspannt sind, sich Zeit fürs Vorspiel lassen und Lust auf Sex haben. Umgekehrt werden manche Frauen feucht, obwohl sie eigentlich überhaupt nicht erregt sind. Nicht immer klappt die Verbindung zwischen Gehirn und Genitalbereich. Toll ist, dass es zur natürlichen Feuchtigkeit der Vagina Alternativen gibt. Man kann genauso gut Spucke nehmen oder ein Gleitmittel aus der Apotheke. Ein Gleitmittel kann das Erlebnis verbessern und sich vor allem beim ersten Sex anbieten, wenn wir noch nicht wissen, wie unser Körper reagiert.

Und dann ist da noch die Sache mit dem Hymen, das irreführenderweise auch als Jungfernhäutchen bekannt ist. Wir haben der engsten Stelle der Vagina schon ein ganzes Kapitel gewidmet, aber ein paar Punkte können wir gerne noch einmal wiederholen: Es ist nicht gesagt, dass Sie beim ersten Geschlechtsverkehr vom Hymen bluten. Mehr oder weniger genauso wahrscheinlich ist es, dass Sie nicht bluten. Und man wird Ihrem Genitalbereich hinterher nicht ansehen können, ob Sie Sex hatten oder nicht. Es gibt kein Häutchen in der Vagina, das den gesamten Scheideneingang bedeckt, kein Häutchen, das reißen könnte, nur eine dehnbare ringförmige Schleimhautfalte. Verschwenden Sie Ihre Energie nicht auf das Hymen. Nutzen Sie die Zeit lieber, um sich über ernstere Dinge Gedanken zu machen, wie die Umweltkrise, die Flüchtlingssituation oder den verbesserungswürdigen Sexualkundeunterricht an unseren Schulen. Das Hymen ist es nicht wert, dass man dafür schlaflose Nächte verbringt.

Tipps und Tricks

Wir haben jetzt schon einiges dazu gesagt, was beim Geschlechtsakt in der Vagina passiert, aber wie geht man rein praktisch vor? Wir haben zwei Vorschläge, wie der erste Geschlechtsverkehr mit einem Mann (oder Jungen) rein technisch ablaufen könnte, aber eine dritte Alternative ist genauso gut möglich. Hier entscheidet jede*r selbst. Es gibt unterschiedliche Möglichkeiten, aber alle sind gleich gut.

Die erste Alternative ist total traditionell, aber definitiv einen Versuch wert. Die *Missionarsstellung* findet wenig Anwendung in Pornos, weil man dabei kaum etwas von den Geschlechtsorganen sieht (und was wäre Porno ohne exponierte Geschlechtsorgane?), aber in der Wirklichkeit ist der Missionar ein guter Anwärter für das erste Mal. Bei der Missionarsstellung liegt die Frau auf dem Rücken und der Mann zwischen ihren Beinen, so dass die Oberkörper einander zugewandt sind. Der Penis dringt in die Vagina ein, indem sich der Mann über der Frau vor und zurückbewegt. Es ist keine aktive Stellung für die Frau, aber sie ist aus mehreren Gründen als Anfang nicht schlecht: Für beide ist der Körper des anderen gut zu erreichen und zu sehen, sie können sich küssen, und nicht zuletzt bekommen sie die Reaktionen ihres Gegenübers mit, so dass sie jederzeit wissen, ob es dem anderen gutgeht. Das ist beim ersten Mal besonders wichtig, wenn beide nervös sind. Wird einem der Blickkontakt zu viel, kann man einfach die Augen schließen.

Manchen ist es eher unheimlich, die Kontrolle abzugeben und das Ruder nicht selbst in der Hand zu haben. Viele haben mächtig Bammel, wenn jemand anders auf der Autobahn am Steuer sitzt, und werden zum besserwisserischen *backseat driver*. Wer sich darin wiedererkennt, sollte lieber selbst die Kontrolle übernehmen. *Wir drehen das Ganze einfach um.* Liegt der Junge auf dem Rücken und das Mädchen auf ihm, ist das ein guter Ausgangspunkt, fast wie eine umgekehrte Missionarsstellung. Die Frau platziert die Knie neben seine Hüften und setzt sich auf seinen Penis. Bei Bedarf kann sie sich mit den Unterarmen oder den Händen auf dem Bett abstützen. Sie muss keineswegs aufrecht wie auf einem Pferd sitzen, auch wenn häufig davon die Rede ist, dass das Mädchen in dieser Stellung den Jungen reitet. Jetzt bewegt sich vor allem die Frau. Sie kann selbst kontrollieren, wie tief der Penis in sie eindringt und wie schnell es gehen soll. Das ist der Vorteil, wenn sie oben sitzt!

Wie bei der Missionarsstellung können sich Mann und Frau bei dieser Stellung ins Gesicht sehen. Ja, das mag einem vielleicht unheimlich vorkommen, aber so kann man leichter miteinander kommunizieren, wenn etwas nicht gut läuft.

Nicht jeder Sexualakt endet mit einem Orgasmus, auch wenn man in Pornofilmen diesen Eindruck gewinnen kann. Das gilt für Jungen wie für Mädchen. Der Orgasmus ist Übungssache, man sollte ihn beim ersten Sex weder von sich noch vom Partner erwarten. Um einen Orgasmus zu bekommen, muss man seinen eigenen Körper gut kennen und sich sicher fühlen. Manche Frauen kommen mit ihrem festen Partner leichter zum Höhepunkt. Sich mit dem eigenen Körper vertraut zu machen erfordert Übung. Mit anderen Worten: Man muss onanieren. Viele brauchen Jahre, bevor sie mit einem Sexualpartner zusammen einen Orgasmus erleben, oft ist es leichter, wenn man es sich selbst macht, aber Training hilft! Dazu später mehr.

Auch ist die Kommunikation mit dem Partner wichtig. Erzählen Sie ihm, was Sie mögen, aber erwarten Sie nicht, dass er oder sie dann auch für den Orgasmus sorgt. Es ist völlig in Ordnung und normal, die Sache selbst in die Hand zu nehmen. Mit einem Partner Sex zu haben bedeutet nicht, dass man sich selbst keine Aufmerksamkeit schenkt. Sie können dem Partner einfach zeigen, wie Sie es anstellen, dann kann er Ihnen zeigen, was er mag.

Sex macht Spaß, aber wie bei anderen schönen Dingen gibt es auch ein Risiko. So wie Sicherheitsgurte das Risiko einer ernsthaften Verletzung verringern, verringert Verhütung das Risiko sexuell übertragbarer Infektionen oder einer Schwangerschaft.

Verhütung unterliegt definitiv der gemeinsamen Verantwortung. Ist man beim Sex zu zweit, ist man auch bei der Verhütung zu zweit dabei. Trotzdem ist es nicht immer schlau, sich darauf zu verlassen, dass der Partner vorbereitet ist. Wir raten Frauen, die Sache selbst in die Hand zu nehmen. Das raten wir auch allen Jungs, die diesen Text hier lesen sollten. Ist der Partner ebenfalls vorbereitet, ist das ein gutes Zeichen. Es kann darauf hindeuten, dass er oder sie auch was in der Birne hat.

Verhütung erfordert Planung, daher sollte man sich rechtzeitig vor dem ersten Sex mit der Anwendung vertraut machen. Eine Beratung beim Gynäkologen und ein Blick in unser Verhütungskapitel können dabei helfen. Dort steht alles, was man wissen muss. Wir empfehlen die Nutzung eines Kondoms in Kombination mit einer Verhütungsmethode mit hohem Schutz. Bisher gibt es fast ausschließlich Verhütungsalternativen für Frauen, aber gute Varianten für Männer sind zum Glück im Kommen. Kondome sind das einzige Verhütungsmittel, das vor sexuell übertragbaren Infektionen schützt. Man kann gern nur ein Kondom verwenden, aber dann sollte man darauf achten, dass es nicht mitten im Akt kaputtgeht. Tipps dazu gibt es in unserer Kondomschule weiter hinten im Buch. Zusätzlich kann es ratsam sein, eine Pille danach zur Hand zu haben, für den Fall, dass etwas schiefgehen sollte. Über alle diese Dinge erfahren Sie gleich noch mehr.

Wer Lust auf Sex und die Verhütung im Blick hat, kann einfach loslegen. Jede Frau muss für sich entscheiden, wann sie so weit ist. Unser wichtigster Rat lautet sowieso, dass man das erste Mal als das betrachten sollte, was es ist: *nur das erste Mal*. Es werden noch weitere Male folgen, man lernt dazu, und es wird immer besser laufen. Übung macht den Meister.

Analsex

Das Kapitel »Das zweite Loch« haben wir mit einem echten Cliffhanger beendet: Der Bereich im und um den Anus steckt voller Nervenenden, die darauf warten, stimuliert zu werden. Für manche Menschen erweitert es das Sexleben um eine Dimension, wenn der Po mit einbezogen wird ...

Schön und gut, dass wir am Anus haufenweise Nervenenden haben, aber wie lassen sie sich denn nun stimulieren? Vielleicht finden Sie die Ausdrucksweise »den Po mit einbeziehen« ja etwas euphemistisch. Vielen mag Analsex gruselig und irgendwie schmutzig erscheinen, er fällt quasi in die gleiche Kategorie wie Peitschen und Augenbinden. »Wie bitte? Da hinten soll ich jemanden reinlassen? Soll man quasi mit demselben Loch Sex haben, mit dem man kackt?«

Analsex ist zweifelsohne »Sex 2.0«, das heißt Sex für Fortgeschrittene. Man muss diesen Trend nicht mitmachen, wenn man keine Lust dazu hat. Trotzdem wird er bei heterosexuellen Paaren immer häufiger integriert. Unter jungen Briten zwischen 16 und 24 Jahren hatte nahezu einer von fünf im letzten Jahr Analsex.[58] Es gibt keinen Grund zur Annahme, dass es sich in anderen Ländern anders verhält.

Menschen haben also Analsex, aber oft aus den falschen Gründen. Leider hat man festgestellt, dass diese Praktik etwas ist, wozu Mädchen ganz oft gezwungen werden und was sie als unangenehm oder schmerzhaft erleben.[59] Die Auffassung, Mädchen müssten das erst einmal »schätzen lernen«, ist weitverbreitet. So sollte es nicht sein. Analsex sollte freiwillig und angenehm sein. Wer sich nicht dafür interessiert, sollte sich nicht darauf einlassen. Setzen Sie Grenzen.

Für alle Neugierigen ist dieses Kapitel dagegen genau richtig. Viele Frauen mögen Analsex, und Analsex kann ja so vieles sein. Der Begriff umfasst alle Arten der Anus-Stimulation, von penetrierendem Sex mit einem Penis oder Dildo bis hin zu Petting oder Oralsex – Afterlecken auf gut Deutsch, auch Rimming oder Anilingus genannt. Will man keinen Penis im Po haben, heißt das nicht, dass man nicht auf andere Weise Spaß mit dem Anus haben kann.

Die Ratschläge in diesem Kapitel betreffen penetrierenden Analsex mit dem Finger, dem Penis oder etwas anderem. Da sich analer Sex von vaginalem unterscheidet, sollte man vorab ein paar Dinge wissen.

Wie bereits erwähnt, hat der Anus zwei kräftige, hintereinandergeschaltete Schließmuskeln: einen, der automatisch funktioniert, und einen, den man bewusst steuert. Das ist praktisch, weil wir so nicht zu den unmöglichsten Zeiten aufs Klo rennen müssen. Aufgrund der Schließmuskeln ist das Poloch völlig dicht, es faltet sich zusammen und verbirgt die wahre Größe des Rings in einer Art Faltenrock.

Viele glauben, der Po sei sehr eng, viel enger als die Vagina. Das mag auch einer der Gründe sein, warum der Anus auf Männer eine derart magische Anziehungskraft auszuüben scheint, aber es stimmt eigentlich nur teilweise. Man kann den Enddarm mit einem Luftballon vergleichen, der an einem Ende zugeknotet ist. Die Schließmuskeln sitzen ganz außen und drücken den Darmausgang mit aller Kraft zusammen. Das heißt, ganz am Ende ist es schrecklich eng. Hat man die Schließmuskeln aber einmal überwunden, ist reichlich Platz. Die Vagina ihrerseits ist ein Schlauch mit Muskeln von der Öffnung bis zum Gebärmutterhals. Sie kann daher durchgehend eng sein, der Enddarm ist es vor allem am Ausgang. Außerdem ist es nicht so, dass die Schließmuskeln konstant zusammengepresst bleiben. Nach einer Weile entspannen sie sich, und es ist nirgendwo mehr besonders eng.

Der »Ballonknoten« sorgt bei Analsex für gewisse Herausforderungen. Beim Vaginalsex geht es darum, *locker zu lassen*, damit die

Muskeln sich nicht anspannen und den Sex erschweren. Bei den Schließmuskeln im Anus verhält es sich anders. Wie Sie wissen, ist der Po in entspanntem Zustand verschlossen. Er ist dicht, auch wenn wir schlafen oder uns in einer tiefen Meditation befinden. Das liegt am automatischen Ringmuskel, der immer aktiv ist. Man kann die Öffnung nicht vergrößern, indem man bewusst lockerlässt. Dafür kann man aber den willensgesteuerten Schließmuskel daran hindern, sich noch mehr anzuspannen. Über den automatischen Schließmuskel haben wir keine Kontrolle, aber er wird, wie gesagt, durch Stimulierung schrittweise lockerer.

Unser wichtigster Rat ist daher, es langsam angehen zu lassen. Wir sollten nicht gleich einen steifen Penis oder ein Riesendildo einführen, wenn wir bisher noch nichts im Anus hatten. Es dauert, bis sich die Schließmuskeln lockern. Wir müssen es schaffen, den bewusst steuerbaren Muskel zu entspannen, und dann muss ein entsprechender Hinweis beim automatischen Schließmuskel ankommen. Versuchen Sie es zunächst einmal mit weniger großen Dingen, den Fingern oder kleinerem Sexspielzeug, und gewöhnen Sie sich an das Gefühl. Die meisten müssen sich erst aufwärmen, bevor sie bereit sind.

Gehen wir bei Analsex zu schnell vor, kann es im Anus zu kleinen Risse kommen, was am nächsten Tag verdammt weh tun kann. Das wissen alle, die eigentlich Vaginalsex haben wollten, stattdessen aber die volle Länge des Penis ins falsche Loch bekommen haben. Das tut weh. Auf Analsex muss man sich vorbereiten. Das bedeutet auch, dass unser Partner sich in Geduld üben muss. Einfach hupen und losfahren funktioniert hier nicht.

Ist man erst mal dabei, wird es leichter. Der Anus wird immer lockerer, und jetzt kommen wir zu etwas, was viele gruselig finden. Der Knoten verschließt sich nicht, wenn wir fertig sind! »O Gott, steht mein Furzloch jetzt dauerhaft offen?« Nein, nein, keine Panik. Die Muskeln ziehen sich langsam wieder zusammen, es braucht nur etwas Zeit.

Man kann den Schließmuskel allerdings auch dauerhaft schädigen, so wie man alle Körperteile schädigen kann, aber dafür muss es schon sehr heftig zur Sache gehen. Der Po kann immerhin Größeres ausscheiden als einen durchschnittlichen Penis. Fangen Sie also langsam an, seien Sie vorsichtig und sagen Sie Stopp, wenn es sich nicht gut anfühlt, dann sollte es klappen.

Ein anderer wichtiger Punkt bei Analsex ist die Feuchtigkeit. Während die Vagina bei sexueller Erregung in der Regel von selbst feucht wird, muss man bei Analsex ein Gleitmittel oder eine entsprechende Form von künstlicher Feuchtigkeit benutzen. Ohne Gleitmittel kriegt man fast nichts hinein, und wenn der Anus zu trocken ist, ist die Reibung besonders stark. Reibung erhöht das Risiko für Risse und kleine Blutungen.

Zwar sondern auch im Enddarm Drüsen etwas Feuchtigkeit ab, aber das passiert unabhängig davon, ob wir erregt sind oder nicht. Der Darm besitzt im Inneren eine Schleimhaut, genau wie die Vagina und der Mund. Kennzeichnend für Schleimhäute ist, dass sie Feuchtigkeit produzieren: Im Mund ist es Spucke, in der Vagina Vaginalsekret. Wird die Schleimhaut im Enddarm beispielsweise von einem Penis gereizt, produziert sie Schleim, um sich vor Verletzungen zu schützen. So setzt der Sex als solcher eine gewisse Feuchtigkeitsproduktion in Gang, aber die reicht nicht aus. Gleitmittel ist daher ein Muss.

Kommen wir noch zu der ganz großen Frage: Kacke. Wir alle haben schon Wanderlegenden von Frauen gehört, die beim Analsex unfreiwillig ihren Partner vollgekackt haben. Das finden die meisten von uns wenig verlockend, aber es lässt sich nun mal nicht leugnen, dass sich im Enddarm Exkremente befinden – dafür ist der Darm ja gemacht. Auch wenn wir keinen Stuhldrang haben, sammeln sich im Darm Fäkalien an, bis er voll ist. Der Enddarm dient als Lagerplatz, bevor der Kot ins Freie entlassen wird. Das bedeutet, dass Penis, Sexspielzeug oder Finger mit Kot in Verbindung kommen können, und wenn man darauf nicht vorbereitet ist, kann das ein kleiner Schock sein. Falls es passiert, ist das kein Zeichen dafür, dass mit Ihnen etwas nicht stimmt, und es ist kein Grund, sich zu schämen. Wer im Darm Sex haben will, muss das in Kauf nehmen.

Allerdings kann man das Risiko für Kackreste verringern. Manche spülen dazu den Enddarm vorher mit einem kleinen Klistier, das man in der Apotheke kaufen kann. Andere gehen noch einmal auf die Toilette, bevor sie loslegen.

Von Analsex kann man natürlich nicht schwanger werden, aber man kann sich durchaus Geschlechtskrankheiten zuziehen. Das vergessen viele, oder sie halten eine Ansteckung über den Anus für unwahrscheinlicher. Tatsächlich ist das Gegenteil der Fall. Es gibt Geschlechtskrankheiten, die durch Analsex leichter übertragen werden. Bei Sex mit neuen Partnern sollte man ein Kondom benutzen, bis sich beide haben testen lassen. Das gilt übrigens für jeglichen Sex.

Wie Sie wissen, kann man auch ohne Kondom Vaginalsex haben, wenn eine Infektionsgefahr ausgeschlossen werden kann, aber im Po lauern Darmbakterien, weshalb das Thema Hygiene großgeschrieben werden sollte! Sie wollen keine Darmbakterien in der Vagina oder Harnröhre haben, wo sie nicht hingehören, das kann nämlich zu Infektionen führen, auch bei Männern. Seien Sie deshalb vorsichtig, wenn Sie direkt von Analsex zu Vaginalsex übergehen, ob mit dem Finger oder dem Penis. Es bietet sich an, beim Analsex ein Kondom zu benutzen, und dieses abzunehmen, wenn man mit Vaginalsex fortfahren möchte. Und vergessen Sie nicht, anal verwendetes Sexspielzeug zu reinigen.

Für Analsex gibt es übrigens spezielles Spielzeug. Meistens ist es am Ende mit einem Stoppmechanismus versehen, damit es nicht komplett im Enddarm verschwindet. In der Vagina kann nichts verschwinden, da sie nur sieben bis zehn Zentimeter lang und oben verschlossen ist. Der Darm hingegen ist quasi endlos.

Es ist blöd, wenn man zum Arzt muss, um sich steckengebliebene Dinge entfernen zu lassen, aber so was kommt vor. Ärzte amüsieren sich köstlich über all die seltsamen Dinge, die sie den Leuten zum Teil aus dem Hintern fischen müssen, ob Kerzenstummel, Spielzeugautos, iPods oder Flaschen. Auch Ärzte dürfen schließlich ihren Spaß haben.

Das war der Merkzettel für alle, die Analsex ausprobieren wollen. Stellt man es richtig an, kann es für Frauen wie Männer wunderschön sein, aber das setzt voraus, dass Frauen es nicht dem Mann zuliebe machen. Analsex soll wie Sex überhaupt nur dann erfolgen, wenn man Lust darauf hat.

Ein ganz gewöhnliches Sexleben

Als die Serie *Girls* (2012–2017) die Fernsehbildschirme eroberte, hielten es viele für revolutionär, dass endlich mal normale Frauen bei ganz gewöhnlichem Sex gezeigt wurden, was immer man darunter versteht. Anstelle von Serienorgasmen und heißem Sex auf der Küchenzeile sahen wir unbeholfene Szenen, peinliche Pausen und fehlgeschlagene Versuche, beim Freund mit sexy Unterwäsche aufzulaufen. Es ist auffallend, wie sehr sich die Mädchen in der Fernsehserie bemühen, den sexuellen Idealen der Popkultur zu entsprechen, mit stark variierendem Erfolg. Mögen Dirty Talk und Spanking im *Elle*-Artikel noch sexy gewirkt haben, ist das Ergebnis an Peinlichkeit nicht zu überbieten, wenn Adam und Lena es in der Realität ausprobieren. Bei *Girls* treffen Ideale auf die Wirklichkeit.

Girls ist eine Reaktion darauf, dass Sex mittlerweile Allgemeingut ist. Bei einer Flasche Rotwein wird viel und laut über die intimsten Details im Sexleben von Freundinnen gesprochen. Frauen haben Sex in Besitz genommen. Es ist cool, lüstern zu sein, cool zu wissen, was man will. Und für alle, die es hinbekommen, ist das auch gut so.

Leider gehen damit auch Erwartungen an das Sexleben einher, das nun zu einer weiteren Arena für Leistungsdruck geworden ist. Erst im Vier-Augen-Gespräch mit einer guten Freundin tauchen die stärker schambehafteten Fragen auf: Ist es normal, dass wir nur jede zweite Woche Sex haben? Bläst du deinem Typen jedes Mal einen? Stimmt mit mir was nicht, wenn ich nur komme, wenn ich mich beim Sex selbst befriedige?

Wie sieht eigentlich ein gewöhnliches Sexleben aus? Wir haben uns auf die Suche nach dem Normsex gemacht.

Bei der Beurteilung des eigenen Sexlebens gegenüber dem der anderen lässt sich die *Sexhäufigkeit* am leichtesten vergleichen. Qualität ist subjektiv, aber zählen ist ganz leicht. Fragt man Heterosexuelle, wie oft sie Sex haben, bekommt man in den meisten Teilen der westlichen Welt die gleiche Antwort: Heterosexuelle Paare haben ein- bis zweimal pro Woche Sex. Unverheiratete Paare haben etwas mehr Sex als verheiratete. Singles haben am wenigsten Sex.[60] Über Homosexuelle wissen wir weniger, aber manches deutet darauf hin, dass lesbische Paare in etwa so viel Sex haben wie heterosexuelle Paare.[61]

Norweger sind da nicht anders. In einer Studie mit Paaren zwischen 23 und 67 Jahren hatten etwa 40 Prozent im letzten Monat ein- bis zweimal pro Woche Sex.[62] Lediglich eine besonders eifrige Gruppe von zehn Prozent trieb es drei- bis viermal pro Woche oder häufiger miteinander. Genauso viele hatten im letzten Monat überhaupt keinen Sex. Beim Rest lief alle zwei Wochen oder seltener etwas.

Bei dieser Studie überrascht möglicherweise, wie gering der Unterschied zwischen den verschiedenen Altersgruppen war. Erst jenseits der 50 wurde der Sex seltener, aber selbst da schliefen noch mehr als 40 Prozent der Paare einmal pro Woche oder häufiger miteinander. Dennoch wissen wir aus einer Reihe von Studien, dass vor allem das Alter ausschlaggebend für die

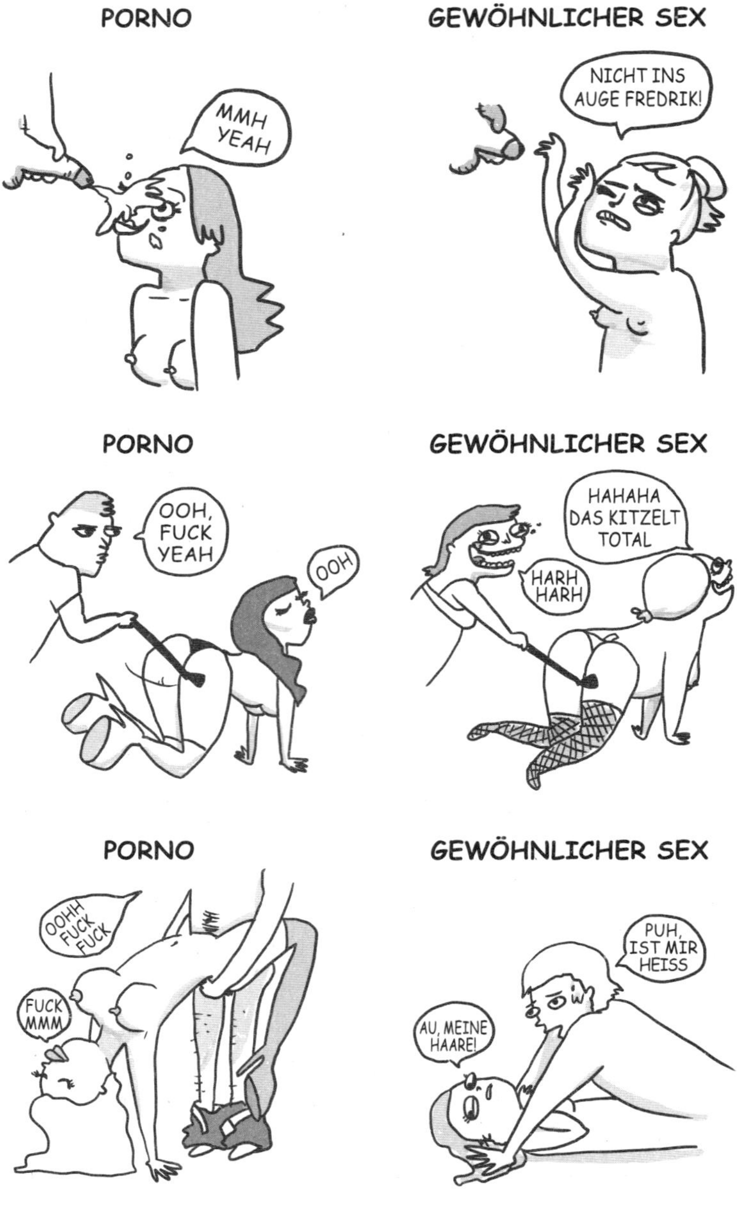
PORNO
MMH YEAH
GEWÖHNLICHER SEX
NICHT INS AUGE FREDRIK!
PORNO
OOH, FUCK YEAH
OOH
GEWÖHNLICHER SEX
HAHAHA DAS KITZELT TOTAL
HARH HARH
PORNO
OOHH FUCK FUCK
FUCK MMM
GEWÖHNLICHER SEX
PUH, IST MIR HEISS
AU, MEINE HAARE!

Sexhäufigkeit in einer Beziehung ist. Das liegt unter anderem daran, dass der Körper mit dem Alter sexuell weniger gut funktioniert. Die Sexlust nimmt ab, Männer bekommen Erektionsprobleme, und Frauen neigen aufgrund des geringeren Östrogenniveaus zu dünneren und empfindlicheren Schleimhäuten im Genitalbereich, was Sex unangenehmer macht. Es gibt allerdings noch andere Faktoren als das Alter, die maßgeblich dafür verantwortlich sind, wie oft wir Sex haben. Verliebtheit ist einer davon.

Während der ersten Zeit in einer neuen Beziehung fühlt man sich oft wie in einer Blase. Das Gehirn wird von Signalstoffen geflutet, die Glück, Zufriedenheit und Lust vermitteln. Von der Verliebtheit völlig absorbiert, vergisst man, dass es außerhalb der Zweisamkeit noch etwas anderes gibt. Sex wird wichtiger als Schlaf, Essen und Freunde. Er wird zu einer gemeinsamen Sprache, die all das vermittelt, was man sich mit Worten noch nicht zu sagen traut: Jetzt zählen nur noch wir zwei – du und ich.

Aber irgendwann kommt der Alltag um die Ecke. Eines Abends ertappen Sie sich dabei, wie Sie auf die Uhr schauen, während sich eine eifrige Hand unter Ihren Slip schiebt. »Können wir nicht einfach nur ein bisschen kuscheln? Ich muss morgen so früh raus«, sagen Sie mit einem entschuldigenden Lächeln. Stimmt was nicht mit der Beziehung, wenn wir plötzlich nicht mehr zu jeder Tageszeit Lust auf Sex haben? Oder ist das einfach der Lauf der Dinge?

Eine deutsche Studie hat das Sexleben von 1900 fest liierten Studenten zwischen zwanzig und dreißig untersucht.[63] Hier wurde zwischen der Länge der Beziehung und der Häufigkeit von Sex ein klarer Zusammenhang festgestellt. Im Schnitt hatten frischverliebte Paare zehnmal im Monat Sex, also zweieinhalb Mal pro Woche. 70 Prozent hatten mehr als siebenmal im Monat Sex. Nach dem ersten Jahr begann die Häufigkeitskurve zu fallen. Nach ein bis drei Jahren Beziehung hatten weniger als die Hälfte zweimal pro Woche oder häufiger Sex. Nach fünf Jahren wurde eine Art Tiefpunkt erreicht. Die Sexhäufigkeit hatte sich halbiert, von zehn- auf fünfmal pro Monat. Diese Ergebnisse bestätigten sich auch in anderen Studien[64] und für lesbische Beziehungen.[65]

Sie sind mit anderen Worten nicht allein, wenn Sie das Gefühl haben, weniger Sex zu haben als zuvor. Nur was passiert hier eigentlich? Im Rahmen der deutschen Studie wurden ein paar interessante Beobachtungen gemacht. Zu Beginn der Beziehung hatten Frauen und Männer gleich viel Lust auf Sex und den gleichen Wunsch nach Intimität und Nähe. Doch dann passierte etwas Merkwürdiges. Während die Männer nach drei Jahren noch genau so scharf auf Sex waren, kam es bei der Sexlust der Frauen nach einem Jahr zu einem dramatischen Rückgang. Im ersten Jahr stimmten drei von vier Frauen der Aussage zu, sie wünschten sich oft Sex. Nach drei Jahren galt dies nur noch für eine von vieren. Doppelt so viele wie am Anfang, zwischen 9 und 17 Prozent, sagten aus, sie hätten häufig keine Lust auf Sex.

Wie oft Männer und Frauen in Paarbeziehungen nach eigener Aussage abgewiesen werden, wenn sie Lust auf Sex haben, veranschaulicht das sehr schön. In der norwegischen Studie, von der wir vorhin schon gesprochen haben, gab die Hälfte der Männer an, hin und wieder sexuell abgewiesen zu werden, einer von zehn hatte sogar das Gefühl, ziemlich oft einen Korb zu bekommen. Für die Frauen galt das Gegenteil. 90 Prozent der Frauen fühlten sich *nie* oder selten abgewiesen.

Was nicht abnahm, sondern ganz im Gegenteil im Laufe der Beziehung zunahm, war das Bedürfnis der Frauen nach Intimität und Nähe. Bei Männern hingegen sank mit der Zeit die Lust aufs Kuscheln. Das Klischee ist vielleicht zutreffender, als wir wahrhaben wollen: Frauen wollen kuscheln, Männer wollen Sex. Warum das so ist, wissen wir nicht. Die Wissenschaftler hinter der deutschen Studie waren der Ansicht, die plausibelste Erklärung sei in der Evolution zu suchen. Frauen benutzen Sex unbewusst als Mittel, um den Mann an sich zu binden, und sobald er ins

Netz gegangen ist und sie ihr Ziel erreicht haben, verlieren sie das Interesse an Sex. Andere sind der Meinung, die Antwort sei im unterschiedlichen biologischen Sexualtrieb zu suchen (inwieweit Sex überhaupt ein Trieb ist, besprechen wir gleich noch). Zu guter Letzt weisen viele darauf hin, dass die Gesellschaft sogenannte sexuelle »Skripte« vorsieht, wie Mann oder Frau sich zu verhalten haben. Man kann sich gut vorstellen, dass sexuelle Erregung zu dem gehört, was die Gesellschaft als männlich ansieht, wohingegen es als unweiblich gilt, wenn Frauen dieselbe Lust an den Tag legen. Das kann dazu führen, dass Frauen leichter in ein asexuelles Muster verfallen als Männer.

Bisher haben wir gesehen, dass wir weniger Sex haben, je länger wir zusammen sind. Gleichzeitig wissen wir, dass die Paare am glücklichsten sind, die am meisten Sex haben. Wir können uns aber damit trösten, dass es eine Obergrenze zu geben scheint. Eine kanadische Studie mit 30 000 Menschen fand heraus, dass das Glücksniveau bei Personen, die mehr als einmal pro Woche Sex hatten, nicht weiter anstieg.[66] Es sieht ganz so aus, als hätten die Menschen von ganz allein mit ein- oder zweimal Sex pro Woche den goldenen Schnitt gefunden!

Welche weiteren Aspekte außer der Häufigkeit tragen dazu bei, dass wir mit unserem Sexualleben zufrieden sind? Erneut wirkt die Antwort offensichtlich: die Qualität der Beziehung.[67] Es gibt einen engen Zusammenhang zwischen der Zufriedenheit mit unserer Beziehung und der Qualität unseres Sexuallebens. Vereinfacht gesagt bedeutet ein gutes Sexualleben auch eine gute Beziehung. Wir wissen nicht, ob guter Sex unsere Zufriedenheit mit der Beziehung begünstigt oder ob ein gutes Verhältnis zu gutem Sex führt. Vermutlich ist es eine Mischung aus beidem.

Eine gute Beziehung hat viel mit Kommunikation zu tun. Über Sex und Gefühle muss man sprechen. – Mein Gott, wie bescheuert! Warum sollte man denn auf Teufel komm raus über Sex reden? Ist das nicht der ultimative Beweis dafür, dass die Beziehung in sexueller Hinsicht tot ist? Das Aufregende an One-Night-Stands und neuen Beziehungen ist doch gerade, dass nicht gesprochen wird.

Die Leute haben solche Angst vorm Reden, dass sie lieber auf Kondome verzichten, als die Stimmung kaputtzumachen. Die paar Worte, die dazu gewechselt werden müssen, bedrohen die fragile Mischung aus Mystik und Spannung. Trotzdem ist es nun einmal so, dass Paare, die auch auf emotionaler Ebene intim sein können, indem sie über Gefühle, Bedürfnisse und Erwartungen reden, langfristig mit ihrer Beziehung und ihrem Sexualleben zufriedener sind.[68] Wer offen über sexuelle Wünsche und Bedürfnisse spricht, sorgt für Sicherheit und damit auch für Zufriedenheit. Paare, die über Sex reden, sind nicht nur glücklicher, sie haben auch mehr Sex.[69]

In einer Beziehung gibt es viele Dinge, die die Lust auf Sex abwürgen können: Stress, Mangel an gemeinsamer Qualitätszeit, Unzulänglichkeitsgefühle, ein negatives Selbstbild und ein schlechtes Körperbewusstsein. Wenn wir das Gefühl haben, dass unser Partner andere sexuelle Bedürfnisse hat, können wir schnell in eine Abwärtsspirale geraten, in der immer der eine die Initiative ergreift und der andere zurückweist. Jemanden zurückzuweisen ist unangenehm. Man fühlt sich schuldig, weil man den Erwartungen des anderen nicht entspricht, und macht sich vielleicht Sorgen darüber, dass der andere am Ende das Interesse verlieren könnte und nicht mehr mit einem zusammen sein will. Je mehr Sorgen man sich darüber macht, desto weniger Lust empfindet man. Irgendwann vermeidet man dann sogar unschuldiges Schmusen und Küssen aus Angst, es schüre beim anderen die Erwartung auf mehr.

Genau so eine Dynamik liegt oft zugrunde, wenn Paare nicht mehr regelmäßig Sex haben. Es ist naiv zu glauben, man käme da wieder heraus, ohne darüber zu sprechen. Würden sich mehr

Paare trauen, miteinander zu reden, sobald sie merken, dass etwas hakt, ließen sich womöglich viele Probleme vermeiden. Setzen Sie sich also zusammen, legen Sie das Handy weg und reden Sie miteinander. Vielleicht gibt es dann auch wieder mehr Sex.

Jetzt denken Sie vielleicht, die Menge ist nicht entscheidend, und da sind wir voll und ganz bei Ihnen. Schön und gut, wenn Sie ein- oder zweimal pro Woche Sex haben, entscheidend ist aber der *Inhalt*. Wie sieht der Sex eigentlich aus? Sex kann ja so vielfältig sein. Man kann lutschen und lecken, die Vagina oder den Anus benutzen. Man kann kommen oder nicht kommen, kann es im Doppelbett treiben, auf dem Sofa oder im Hotelfahrstuhl. Für manche ist Routine beim Sex der eigentliche Feind – sie vermissen die Spannung und Unvorhersehbarkeit des Singlelebens oder einer beginnenden Paarbeziehung.

In einer australischen Studie aus dem Jahre 2006 mit 19 000 Personen lag das Hauptaugenmerk darauf, welche Formen von Sex die Menschen zuletzt kombiniert hatten.[70] Das Resultat war, dass zwölf Prozent ausschließlich Vaginalsex hatten. Die Hälfte hatte Vaginalsex, stimulierte die Geschlechtsorgane des anderen jedoch zusätzlich mit den Händen. Ein Drittel hatte außerdem Oralsex. Wenig überraschend war folgende Erkenntnis: Je mehr Hände und Zungen involviert waren, umso größer war die Chance, dass die Frau zum Orgasmus kam.

An ein gutes Sexualleben sind viele Erwartungen geknüpft. In der Realität ist es aber so, dass ein gewöhnliches Sexleben nun einmal ziemlich gewöhnlich ist. Die wenigsten treiben es wie die Karnickel. Die Menschen verlieren ein wenig die Lust, wenn die Verliebtheit verschwindet und der Alltag das Sexualleben einholt. Nur die Minderheit hat bei jedem Geschlechtsakt Oralsex. Trotzdem sind die meisten sehr zufrieden. Und will man, dass es besser läuft, hilft nur eins: miteinander reden.

Wenn die Lust verschwindet

Geil zu sein ist längst nicht mehr tabu. Für junge Frauen ist es fast ein Ideal. Der Perfektionsanspruch bringt es mit sich, dass wir Sex genießen, die Initiative ergreifen und beim Sex experimentieren wollen. Aber was macht man, wenn die Lust verschwunden ist oder überhaupt nie da war? Dann kann man sich ziemlich außen vor fühlen.

Im Winter 2015 war es Nina vergönnt, eine unglaublich faszinierende Großmutter kennenzulernen. Dr. Shirley Zussman, damals hundert Jahre alt, ist eine kleine, gebeugte Frau mit vollen Lippen und funkelnden Augen. Während der sexuellen Revolution hatte sie sozusagen einen Logenplatz inne. Sie ging bei William Masters und Virginia E. Johnson in die Lehre, die für die »Entdeckung« des weiblichen Orgasmus bekannt sind und der HBO-Serie *Masters of Sex* als Inspiration dienten. Zussman praktiziert seit den 1960er Jahren als Sextherapeutin in New York.

Ein halbes Jahrhundert später empfängt sie in ihrem geblümten Büro in der Upper East Side von New York, dessen Bücherregale mit Holzfiguren in unterschiedlichen Sexstellungen geschmückt sind, immer noch Klient*innen. Das ermöglicht ihr einen einzigartigen Blick auf die Entwicklung sexueller Probleme im Laufe der Zeit: »Früher kamen die Leute mit Orgasmusproblemen – zu frühen Ejakulationen oder ausbleibenden Höhepunkten –, aber heute fehlt ihnen ganz einfach die Lust«, sagt sie. Die Menschen haben ihr zufolge heute definitiv besseren Sex als in den 1960er Jahren, aber das nützt nichts, wenn man eigentlich gar nicht will. Sie glaubt, Technologien und die hohe Arbeitsbelastung seien schuld. »Die Frauen, die zu mir kommen, sind so erschöpft, dass sie lieber auf diese verfluchten iPhones starren, als Zeit für Nähe einzuplanen. Wir vergessen, uns gegenseitig zu berühren und in die Augen zu schauen.«

Vielleicht hat Dr. Zussman recht. Es sieht fast so aus, als wäre mangelnde Lust die neue Frauenkrankheit. Eine große Studie aus dem Jahre 2013 hat gezeigt, dass eine von drei Britinnen im letzten Jahr mit fehlender sexueller Lust zu kämpfen hatte.[71] Bei den Frauen zwischen 16 und 24 gab eine von vier an, ihr fehle das Interesse an Sex. Das ist traurig.

Aber an welchen Vorgaben orientieren sich Frauen mit derlei Aussagen eigentlich? Seit den 1960er Jahren wird mit einer Art Dominomodell mit vier Reaktionsstadien für Sex gearbeitet: Lust – Erregung – Orgasmus – Rückbildung. Lust wird definiert als Wunsch nach sexueller Aktivität, inklusive Phantasien und Gedanken. Lust ist ein rein mentaler Prozess: Ich habe Lust auf Sex, JETZT! Erregung hingegen ist sowohl ein Gefühl des Genießens als auch eine rein körperliche Reaktion mit unter anderem erhöhter Blutzufuhr im Genitalbereich, Sekretbildung, Ausdehnung der Vagina, höherem Puls, höherem Blutdruck und höherer Atemfrequenz.

Erst kürzlich haben Forscher angefangen, dieses Modell in Frage zu stellen. Befragungen haben nämlich ergeben, dass nahezu eine von drei Frauen vor dem Sex selten oder nie Lust empfindet – sie hat also kein »spontanes sexuelles Verlangen«, wie es in der Fachsprache heißt. Dennoch erleben die meisten dieser Frauen körperliche Erregung und Genuss beim Sex. Das mag komisch klingen. Kann es wirklich sein, dass mit so vielen Frauen etwas nicht stimmt?[72]

Nein, sagen immer mehr Fachleute. Viele Frauen erleben Lust nämlich als *responsiv*, das heißt, sie entsteht als Reaktion auf intime Berührungen oder eine sexuell anregende Situation.[73] Körperliche Erregung kommt vor der Lust, könnte man sagen, die betroffenen Frauen sind daher abhängiger von Vorspiel und Nähe, um in Gang zu kommen. Frauen mit responsivem Verlangen haben ein geringeres Interesse an Sex und zeigen im Bett wenig Initiative, trotzdem sind sie imstande, herrlichen Sex zu haben, wenn sie erst einmal angetörnt sind. Die Lust braucht nur etwas mehr Pflege.

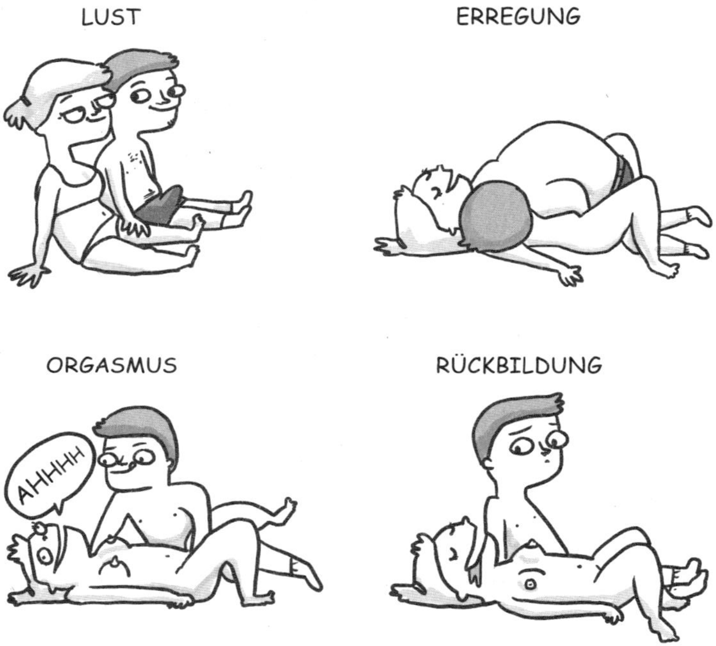

Die Sexforscherin Emily Nagoski hat es sich auf die Fahne geschrieben, Frauen über responsive Lust aufzuklären. In ihrem Buch *Komm, wie du willst* behauptet sie, dass nahezu jede dritte Frau eine responsive Form sexueller Lust empfindet. Auf der anderen Seite der Skala finden wir 15 Prozent mit der »klassischen« oder spontanen Form von sexueller Lust, die quasi aus dem Nichts heraus Verlangen nach Sex haben können. Die restlichen Frauen befinden sich irgendwo dazwischen.[74] Manchmal sind sie scharf auf Sex, ohne genau zu wissen warum, während sie sich andere Male regelrecht überwinden müssen und dann aber merken, dass der Körper darauf anspricht und der Kopf langsam auf den Geschmack kommt. Nur eine kleine Gruppe von rund 5 Prozent hat überhaupt keine Lust auf Sex, weder spontan noch responsiv.

Das Modell des responsiven Verlangens ist ein klarer Bruch mit der popkulturellen Darstellung von idealem Sex. Ein Teil der Frauen und Mädchen, die wir treffen, erkennen sich in diesem Bild nicht wieder. Sie fragen sich, ob sie unnormal sind, weil sie sich nicht so sehr für Sex interessieren »wie alle anderen«. Sie glauben, ihr Freund finde sie langweilig, weil sie nie die Initiative ergreifen, was ihnen wiederum Schuldgefühle beschert. Für viele dieser Frauen könnte es befreiend sein, ein alternatives Erklärungsmodell an die Hand zu bekommen. Vieles deutet darauf hin, dass responsives Verlangen einfach nur eine ganz normale Variante weiblicher Sexualität ist, kein Fehler und auch keine Krankheit.*

Dass wir spontanes Verlangen für die Norm halten, liegt wohl teilweise daran, dass es die dominierende männliche Lustform ist. Laut Nagoski erleben etwa drei von vier Männern eine spontane Art der Lust, und aus irgendeinem merkwürdigen Grund nehmen wir an, dass Sexualität bei Männern und Frauen gleich funktioniert. Das ist aber vielleicht gar nicht der Fall, wie wir noch sehen werden.

Eine weitere Quelle der Verwirrung ist der Mythos, Menschen kämen mit einem Sexualtrieb zur Welt.[75] Die Lust auf Sex soll uns quasi angeboren sein. Triebe sind gewissermaßen Instinkte, die dafür sorgen, dass wir am Leben bleiben. Sie sind die Grundlage von Durst, Hunger und Müdigkeit. Unser Gehirn gibt uns, völlig unbewusst, Bescheid, dass es Zeit ist, bestimmte Dinge zu tun, um den Körper im Gleichgewicht zu halten, zum Beispiel schla-

* Diese Einteilung in Lusttypen gilt natürlich auch für Männer. Auch Männer können responsives Verlangen empfinden. Es ist bei Männern nur etwas seltener die vorrangige Lustform. Laut Nagoski erleben etwa 75 Prozent der Männer überwiegend spontane Lust, gegenüber 15 Prozent der Frauen. 5 Prozent der Männer haben primär responsive Lust gegenüber 30 Prozent der Frauen.

fen, essen oder trinken. Hätten wir einen Sexualtrieb, wäre unser Bedürfnis nach Sex ja auf derselben Ebene anzusiedeln wie unser Bedürfnis nach Essen, Schlaf und warmen Kleidern. Es wäre dann ein grundlegendes Bedürfnis, um zu überleben. Wenn man Sex so definiert, ist es nicht verwunderlich, dass wir glauben, etwas würde mit uns nicht stimmen, wenn uns die Lust auf Sex fehlt.* Und wer jetzt noch Zweifel hat, dem sei gesagt, dass noch kein Mensch an Sexmangel gestorben ist. Sex ist kein Trieb, sondern ein Bonus.[76]

Solange Sex lustbetont ist und zu Genuss geführt, ist er wie Doping fürs Gehirn: Wir wollen mehr. Ist die Lust erst einmal geweckt, fangen wir an, uns in Situationen zu begeben, in denen wir Sex haben können. An dieser Stelle kommen wir zu Nagoskis wichtigstem Punkt: Wenn Sex für uns kein Bonus ist, zum Beispiel weil er weh tut, mit früheren Übergriffen in Verbindung gebracht wird oder ganz einfach langweilig ist, verringert sich die Lust. Das System funktioniert nur, solange Sex als Belohnung für das Gehirn dient. Anders gesagt, ist uns die Lust auf Sex nicht angeboren, wir entwickeln sie erst.

Daraus können wir zwei Schlüsse ziehen. Zum einen, dass Frauen (oder Männer), die wenig Lust auf Sex haben – entweder generell oder weil ihr Verlangen responsiver Natur ist –, nicht unnormal oder krank sind. Manche lieben Schokolade, andere nicht. Wir denken aber nicht, dass mit Leuten, die keine Schokolade mögen, etwas nicht stimmt, obwohl die *meisten* Gehirne positiv auf diese herrliche Kombination aus Fett und Zucker reagieren. Weshalb sollten wir überhaupt jemanden als krank abstempeln? Auch

---

* Mangel an oder Verlust von sexueller Lust ist in der internationalen Klassifizierung psychischer Krankheiten und Verhaltensstörungen (ICD-10) tatsächlich eine Diagnose. Man kann sie sogar bekommen, obwohl man sexuelle Freude oder Erregung verspürt. Im amerikanischen Diagnosesystem DSM-V wurde die entsprechende Diagnose jetzt geändert.

der letzte kleine Rest an sexueller Lust in uns drin wird abgewürgt, wenn wir das Gefühl haben, als wandelnde Abweichung durchs Leben zu gehen.

Zum anderen lässt sich daraus schließen, dass sexuelle Lust keine konstante Größe ist. Wir kommen mit einem *Potential* für sexuelle Erregung zur Welt, aber in welchem Maße wir uns erregen lassen, variiert im Laufe der Zeit, je nachdem, wie viel Freude und Befriedigung wir durch Sex erfahren und wie unsere Lebenssituation generell aussieht. Außerdem trägt unsere sexuelle Geschichte, das heißt die Erfahrungen, die wir im Gepäck haben, zur Entwicklung unserer sexuellen Lust bei.

Das erklärt, warum es mit der sexuellen Lust in unserem Leben und in unseren Beziehungen auf und ab geht, und das verschafft uns auch die phantastische Möglichkeit, unsere Lust zu beeinflussen. Das Belohnungssystem des Gehirns lässt sich manipulieren, wenn wir den Mechanismus dahinter kennen. Und hiermit kommen wir zu dem größten Unterschied zwischen Frauen und Männern.

Sexforscher kommen auf die seltsamsten Ideen. In zahlreichen Versuchen wurden Männer und Frauen an Penis bzw. Vagina mit Messgeräten ausgestattet, die die Durchblutung der Geschlechtsorgane messen. So lässt sich die *körperliche* Erregung dokumentieren. Darunter fallen automatische Prozesse, die sich nicht bewusst steuern lassen. Die Versuchspersonen bekommen Pornos zu sehen: Heterosex, Homosex, Kuschelsex, gewalttätigen Sex, ja sogar Sex zwischen Affen. Quasi für jeden etwas. Sie sollen dann angeben, wie erregt sie sich fühlen, während sie sich die Videos anschauen. Hier lassen sich ein paar interessante Dinge beobachten.[77]

Bei Männern gibt es eine etwa 65-prozentige Übereinstimmung zwischen der Intensität der Erektion und der gefühlten Erregung.[78] Der Kopf stimmt also mit den automatischen Reaktionen des männlichen Genitalbereichs überein. *Oh, mein Schwanz ist steif, dann habe ich auch Lust auf Sex,* denkt der Mann. (Das ist natürlich eine Vereinfachung. Männer können auch ohne Lust auf Sex eine Erektion bekommen, zum Beispiel in Form der bekannten Morgenlatte oder wenn Jugendliche, die zum Vorrechnen an die Tafel müssen, einen Ständer kriegen). Die Lust des Mannes hängt sehr eng mit den Kapriolen des Penis zusammen, darum funktionieren Pillen wie Viagra auch so unglaublich gut, wenn Männer keinen mehr »hochkriegen«. Viagra wirkt sich nicht auf das Gehirn aus, sondern sorgt lediglich dafür, dass sich die Adern, die Blut aus dem Penis abtransportieren, verengen, wodurch mehr Blut im Penis bleibt und er härter wird. Das reicht dicke – hat man den Schwanz auf seiner Seite, ist das meiste geschafft.

Bei Frauen findet sich hingegen nur eine 25-prozentige Übereinstimmung zwischen Kopf und Lust im Genitalbereich.[79] Der Zusammenhang ist so gering, dass man anhand der Feuchtigkeit oder Blutmenge in ihrem Geschlechtsorgan schlicht nicht sagen kann, ob eine Frau Lust auf Sex hat oder nicht. Die Vulva wird feucht und schwillt an, ob die Frau nun Männern zusieht, die Sex mit Männern haben, oder Affen, die sich austoben, aber sie fühlt sich deswegen noch lange nicht sexuell erregt. Die Vulva reagiert auch stark auf lesbischen Sex, oft mehr als auf Heteropornos. Noch beunruhigender ist die Beobachtung, dass Frauen sogar während eines Übergriffs körperlich erregt sein konnten und sogar einen Orgasmus bekamen.[80] Was hat das zu bedeuten? Dass Frauen Affensex im Grunde toll finden oder gern vergewaltigt werden??

Auf keinen Fall. Es bedeutet, dass Frauen im Unterschied zu Männern sehr viel stärker über eine sogenannte »arousal non-concordance« oder ein »subjective-genital (dis)agreement« verfügen, wie Sexforscher es ausdrücken. Das sind komplizierte Begriffe, die eigentlich nichts anderes bedeuten, als dass es in puncto Sex keine Übereinstimmung zwischen dem Gehirn und der Vagina gibt. Die beiden Körperteile sprechen ganz offensichtlich nicht dieselbe Sprache, und Frauen mit geringer Lust toppen dabei alles. Ihr Gehirn fängt fast überhaupt keine Signale aus dem Intimbereich auf.[81]

Die Lust der Frau sitzt vor allem im Kopf. Es reicht ganz einfach nicht aus, dass ein attraktives Wesen in ihrem Bett liegt oder dass sie feucht wird und alles anschwillt wie bei Männern. Wir brauchen mehr. Unser Gehirn braucht Stimulation, nicht unsere Muschi. Aus genau diesem Grund funktioniert Viagra nur bei den allerwenigsten Frauen, auch wenn sie sich wirklich bemühen.[82] Will man die weibliche Sexlust mit Pillen anregen, muss man sich mit den vertrackten Verzweigungen im Gehirn auseinandersetzen, und das ist Medizin auf einem völlig anderen Niveau.

Schon mehrfach wurde der Versuch unternommen, eine »rosa Pille« für die Lust der Frau zu entwickeln. Unter anderem gab es Versuche mit Testosteron, weil man diesem Sexualhormon eine wesentliche Rolle bei der sexuellen Lust zugeschrieben hat. Das Problem ist, dass man Frauen im gebärfähigen Alter nicht gern Testosteron verabreichen möchte, und zwar aus Angst vor eventuellen schädlichen Auswirkungen auf den Fötus im Falle einer Schwangerschaft. Die meisten Studien wurden daher an Frauen vorgenommen, die aufgrund von Krebsoperationen oder ihres fortgeschrittenen Alters (Wechseljahre) einen großen Testosteronmangel haben. Dabei ließ sich zumeist nur ein bescheidener positiver Effekt des verabreichten Testosterons auf die Sexlust beobachten.[83] Die beste Studie, die an jüngeren Frauen zwischen 35 und 46 vorgenommen wurde, konnte keine Luststeigerung verzeichnen.[84] Frauen, die eine mittlere Testosterondosis erhalten hatten, wiesen dagegen innerhalb eines Monats eine Steigerung um 0,8 »befriedigende sexuelle Erfahrungen« auf, verglichen mit Frauen aus der Vergleichsgruppe, die Placebos erhalten hatten.

Die Ergebnisse legen nahe, dass Testosteron über ein sehr niedriges Mindestniveau hinaus nur eine geringe Wirkung hat. Tatsächlich können Studien, die den Effekt von Testosteron auf die sexuelle Lust untersuchen, keine weltbewegenden Ergebnisse vorweisen. Ob man über viel oder wenig Testosteron verfügt, scheint keine Rückschlüsse darauf zuzulassen, wo auf der Lustskala man sich befindet.[85] Der Einfluss von Sexualhormonen auf die weibliche Lust ist also möglicherweise gar nicht so groß wie bisher angenommen.[86]

Auch andere Medikamente wurden getestet. Das synthetisch hergestellte Hormon *Melanotan,* auch »Barbie-Droge« genannt, war eine Zeitlang in den Medien sehr präsent, weil junge Mädchen, allen voran die Bloggerin Sophie Elise Isachsen, es sich illegal übers Internet beschafften. Melanotan imitiert ein Hormon, das für Hautbräune und Muttermale verantwortlich ist. Anfänglich wurde der Stoff als Alternative zum Sonnenbad entwickelt, quasi Selbstbräunung in Tablettenform. Dann fand man heraus, dass Melanotan Nebenwirkungen hatte, es zügelte den Appetit und steigerte anscheinend die sexuelle Lust. Der Traum von der perfekten Frau war zum Greifen nah: braungebrannt, schlank und rattenscharf. Verständlicherweise hatte die Pharmaindustrie sofort Dollarzeichen in den Augen.

Mit der Zeit stellte man allerdings fest, dass die Einnahme von Melanotan potentiell lebensgefährliche Nebenwirkungen mit sich brachte. Alle Versuche mit dem Medikament wurden gestoppt. Die Pharmaindustrie entdeckte anschließend eine weniger gefährliche Variante namens *Bremelanotid.* Nach jahrelangen Versuchen hat dieses Medikament nun die vorletzte Hürde genommen und scheint tatsächlich die Zulassung bekommen zu können. Das Problem ist nur, dass das teure Medikament per Spritze verabreicht werden muss, und selbst dann ist die Wirkung nicht sonderlich überzeugend. Verglichen mit der Placebogruppe profitieren die Nutzerinnen durchschnittlich von einer halben »befriedigenden sexuellen Erfahrung« mehr pro *Monat.*[87] Kein Grund also für Freudensprünge.

Ein anderes Präparat, *Flibanserin*, wurde ursprünglich als Antidepressivum entwickelt, im August 2015 jedoch für Frauen mit der Diagnose geringes sexuelles Verlangen zugelassen. Auch dieses Medikament ist schweineteuer – ein paar hundert Euro im Monat – und muss täglich eingenommen werden. Zudem darf man während der Einnahme keinen Alkohol trinken, weil das Risiko einer lebensbedrohlichen Blutdrucksenkung besteht. Nebenwirkungen wie Übelkeit, Schwindel und Abgeschlagenheit sind ziemlich häufig. Und die Wirkung ist alles andere als überwältigend. Die Nutzerinnen landen irgendwo zwischen 0,4 und einer zusätzlichen »befriedigenden sexuellen Erfahrung« im Monat.[88]

Wie es aussieht, sind Tabletten also nicht die Wundertherapie, auf die man gehofft hatte. Keins der genannten Medikamente scheint im Hinblick auf Nebenwirkungen, Preis und Wirkung besonders zu überzeugen. Die damit einhergehenden Studien haben hingegen gezeigt, wie wichtig Gefühle für unsere Lust und sexuelle Befriedigung sind. Zum Teil brachten sie nämlich einen überraschend großen Placeboeffekt zutage, der größer als bei nahezu allen anderen »Arzneimittel«-Studien war. In einer Viagra-Studie stellte sich heraus, dass 40 Prozent der Frauen, die Zuckerpillen verabreicht bekamen, eine Steigerung ihrer sexuellen Lust erlebten.[89] Durch die Einnahme einer Tablette gelangten sie in einen anderen Modus und somit in eine neue Rolle – es gelang ihnen, mit alten eingefahrenen Mustern zu brechen, in denen sie sich als Frau ohne Lust auf Sex sahen.

Der Placeboeffekt verrät uns Folgendes: Unser sexuelles Verlangen sitzt im Kopf, und es lässt sich manipulieren – nur wie?

Die Sexforscherin Emily Nagoski erklärt es sehr anschaulich.[90] Stellen wir uns vor, das Gehirn thront als feinfühliger Boss ganz oben auf dem Körper. Als solcher empfängt es permanent Signale vom Körper und der Umwelt, die es interpretiert und zu einem differenzierten Bild zusammensetzt. Unser Nervensystem und seine Signale ans Gehirn sind ganz einfach aufgebaut, in etwa wie Computercodes, die nur Nullen und Einsen kennen. Die eine Signalstraße, genannt *Exzitation*, sagt »fahren!« und die andere, genannt *Inhibition*, sagt »bremsen!«. Das Verhältnis zwischen Exzitations- und Inhibitionssignalen entscheidet zu jeder Zeit, was das Gehirn dem Körper befiehlt. Wird das Bremspedal durchgedrückt, spielt es keine Rolle, dass man gleichzeitig auch leicht Gas gibt. Die Mischung ist entscheidend.

Stellen wir uns vor, alle Gründe, die – bewusst oder unbewusst – dafür sorgen, dass wir keinen Sex haben wollen, drücken ein kleines bisschen auf die Bremse, beispielsweise Stress, Depressionen, ein negatives Körperbild, Schuldgefühle und Angst vor einem ausbleibenden Orgasmus. Die vielen kleinen Bremshandlungen können sich summieren, so dass es zur Vollbremsung kommt und wir abrupt stehen bleiben. Damit wir nicht so stark auf die Bremse treten, braucht das Gehirn ein noch stärkeres Signal, das sagt: »Fahr zu!«, zum Beispiel Liebe oder Genuss. Die Belohnung muss größer sein als der Einsatz. Manchmal passiert das von ganz allein, zum Beispiel, wenn wir verliebt sind, aber sonst ist es ein gutes Stück Arbeit, die *Fahrsignale* zu erhöhen und zugleich die *Bremssignale* abzuschwächen. Das klingt etwas diffus, aber eigentlich ist es kein Hexenwerk. Der erste Schritt besteht darin zu akzeptieren, dass sich sexuelle Lust nicht von allein einstellt oder eine Charaktereigenschaft ist, mit der man geboren wurde. Anschließend sollte man sich hinsetzen und darüber nachdenken, was einen an- und was einen abtörnt. Machen wir es wie Nagoski und erstellen eine Liste.

Was törnt mich ab? *Sex kurz vorm Zubettgehen, weil ich Angst habe, am nächsten Tag nicht ausgeschlafen zu sein. Wenn ich traurig oder niedergeschlagen bin. Die Angst, dass mein Partner ankommt, wenn ich keine Lust habe, und ich ihn dann wieder abweisen muss. Un-*

sicherheit in Bezug auf unsere Beziehung. Eifersucht. Routinesex, bei dem ich genau weiß, wie er abläuft. Die Erwartungshaltung, dass ich kommen muss, damit mein Partner das Gefühl hat, gut im Bett zu sein. Stress oder Sorgen, weil ich etwas nicht geschafft habe, was ich heute erledigen wollte. Wenn ich mich hässlich fühle. Wenn ich nicht geduscht habe und mich schmutzig fühle. Wenn wir im Bett unsere Handy-Nachrichten abrufen.

Was törnt mich an? *Zu wissen, dass wir massenhaft Zeit haben und nicht schnell zum Ende kommen müssen. Eine schnelle Nummer ohne Worte. Ein erotisches Buch, ein erotischer Film oder ganz einfach Pornos. Sex nach dem Sport, wenn die Endorphine strömen und das Blut nur so durch die Adern schießt. Sex am helllichten Tag. Schützende Dunkelheit. Frische Bettwäsche. Wenn ich mich geliebt fühle. Komplimente. Neue Umgebungen. Vertraute Umgebungen. Wenn ich sehe, dass mein Partner gut drauf ist. Selbst gut drauf zu sein. Am Rücken gekitzelt zu werden. Wenn ich mich traue, im Bett Neues auszuprobieren. Wenn ich weiß: Was ich im Bett immer mache, gefällt meinem Partner am allerbesten.*

Sobald wir unsere eigene Liste erstellt haben, fängt die eigentliche Arbeit an. Nun müssen wir dafür sorgen, dass der Zeiger der Waage in Richtung »Fahr!« ausschlägt. Das heißt möglichst alles entfernen, was bremst, und gleichzeitig für eine Umgebung sorgen, in der möglichst viele Schalter bei uns gedrückt werden. Wenn man in einer Paarbeziehung lebt, geht das eigentlich nicht allein. Man muss den Partner mit einbeziehen und ihm sagen, was uns antörnt und was wir brauchen. In Beziehungen, die sich wirklich festgefahren haben, empfehlen Sextherapeuten tatsächlich gern, eine Zeitlang völlig auf Sex zu verzichten oder einen Fahrplan für Sex zu erstellen, zum Beispiel einen Tag oder einen Zeitpunkt festzulegen, an dem man sich Zeit für Sex freihält. Das klingt eher unsexy, aber dahinter steckt eine Idee. Indem man alle Erwartungen an Sex eliminiert, verschafft man sich eine Pause, damit die Lust von allein zurückkommen kann. Lust lässt sich nicht erzwingen. Der Gedanke, Lust empfinden zu *müssen*, ist nur eine weitere Bremse.

Das heißt nicht, dass man keine Nähe mehr zulassen soll. Für viele gilt tatsächlich das Gegenteil, plötzlich gibt es Raum zum Kuscheln und Intimsein, ohne Druck oder Dinge, für die man nicht bereit ist. Sie sollten nachsichtig mit sich sein, und geduldig. Wenn Ihr Partner das nicht wichtig findet, haben Sie möglicherweise schon den Kern des Problems entdeckt.

Großmutter Zussmann mit ihren hundert Jahren auf dem Buckel hat etwas Wichtiges begriffen: Lust auf Sex entsteht nicht in einem Vakuum. Lust ist eng verbunden mit den Verhältnissen, in denen wir leben, nicht zuletzt mit unserem Verhältnis zu uns selbst. Es gibt keine schnelle Lösung. Aber die meisten von uns sind zu Lustempfindungen fähig.

The Big O

Der Orgasmus ist ein erstaunliches und fabelhaftes Phänomen. Er unterscheidet sich von den langweiligen Routinearbeiten, mit denen uns der Körper am Leben erhält. Während das Herz schlägt, um das Blut durch den Körper zu pumpen, der Darm rackert und rumort, damit wir die erforderlichen Nährstoffe erhalten, und das Gehirn unter den Nervensignalen erzittert, um den Körper zu steuern und Pläne zu schmieden, hat der Orgasmus eine ganz andere Funktion. Er ist nichts als pure, elektrisierende, aufstöhnende Wonne. Der Orgasmus ist unser Bonus.

Wissenschaftler haben sich an den verschiedensten Definitionen versucht, aber sie sind sich bisher nicht einig. Dem traditionellen medizinischen Verständnis nach ist der Orgasmus der flüchtige Höhepunkt eines intensiven sexuellen Genusses, verbunden mit rhythmischen Kontraktionen der Unterleibsmuskulatur.[91]

Moderne Sexforscher finden das zu eng gefasst. Frauen erleben Orgasmen unterschiedlich, außerdem gibt es auch unangenehme Orgasmen oder sogar asexuelle Orgasmen, zum Beispiel bei sexuellen Übergriffen oder im Schlaf. Tatsächlich erlebt jede dritte Frau im Schlaf Orgasmen.[92] Deshalb halten Wissenschaftler es für angemessener, den Orgasmus als plötzliche, unfreiwillige Entladung sexueller Spannungen zu begreifen,[93] vergleichbar einem gespannten Bogen, wenn der Pfeil abgeschossen wird.

Demnach kann man auch einen Orgasmus ohne Genuss, ohne physischen Kontakt zum Genitalbereich und ohne Unterleibskontraktionen haben. Manche beschreiben nur ein warmes Kribbeln, das sich im ganzen Körper ausbreitet und schließlich in das deutliche Gefühl übergeht, dass man »fertig« ist. Allen gemeinsam ist, dass man merkt, wann man einen Orgasmus hat. Wer sich nicht ganz sicher ist, hatte keinen. So vage und doch so einfach.

Halten wir uns an das klassische und immerhin gängigste Verständnis, ist der Orgasmus der Höhepunkt der sexuellen Reaktion. Bei körperlicher Erregung füllen sich die inneren Schamlippen und die inneren Teile der Klitoris mit Blut, analog zum Penis des Mannes beim Ersteifen. Tatsächlich schwillt der Klitoriskomplex bei sexueller Erregung auf die doppelte Größe an! Bereits 10 bis 30 Sekunden, nachdem die Stimulierung des Genitalbereichs begonnen hat, wird die Vagina bei den meisten Frauen feucht. Auch dehnt sie sich aus und wird mindestens einen Zentimeter länger. Je näher wir der Klimax kommen, desto schneller schlägt das Herz und desto höher werden Atmungsfrequenz und Blutdruck. Viele erleben auch, dass sich die restlichen Muskeln im Körper anspannen und sich Finger und Zehen regelrecht verkrampfen. Das Ganze hört auf den schönen Namen: *Karpopedalspasmus.*

Dann kommt der Orgasmus. Ein wohliges Gefühl breitet sich im ganzen Körper aus. Es fühlt sich an, als würde der Unterleib explodieren, dabei ziehen sich die Unterleibsmuskeln meistens rhythmisch zusammen. Die Muskelkontraktionen beginnen im unteren Teil der Vagina und setzen sich dann nach oben fort, bis sie die ganze Vagina und die Gebärmutter erfassen. Die Muskeln rund um die Harnröhre und den Anus klinken sich oft ebenfalls ein. Im Schnitt dauert der weibliche Orgasmus etwa 17 Sekunden.[94] Anschließend zieht sich das Blut aus dem ganzen Bereich zurück, wie beim Penis des Mannes, der nach dem Orgasmus erschlafft. Nun befindet sich der Körper in der Rückbildungsphase – alles kehrt wieder in den Normalzustand zurück.

Im Gegensatz zu Männern können Frauen mehrere Orgasmen hintereinander haben, wenn sie sich weiter stimulieren. Der Weltrekord an aufeinanderfolgenden Orgasmen ist nicht bekannt. Aus welchem Grund auch immer hat das *Guinness Buch der Rekorde* diese Kategorie bisher nicht aufgenommen, während andere abgefahrene Sexrekorde wie beispielsweise »most frequent sex« auf der Homepage zu finden sind. Nur für den Fall, dass es Sie interessiert: Den Rekord hält die australische Grille *Ornebius aperta* mit 50 Paarungen innerhalb von drei, vier Stunden. Hut ab vor dieser Leistung.

Die höchste inoffizielle Zahl, von der wir wissen, stammt aus einem sogenannten Masturbate-A-Thon, einem Onaniewettbewerb, der phantastischerweise zu wohltätigen Zwecken veranstaltet wird.[95] Der Rekord wurde im dänischen Masturbate-A-Thon 2009 aufgestellt, bei dem die Siegerin innerhalb einer – vermutlich ziemlich langen – Onanieorgie 222 Orgasmen hintereinander bekam. Die Latte liegt also hoch ...

Vermutlich stutzen Sie jetzt, dass wir ganz allgemein von Orgasmus sprechen, immerhin gibt es doch Klitorisorgasmen, Vaginalorgasmen, G-Punkt-Orgasmen, Tantra-Orgasmen, Spritzorgasmen, Serienorgasmen und Orgasmen nach zärtlichem Lutschen am kleinen Zeh. Oder?

Im Grunde ist das alles eins. Die körperliche und psychische

Reaktion ist identisch. Unterscheiden tun sich die Orgasmen nur in Bezug auf den auslösenden Reiz. Unser ganzer Körper ist eine erogene Zone. Überall gibt es Nervenenden, die stimuliert werden können und für wohlige Gefühle sorgen. Denken wir nur daran, wie herrlich es sein kann, am Hals geküsst, in den Haaren gewuschelt oder an der Innenseite der Oberschenkel gestreichelt zu werden. Wir haben auch Frauen kennengelernt, die den ganzen Tag über spontane Orgasmen bekommen, Tag für Tag, ohne körperliche Stimulation, und Frauen, die allein durch Atmung zum Orgasmus gelangen.

Die Begriffe Vaginalorgasmus und Klitorisorgasmus sind besonders verbreitet, obwohl es zwischen ihnen im Grunde keinen Unterschied gibt.[96] Wir wissen ja jetzt, dass die Klitoris ein großes Organ ist und nicht nur ein kleiner Knopf ganz vorne an der Vulva. Die inneren Teile der Klitoris ranken sich um die Harnröhre und die Vagina und können indirekt stimuliert werden, indem man Vulva und Vagina stimuliert. Von »Klitorisorgasmen« und »Vaginalorgasmen« zu sprechen ist ungenau, da die Klitoris beim Vaginalsex in allerhöchstem Maße beteiligt ist. Die Vagina selbst ist im Grunde wenig empfindsam. Wie wir später noch sehen werden, ist der Klitoriskopf auch nicht bei jeder Frau gleich platziert. Manche behaupten, die jeweilige Lage könne es Frauen erschweren oder erleichtern, durch Vaginalsex zum Orgasmus zu kommen.[97]

Spritzorgasmen, auch weibliche Ejakulation oder *Squirting* genannt, sind legendär und werden seit Aristoteles, also seit mehr als zweitausend Jahren, in der Literatur beschrieben.[98] Bei den meisten Frauen spielt die Harnröhre beim Sex keine große Rolle, obwohl sie zwischen dem Klitoriskopf und der Vagina liegt. Aber manche Frauen erleben beim Orgasmus etwas Besonderes mit der Harnröhre, und das stellt Frauen wie Wissenschaftler vor einige Rätsel. Wenn diese Frauen kommen, spritzt klare oder milchig weiße Flüssigkeit aus der Harnröhrenöffnung. Manche berichten von wenigen Millilitern, während andere von Mengen reden, die dem Inhalt eines Wasserglases entsprechen. Um was für einen Orgasmus handelt es sich hier?

Wir wissen nicht, wie viele Frauen Spritzorgasmen bekommen, aber wir wissen, dass es sie gibt, und viele haben schon mal einen im Internet gesehen. Pornos, die ejakulierende Frauen zeigen, wurden 2014 in Großbritannien verboten.[99] Was an Pornos mit weiblicher Ejakulation schlimmer sein soll als beispielsweise an Pornos mit männlichen Samenergüssen, wissen wir nicht. Das Ganze erweckt den Anschein, als fänden manche Menschen weibliche Ejakulationen besonders abstoßend, vielleicht weil sie das Ejakulat für Urin halten? Aber ist es auch Urin?

Woraus das Sekret besteht, ist bisher nicht geklärt. Es gibt Studien, die die Herkunft des Ejakulats kleinen Drüsen zuschreiben, die wir *Skene-Drüsen* nennen. Sie sitzen im vorderen Bereich der Vagina um den unteren Teil der Harnröhre herum. Anscheinend haben nicht alle Frauen Skene-Drüsen, und ihre Größe variiert von Frau zu Frau, was vielleicht erklären kann, warum nicht alle Frauen einen Spritzorgasmus bekommen. Die Drüsen entsprechen wohl der Prostata des Mannes, die Flüssigkeit für die Spermaproduktion absondert, und beim Orgasmus stoßen sie ihr Sekret durch die Harnröhre aus.[100] Diese Theorie wird durch den Fund von Prostatastoffen im Sekret ejakulierender Frauen gestützt.[101] Eine Studie aus dem Jahre 2015, die Ultraschallaufnahmen von sieben onanierenden Frauen ausgewertet hat, kommt hingegen zu dem Schluss, dass das Ejakulat in der Hauptsache aus Urin besteht, obwohl auch hier kleine Mengen an Prostatastoffen im fraglichen Sekret gefunden wurden.[102] Einige Wissenschaftler nehmen an, dass es sich um zwei verschiedene Phänomene handelt: Manche Frauen ejakulieren kleine Mengen eines weißlichen Sekrets aus den Skene-Drüsen, während andere große Mengen einer klaren Flüssigkeit aus der Blase ausstoßen.[103] Im Grunde spielt es keine große Rolle, woraus das Sekret nun eigentlich besteht. Für manche Frauen ist es einfach ein natürlicher Bestandteil des Orgasmus.

Kehren wir zurück zur Geschichte des Klitoris- und Vaginalorgasmus. Schon lange leiden Frauen darunter, dass es eine Orgasmushierarchie zu geben scheint, in der der sogenannte Vaginalorgasmus, ausgelöst durch Vaginalsex, ganz oben thront. Wenn »the old in-out«, wie Alex DeLarge in *A Clockwork Orange* (1962) gern dazu sagt, sie nicht zum Höhepunkt bringt, haben sie das Gefühl, mit ihnen würde etwas nicht stimmen. Es fühlt sich für sie an wie schummeln, wenn sie mit den Fingern nachhelfen müssen oder oral stimuliert werden wollen, um zu kommen.

Das ist schon seltsam. Nicht nur, weil ein Orgasmus ein Orgasmus ist, egal wie man es dreht und wendet, sondern auch, weil es für Frauen eher unüblich ist, allein durch vaginalen Geschlechtsverkehr zum Höhepunkt zu kommen. Wie ist es eigentlich zu dieser seltsamen Rangordnung weiblicher Orgasmen gekommen?* Es ist zumindest kein Relikt aus uralten Zeiten. Vor der Epoche der Aufklärung war man der Ansicht, Frauen müssten einen Orgasmus haben, um schwanger zu werden.[104] Wollte man wirklich sichergehen, mussten Mann und Frau sogar *gleichzeitig* kommen. Damals in Zeiten großer Kindersterblichkeit war eine möglichst hohe Kinderzahl ein wichtiges Ziel. Frauen einen Orgasmus zu bescheren war daher eine Kunst, die Männer perfektionieren mussten, wenn sie sich Erben sichern wollten. Der Schlüssel zum Orgasmus der Frau bestand in der direkten Stimulierung des Klitoriskopfes.

Der Leibarzt der Kaiserin Maria Theresia empfahl daher 1740: »Die Klitoris Eurer Allerheiligsten Majestät sollte vor dem Koitus

* Die folgenden historischen Ausführungen sind von Liv Strömquists phantastischem Comic *Der Ursprung der Welt* (avant-verlag Berlin, 2014) inspiriert.

gestreichelt werden«.[105] Davon könnten sich die heutigen Hausärzte ja mal eine Scheibe abschneiden. Es wäre schon witzig, wenn man uns anstelle eines gesünderen Lebenswandels zu mehr Streicheleinheiten für die Vulva raten würde, oder? Wie sich das wohl auf die Volksgesundheit auswirken würde?

Die Männer des 18. Jahrhunderts wussten also, wo der Hammer hängt, auch wenn sie vieles andere in der Welt noch nicht begriffen hatten. Der Ursprung der Minderwertigkeitskomplexe beim sogenannten Klitorisorgasmus ist viel näher an unserem Zeitalter zu suchen. Dafür müssen wir bloß zurück ins 20. Jahrhundert.

Die Unterscheidung zwischen Vaginal- und Klitorisorgasmus und die Erhöhung des vaginalen zum *echten* Orgasmus ist ganz einfach eine moderne männliche Erfindung. Sigmund Freud, der Vater der Psychoanalyse, präsentierte 1905 eine neue Theorie.[106] Sie besagte, der klitorale Orgasmus sei die unreife Orgasmusform für junge Mädchen. Ihn sollte es nur im Zimmer junger Mädchen geben. Sobald das Mädchen Geschmack an Männern gefunden habe, erlahme das Interesse für die Klitoris und werde von einer leidenschaftlichen Lust auf Penetration ersetzt. Die Verschmelzung von Mann und Frau sei die einzige gesunde Form von Sex und die einzige, die Frauen Lust beschere. Echte Frauen, fand Freud, bekämen einen Vaginalorgasmus.[107]

Wo nahm Freud das her? Die Vorstellung entsprang natürlich seinem eigenen Kopf! Dass es jede Menge Frauen gab, die völlig anderer Meinung waren als er, spielte keine Rolle. Die waren nämlich krank. Litten an dem diffusen Zustand der *Frigidität*, der vor allem dadurch gekennzeichnet war, dass es ihnen versagt blieb, vom stolzen Glied des Mannes die notwendige Befriedigung zu erfahren. Der ultimative Unterdrückungsmechanismus. Entweder gab man Freud recht oder man war nicht zurechnungsfähig.[108]

Freuds Ansicht nach sollten Frauen unverzüglich einen Psychologen aufsuchen, wenn sie sich gern an der Klitoris berührten oder – Gott bewahre – beim Vaginalsex mit ihrem Mann keinen Or-

gasmus bekamen. Für den Mann war das natürlich klasse. Wenn seine Frau nicht kam, waren seine Fähigkeiten als Liebhaber nicht in Frage gestellt, vielmehr musste die Frau an sich arbeiten. Der Mann hatte jetzt offiziell den Segen, hart zur Sache zu gehen, zu kommen, sich zufrieden auf den Rücken zu drehen und das Licht auszuschalten. Die Befriedigung der Frau fiel nicht in seinen Verantwortungsbereich.

Freud war nicht irgendwer, und seine Theorie fand viel Anerkennung. So kam es, dass jahrtausendealte weibliche Erfahrungen plötzlich als Kleinmädchenneurosen abgetan wurden. Die Klitoris, die jahrhundertelang als Kern weiblicher Lust galt, geriet in Vergessenheit und verschwand aus den anatomischen Nachschlagewerken. Es sollten fast sechzig Jahre vergehen, bis jemand zu widersprechen wagte.

In den 1960er Jahren begann am Washington University Hospital in den USA eine stille Revolution. Der Gynäkologe William Masters und seine Kollegin Virginia E. Johnson begannen, sich für die weibliche Sexualität zu interessieren, und starteten eine Reihe Experimente, die nach heutigen Standards total verrückt waren. Sie rekrutierten Paare, die im Labor Sex miteinander haben sollten, schlossen sie an Messgeräte an und wohnten dem Akt als eifrige Zuschauer bei. Sie stellten sogar einen vibrierenden Plastikpenis mit einer Kamera in der Spitze her, um zu beobachten, was sich in der Vagina tat, wenn die Frau zum Höhepunkt kam. Das Resultat der Studien galt als schockierende medizinische Entdeckung: Die Klitoris spielte eine zentrale Rolle beim Orgasmus der Frau. Bombe geplatzt? Ganz offensichtlich.

Heute wissen wir, dass weniger als ein Drittel aller Frauen allein durch Vaginalsex regelmäßig zum Höhepunkt kommt, und selbst bei ihnen scheint die Klitoris eine zentrale Rolle zu spielen. Einige Wissenschaftler sind der Ansicht, dass diese Frauen in der Lotterie der Anatomie das große Los gezogen haben. Wie es aussieht, fallen Größe und Anordnung ihrer Klitoris nämlich äußerst günstig aus. Die Erste, die das wissenschaftlich untersuchte, war wohl die französische Prinzessin Marie Bonaparte, die trotz ihrer großen Lust auf Sex und ihrer vielen Liebhaber nie zufrieden war, weil sie vaginal nicht zum Orgasmus kam.[109] Bonaparte und moderne Forscher sind sich in einer Sache einig: Eine größere Klitoriseichel sowie ein kurzer Abstand zwischen Klitoris und Vagina begünstigen den vaginalen Orgasmus,[110] weil die Klitoris bei der Penetration stärker stimuliert wird, sowohl äußerlich als auch an den inneren Teilen. Bonaparte griff zu drastischen Maßnahmen und ließ sich die Klitoris von Chirurgen ein Stück nach unten versetzen, eine Operation mit bedauerlicherweise ungünstigem Ausgang.[111]

Wir wünschten, Bonaparte hätte gewusst, dass es für eine Frau nicht ungewöhnlich ist, beim Geschlechtsakt mit einem Mann keinen Orgasmus zu bekommen. Es ist sogar der Normalfall. Da aber Männer die Erforschung der weiblichen Sexualität wie auch den öffentlichen Diskurs über Sex lange dominierten, ist diese Nachricht zu fast niemandem durchgedrungen. Sex ist seither gleichbedeutend mit jener Aktivität, die fast ausschließlich Männern einen Orgasmus beschert: Penis in Scheide. Es heißt ja sogar, ein Geschlechtsakt sei erst »vollzogen«, wenn der Mann einen Orgasmus hatte. Kommt nur die Frau, ist der Beischlaf theoretisch nicht beendet –, sondern wurde unterbrochen. Die Frau fehlt völlig in diesem Bild.

Wollten wir fair sein, müsste es beim Alltagssex um Lust und Orgasmus auf beiden Seiten gehen, und dann könnte Sex in einer Heteroverbindung auch zu gleichen Teilen aus beispielsweise oraler Befriedigung und Penetration bestehen, oder? Lesbische Frauen geben an, beim Sex öfter zum Orgasmus zu kommen als ihre heterosexuellen Mitschwestern, es lohnt sich also ganz offensichtlich, das Repertoire zu erweitern.[112] Es wäre falsch, im weiblichen Orgasmus nur einen Bonus zu sehen. Der Orgasmus sollte die Regel sein, auch für Frauen.

Trotzdem führt kein Weg daran vorbei, dass es für Frauen schwieriger ist, zum Orgasmus zu kommen als für Männer. Der Anteil *anorgasmischer* Frauen, also Frauen, die noch nie einen Orgasmus hatten, weder allein noch zusammen mit anderen, liegt zwischen fünf und zehn Prozent.[113] Für Männer gilt das Gegenteil – ihr Problem ist eher, dass sie zu schnell kommen. In einer großangelegten britischen Studie fand man heraus, dass 21 Prozent der Frauen in der Altersgruppe 16 bis 24 Mühe hatte, beim Sex zum Orgasmus zu kommen.[114] Die meisten Frauen findet man in der Kategorie »Komme manchmal zum Höhepunkt«.

Es gibt ein paar glückliche Frauen, die keine Ahnung haben, wovon wir hier sprechen. Wir alle haben irgendeine nervige Freundin, die uns erzählt, dass sie *immer* kommt, und gern auch drei- oder viermal hintereinander. Was sind ihre Zaubertricks? Mit großer Wahrscheinlichkeit wird sie uns da leider nicht weiterhelfen können. Zaubertricks können natürlich schon eine Rolle spielen, aber es gibt auch ganz reale Unterschiede, an denen nicht zu rütteln ist, und die liegen unter anderem in den Genen begründet. Den wenigsten von uns gefällt die Vorstellung, dass unsere Eltern Sex haben, aber es ist nicht unwahrscheinlich, dass ihr Sexleben Ähnlichkeit mit unserem eigenen hat. Die Orgasmusköniginnen unter uns können sich daher bei ihrer Mutter und ihrem Vater bedanken ...

Bei Studien mit Zwillingen fanden Forscher heraus, dass unsere Gene etwa zu einem Drittel dafür verantwortlich sind, wie oft Menschen beim Sex zum Orgasmus kommen.[115] Das mag wenig klingen, aber beim Thema Genetik ist das eine beachtliche Größe. Wissenschaftler haben sich auch die Ogasmushäufigkeit beim Onanieren angeschaut, und dort spielt das Erbe eine noch größere Rolle. Tatsächlich legen die durchgeführten Studien nahe, dass die Häufigkeit der Orgasmen beim Onanieren zur Hälfte auf unsere Gene zurückzuführen ist. Es mag auf den ersten Blick seltsam wirken, dass die erblich bedingte Orgasmushäufigkeit bei Sex und

Selbstbefriedigung so unterschiedlich ist, aber Letztere könnte ein besserer Gradmesser für unsere rein körperliche Orgasmusfähigkeit sein, da hier Unsicherheitsgefühle und das sexuelle Zusammenspiel mit dem Partner größtenteils ausgeschlossen werden können.

Ein weiterer wichtiger Aspekt für die Orgasmusfähigkeit von Frauen ist der Kontext, in dem der Sex stattfindet. Fast alle Frauen haben bei einem One-Night-Stand geringe Chancen, zum Orgasmus zu kommen. Amerikanische Collegestudentinnen gaben an, dass nur eine von zehn beim ersten Beischlaf mit einem neuen Partner zum Orgasmus kam, während fast 70 Prozent der jungen Frauen einen Orgasmus hatte, wenn sie seit mehr als sechs Monaten fest mit ihrem Partner zusammen waren.[116]

Es gibt also zwar erblich bedingte Unterschiede bei der Frage, wie leicht wir zum Orgasmus kommen, aber die erfreuliche Nachricht ist, dass die allermeisten Frauen einen erleben können, wenn sie wollen. Die Herausforderung besteht darin, den Schritt vom gelegentlichen Orgasmus beim Onanieren zum regelmäßigen Orgasmus mit dem Partner hinzukriegen. Wir behaupten nicht, dass es leicht oder überhaupt wichtig ist, für den Orgasmus so viel Aufwand zu betreiben, aber wenn wir gewillt sind, etwas Arbeit hineinzustecken, lässt sich das durchaus erreichen. Es folgt unsere Orgasmusbibel, inspiriert von Tipps, die Frauen im Rahmen einer Therapie erhalten, wenn sie nie zum Orgasmus kommen.

Die Orgasmusbibel

1. **Übung macht den Meister.** Wenn Sie noch nie im Leben onaniert haben, wird es höchste Zeit, dass Sie sich im Kalender dafür feste Zeiten freihalten. Selbstbefriedigung funktioniert.[117] In Studien mit Frauen, die noch nie einen Orgasmus hatten, erreichten 60 bis 90 Prozent allein oder mit einem Partner den Höhepunkt,

nachdem sie vorher fünf bis sieben Wochen regelmäßig *trainiert* hatten.[118] Dieses Training ist garantiert das angenehmste, das uns ein Arzt verschreiben kann. Nutzen Sie Ihre Finger oder besorgen Sie sich einen Vibrator. Machen Sie, was immer Sie antörnt und in die richtige Stimmung versetzt. Bevorzugen Sie erotische Literatur, Pornos oder Ihre Phantasie? Wichtig ist vor allem, dass Sie am Anfang NICHT das Ziel Orgasmus im Blick haben, sondern sich darauf konzentrieren, Techniken zu finden, die Ihnen gefallen. Spüren Sie in sich hinein und seien Sie offen für Lustgefühle. Befreien Sie Ihren Kopf von störenden Gedanken, ob es die Speckröllchen am Bauch sind oder die bevorstehende Prüfung. Je besser wir darin werden, uns selbst zum Orgasmus zu bringen, desto größer ist die Wahrscheinlichkeit, dass wir ihn auch zusammen mit dem Partner erreichen. Und es ist nie verkehrt, selbst Hand anzulegen, auch wenn wir zu zweit sind. Wer was macht, spielt keine Rolle, solange man zusammen Spaß hat.

2. **Fordern Sie Ihr Recht ein.** Der Partner muss in das Projekt Orgasmus einbezogen werden. An dieser Stelle ist es wichtig, niemandem auf die Füße zu treten – machen wir daraus ein lustbetontes gemeinsames Projekt. Es ist nicht die Schuld unseres Partners, wenn wir nicht zum Orgasmus kommen, es sei denn, er weigert sich regelrecht, etwas Einsatz zu bringen, um uns zu befriedigen. Wir selbst müssen die Hauptarbeit leisten. Unser Intimbereich ist nicht mit einem Benutzerhandbuch ausgestattet. Ohne unsere Mitwirkung kann sich unser Partner jahrelang vergeblich abstrampeln, bis er begreift, wie wir zum Höhepunkt kommen.

Am einfachsten ist es, die Sache am Anfang in die eigene Hand zu nehmen, indem wir uns beim Geschlechtsverkehr selbst stimulieren oder gemeinsam onanieren. Mit der Zeit können wir unserem Partner die entsprechenden Tricks zeigen. Vielen ist das peinlich, aber es ist leider das Einzige, was hilft. Erwarten Sie nicht, dass es auf Anhieb klappt. Seien Sie geduldig und loben Sie den

Partner, wenn er etwas macht, was funktioniert, so wird aus ihm mit der Zeit ein toller Liebhaber.

3. **Die CAT-Position** Es gibt unzählige Sexstellungen, und wie wir jetzt gelernt haben, sind die wenigsten geeignet, um einer Frau einen Orgasmus zu bescheren. *Eine* sticht jedoch aus der Menge hervor: die CAT-Position. Diese Variante der Missionarsstellung namens *Coital Alignment Technique* (CAT) hat sich als besonders geeignet erwiesen, wenn es darum geht, Frauen zum Orgasmus zu verhelfen.[119] Die Stellung erfordert etwas Übung und Abstimmung, aber sie lohnt sich in jeder Hinsicht.

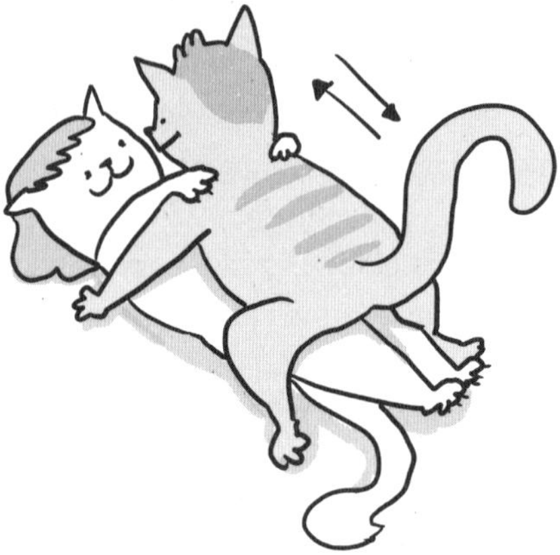

Bei der CAT-Position stützt sich der Mann nicht auf die Hände, sondern auf die Ellbogen, so dass maximaler Körperkontakt besteht. Anstelle des üblichen Rein-Raus-Stoßens schiebt er seinen Körper horizontal über den der Frau, so dass die Beckenknochen aufeinanderliegen. Gleichzeitig drücken sich beide aneinander, wie eine Welle, die an Land rollt. Seine Hüften zeigen leicht nach unten, so dass sein Schambein und seine Peniswurzel die Klitoris der Frau stimulieren. Die Frau spürt sofort, wenn er es richtig macht. Sie sollte ihre Beine möglichst ausgestreckt und eng zusammenhalten, eventuell auch von innen um seine schlingen, so dass ihre Knöchel auf seinen Waden liegen.

Während die gewöhnliche Missionarsstellung ein Stoßen erfordert, beruht die CAT-Position auf gutem altem Reiben. Der Penis dringt nicht so tief in die Vagina ein, sorgt aber für maximale Stimulierung an den unteren Zentimetern, wo alle Nervenenden liegen, und gleichzeitig hat er permanenten Kontakt zur Klitoris.

Sobald Sie den Dreh raushaben, sollten Sie auch die umgekehrte CAT-Position ausprobieren, bei der die Frau oben liegt. Dann hat sie die volle Kontrolle und kann bei der Klitorisstimulierung das Tempo und den Druck selbst bestimmen.

4. **Nicht entspannen!** Entspann dich, entspann dich, bekommen wir oft zu hören. Das ist möglicherweise der beste und zugleich schlechteste Tipp der Welt. Ja, im Kopf sollte man schon abschalten, aber wenn wir still daliegen und darauf warten, dass uns der Orgasmus wie ein Blitz aus heiterem Himmel ereilt, sind wir auf dem Holzweg. Es ist wichtig, eine gewisse Körperspannung aufrechtzuerhalten, die Pobacken zusammenzukneifen und die Unterleibsmuskeln anzuspannen, gerne *on and off* in einer Art orgastischem Rhythmus oder im Takt mit der Atmung.

Das erhöht zum einen die Blutzufuhr im Genitalbereich – wir laufen uns warm –, und zum anderen ist es eine Art mentales Training, die Aufmerksamkeit auf die maßgebliche Stelle zu lenken. Sie können es ja gern mal ausprobieren, aber es ist wirklich schwierig, ans Abendessen zu denken und gleichzeitig alle Unterleibsmuskeln anzuspannen.

Anfangs kann es schwierig sein, mit diesen Muskeln in Kontakt zu kommen. Schließlich gibt es im Fitnessstudio kein »Shape Up – Vagina Edition«. Bedarf dafür gäbe es aber schon. Manche Frauen, die regelmäßig Kneifübungen machen, erleben leichtere und intensivere Orgasmen und haben mehr Kontakt zu ihrem Intimbereich. Außerdem beugt man so einer Blasenschwäche und Gebärmutter- oder Scheidenvorfällen vor. Auch können die Übungen bei Koitalschmerz helfen.[120] Kneifübungen kann man überall machen – im Bus oder im Bett. Man kann dabei auf Vaginalkugeln zurückgreifen, nötig sind sie aber nicht.

5. **Joggen Sie eine Runde.** Sportliche Betätigung, insbesondere direkt vor dem Sex, steigert die Erregungsfähigkeit und verhilft manchen Frauen leichter zum Orgasmus.[121]

6. **Ziehen Sie Socken an.** Dieser Tipp kommt mit einem Augenzwinkern, aber auch mit einer Prise Ernst daher. Es ist nämlich so, dass unser Gehirn vom Körper permanent Signale zu unserem Befinden erhält. Diese Signale und die von ihnen ausgelösten Gedanken konkurrieren um Aufmerksamkeit. Es ist nicht leicht, einen Orgasmus zu bekommen, wenn der Kopf überall sonst ist, nur nicht da, wo es gerade zur Sache geht, nämlich im Intimbereich, wenn er zum Beispiel an kalte Füße denkt oder an das vermeintliche Übergewicht. Wir Frauen sind für Ablenkungen besonders anfällig, gerade auch aus der Umgebung. Der Sexualforscher Alfred Kinsey hat festgestellt, dass sich Rattenweibchen anders als Rattenmännchen beim Geschlechtsakt leichter durch verlockende Käsestücke ablenken lassen.[122]

Daraus folgt, dass wir für unseren Spaß selbst sorgen müssen und uns nicht ablenken lassen dürfen. Heißt das, Licht aus, T-Shirt an oder – genau! – Socken an die Füße, sollten wir darauf hören. Seien Sie gut zu sich. Der Orgasmus kommt nur dann, wenn wir uns körperlich wie psychisch so wohl fühlen, dass wir alles andere ausblenden können. Diese Lehre ist vermutlich am schwierigsten zu beherzigen und am leichtesten zu vergessen.

Empfängnisverhütung

Wenn eine Frau und ein Mann miteinander Sex haben, können dabei Kinder herauskommen. Das kann niemanden ernsthaft schockieren, das war schon immer so. Vom Klapperstorch wurden die Kinder noch nie gebracht. Sex ist etwas Schönes, und die meisten hätten im Leben gern mehr Sex als Kinder. Heterosexuelle Frauen, die Vaginalsex haben, aber nicht schwanger werden möchten, müssen sich also in irgendeiner Form mit dem Thema Verhütung auseinandersetzen.

Mit Verhütung meinen wir alle Methoden, die beim Geschlechtsverkehr vor einer ungewollten Schwangerschaft schützen. Unterbrochener Geschlechtsverkehr oder *Coitus interruptus*, auch bekannt als »Rückzieher«, ist so gesehen ebenfalls eine Verhütungsmethode, wenn auch keine, die wir empfehlen würden.

Empfängnisverhütung ist keine neue Erfindung, aber mit dem medizinischen Fortschritt hat sich das Angebot an guten Verhütungsmitteln erweitert. Gleichzeitig haben viele unserer heutigen Verhütungsmethoden eine recht lange und interessante Geschichte. Kondome zum Beispiel, die heute zum Standard gehören, wurden früher nicht aus Latex, sondern aus Tierhäuten hergestellt. Und vor viertausend Jahren, im antiken Griechenland, sollen sich Frauen eine Mischung aus Honig und Blättern in die Vagina gestopft haben, um so die Spermien von der Gebärmutter fernzuhalten. Diese Methode erinnert an das moderne Diaphragma, eine schalenförmige Kappe aus Latex oder Silikon, die vor dem Muttermund platziert wird, um das Eindringen der

Spermien in die Gebärmutter zu verhindern. In Norwegen kommen Diaphragmen zwar bereits seit längerem kaum noch zum Einsatz, aber in Schweden erlebt diese Verhütungsmethode gerade ein Comeback, wohl aufgrund einer zunehmenden Abkehr von hormonellen Verhütungsmitteln. Verhütung ist aber auch eine Frage der Mode. Der *Coitus interruptus* ist definitiv keine neue Erfindung. Eine Geschichte über unterbrochenen Geschlechtsverkehr findet sich bereits im ersten Buch Mose (über einen Mann namens Onan), und irgendwo auf der Welt wird diese Technik mit Sicherheit auch heute Nacht noch angewandt. Oder just in diesem Moment.

Im Grunde haben wir Menschen schon die unterschiedlichsten Möglichkeiten ausprobiert, doch im Gegensatz zu früher hat man heute die Wahl. Es gibt viele wohlerprobte Alternativen, die erwiesenermaßen gut funktionieren. So kann jede Frau etwas finden, was zu ihr, zu ihrer Gesundheit und ihrem Lebensstil passt.

Verhütung, so selbstverständlich sie uns heute auch erscheinen mag, ist eigentlich etwas ziemlich Unfassbares. Sie ermöglicht es uns Frauen, frei zu entscheiden, ob wir Kinder bekommen möchten oder nicht, ohne dass diese Entscheidung notwendigerweise unser Sexleben beeinträchtigt. Wer Nachwuchs haben will, kann bestimmen, wann, mit wem und wie viel. *Coitus interruptus*, Diaphragmen und eine Honig-Blätter-Mischung in der Vagina mögen zwar einen gewissen Effekt gehabt haben, doch die wirklich große Veränderung kam in den 1950ern mit der Erfindung der Pille.

Das war eine echte Revolution. Bereits damals war die Pille ein effektives Verhütungsmittel, und da sie jetzt schon seit Jahren erprobt und getestet wird, ist sie mittlerweile noch besser geworden. Ihr ist es zu verdanken, dass Frauen heutzutage in größerem Maße mitbestimmen können, welche Art von Beziehung sie führen möchten. Sie haben Kontrolle über ihr Sexleben und können die Familienplanung auf ihre berufliche und finanzielle Situation abstimmen. Seit damals wurden noch eine ganze Reihe weiterer Verhütungsmethoden entwickelt, unter anderem langfristig wirkende Mittel wie das Verhütungsstäbchen und die Hormonspirale, die heute von den norwegischen Gesundheitsbehörden an erster Stelle empfohlen werden.

So weit der geschichtliche Exkurs. Jetzt wollen wir uns der heutigen Situation zuwenden, und da müssen wir zunächst einmal ganz ehrlich feststellen: Fakten zur Verhütung sind trocken, extrem trocken. In diesem Teil des Buches haben wir uns zum Ziel gesetzt, die unterschiedlichen Verhütungsmethoden einander gegenüberzustellen. Wir erklären, wie man sie am besten anwendet, und haben als kleinen Bonus noch ein paar Tipps und Tricks eingestreut, aber insgesamt ist das Ganze doch recht technisch. Für manche wird der erste Teil zum Thema Verhütung wohl leider zu den langweiligsten Stellen im ganzen Buch gehören. Trotzdem wollten wir ihn nicht auslassen. Warum? Tja, weil es vielleicht das Wichtigste ist, worüber wir hier schreiben.

Wir wissen inzwischen ganz gut, was jungen Frauen unter den Nägeln brennt, und viele haben ganz spezifische Fragen zu konkreten Themenbereichen. Das ist auch kein Wunder, denn Verhütung ist ziemlich kompliziert, und aus irgendeinem Grund wird einfach erwartet, dass alle Frauen sie intuitiv verstehen, noch dazu so gut wie ohne Erklärung. Außerdem wissen wir, dass immer noch unglaublich viele Mythen zum Thema Verhütung existieren, dass es aufgrund von Anwendungsfehlern oft zu unnötigen Nebenwirkungen kommt und dass Frauen sich unsicher fühlen, weil sie nicht über ausreichend Informationen verfügen. Ob das an schlechter oder mangelnder ärztlicher Beratung oder an einer Überfrachtung mit Informationen liegt, die man gar nicht alle auf einmal aufnehmen kann, wissen wir nicht genau.

Unser Verhütungskapitel zielt jedenfalls darauf ab, eine grundlegende Einführung in das Thema zu geben, um so möglichst eigenständige Entscheidungen zu ermöglichen. Da es in dem Bereich permanent neue Entwicklungen gibt, empfehlen wir zusätzlich, auch immer den Rat medizinischer Fachleute einzuholen, die möglicherweise über neuere und detailliertere Kenntnisse zu den einzelnen Verhütungsmethoden verfügen.

Hormonelle Verhütung

Wie verhindert hormonelle Verhütung eine Schwangerschaft? Was führt man seinem Körper eigentlich zu, wenn man jeden Morgen die Pille schluckt, alle drei Wochen den Vaginalring einsetzt oder sich ein Verhütungsstäbchen implantieren lässt?

Hormonelle Verhütungsmittel enthalten in sehr niedriger Dosis dieselben Hormone, die auch in den Eierstöcken produziert werden und die eine wichtige Rolle im Menstruationszyklus übernehmen. Alle hormonellen Verhütungsmittel enthalten das sogenannte Gestagen, eine synthetische Version des körpereigenen Progesterons. Manche Mittel enthalten zusätzlich das Hormon Östrogen und werden daher Kombinationspräparate genannt, im Gegensatz zu den reinen Gestagenpräparaten.

Hormonelle Verhütung mit Östrogen

Es gibt drei Arten von Kombinationspräparaten: die Pille, den Vaginalring und das Hormonpflaster. Kombinationspräparate haben den Vorteil, dass sich damit die Blutung kontrollieren lässt. Der Nachteil ist, dass nicht alle Frauen Östrogen verwenden können, dazu später mehr.

Die Pille ist das meist verwendete Kombinationspräparat, und es gibt viele verschiedene Typen mit jeweils unterschiedlichen Eigenschaften. Zunächst einmal gibt es Unterschiede im Hinblick

Kombinationspräparate mit Östrogen und Gestagen:	Gestagenpräparate mit Gestagen, ohne Östrogen:	Hormonfreie Verhütung:	Notfall-verhütung:
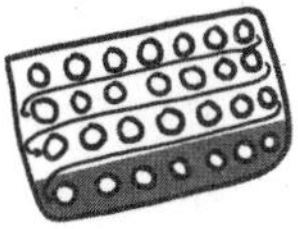 PILLE	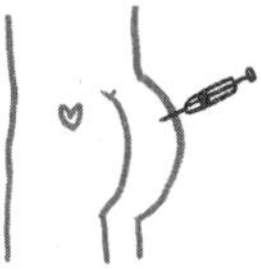 DREIMONATS-SPRITZE	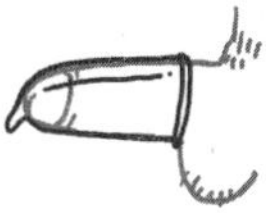 KONDOM	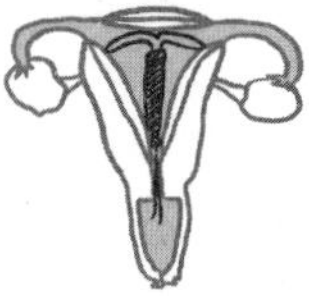 KUPFERSPIRALE
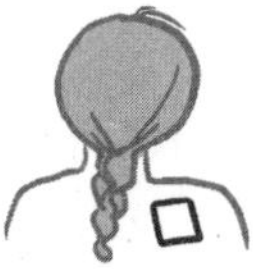 HORMONPFLASTER	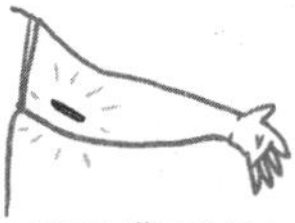 VERHÜTUNGS-STÄBCHEN	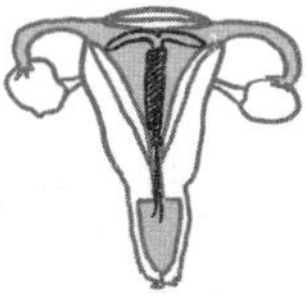 KUPFERSPIRALE	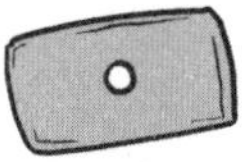 PILLE DANACH 1: LEVONOR-GESTREL
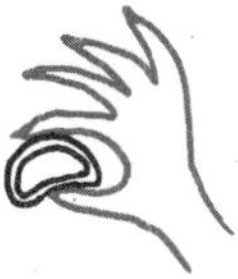 VAGINALRING	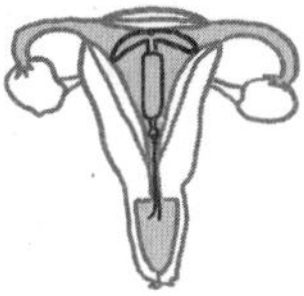 HORMONSPIRALE	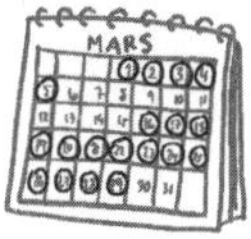 FRUCHTBARE TAGE ERMITTELN	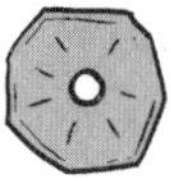 PILLE DANACH 2: ULIPRISTA-LACETAT
	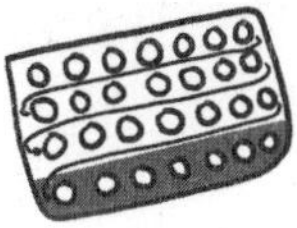 HERKÖMMLICHE MINIPILLE		
	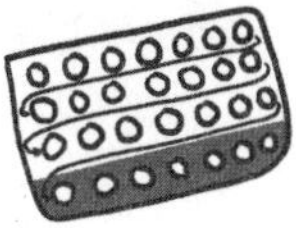 NEUE MINIPILLE		

auf die enthaltenen Sorten Östrogen und Gestagen. Zusätzlich unterscheidet sich die Dosis. Beide Faktoren haben Einfluss auf die möglichen Nebenwirkungen, positive wie auch negative, aber welchen Effekt ein bestimmter Pillentyp nun im Einzelfall hat, lässt sich nicht vorhersagen. Da muss man einfach ein bisschen herumprobieren, bis man eine Marke gefunden hat, mit der man gut zurechtkommt. Frauen, die zum ersten Mal die Pille nehmen, wird in der Regel ein Präparat mit dem Gestagen Levonorgestrel empfohlen, etwa Miranova, Microgynon oder ein anderes entsprechendes Präparat.

Bei Kombinationspräparaten unterscheidet man zwischen zwei Hauptkategorien: den sogenannten Einphasen- und den Mehrphasenpillen. Was in aller Welt heißt das denn nun?

Bei den meisten Pillentypen handelt es sich um Einphasenpräparate. Verhütet man damit, spielt es keine Rolle, mit welchem Dragee in der Packung man anfängt, denn die Hormondosis ist in jedem Dragee gleich hoch. Die Packung enthält mit anderen Worten nur identische Dragees. Das Design der meisten Einphasenpräparate entspricht einem künstlichen Menstruationszyklus, der eine bestimmte Anzahl Tage umfasst, in den meisten Fällen 28. An 21 Tagen nimmt man Hormondragees ein und hat in dieser Zeit keine Blutung. Die restlichen sieben Tage bilden die sogenannte pillenfreie Woche, in der man entweder die in manchen Packungen enthaltenen Zuckerdragees einnimmt oder einfach eine Pause einlegt. Im Laufe dieser hormonfreien Tage wird normalerweise das Endometrium abgestoßen, so dass eine Blutung einsetzt. Einphasenpräparate mit einem Design von 21 + 7 Tagen sind beispielsweise Microgynon, Marvelon und Yasmin. Es gibt auch Einphasenpräparate, bei denen man 24 Tage lang Hormondragees einnimmt und dann vier Tage Pause macht. Beispiele dafür sind Yaz und Zoely. Will man die Blutung umgehen, kann man auch ohne Pause direkt eine neue Packung Hormondragees anfangen. Dazu kommen wir noch.

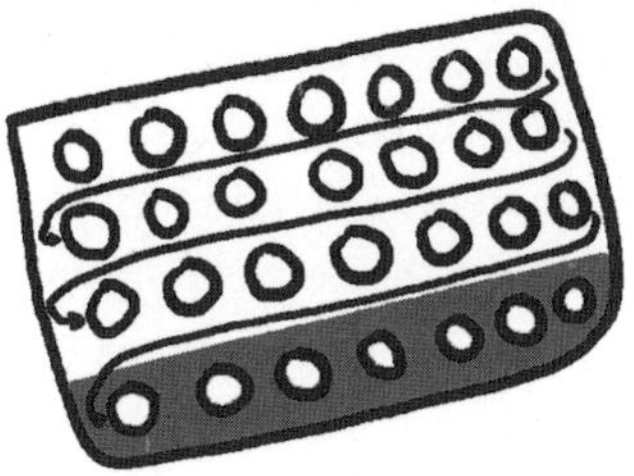

Bei Mehrphasenpräparaten enthalten nicht alle Dragees dieselbe Hormondosis, und jede Marke hat ihr eigenes Zyklusdesign mit einer bestimmten Anzahl von Tagen für die Hormoneinnahme und einer Pause für die Blutung. Man kann also nicht einfach irgendwo in der Packung anfangen, sondern muss sich genau an die Anweisungen halten. Verhütet man mit einem Mehrphasenpräparat, ist die Lektüre der Packungsbeilage besonders wichtig, vor allem, wenn man die Menstruation überspringen will. Zu den in Deutschland zugelassenen Mehrphasenpräparaten gehören unter anderem Synphasec und Qlaira.

Bei der Verwendung der Pille besteht ein ununterbrochener Schutz vor einer ungewollten Schwangerschaft, auch an den Tagen, an denen keine Hormondragees eingenommen werden. Man kann also Sex haben, wann man will, ohne auf zusätzliche Verhütungsmittel angewiesen zu sein. Vergisst man die Einnahme zwischendurch, ist der Schutz allerdings nicht mehr unbedingt gegeben. Wie viele Dragees man vergessen kann, bis man Gefahr läuft, schwanger zu werden, hängt vom Pillentyp ab, deshalb hält man sich am besten an die Angaben auf dem Beipackzettel und die Anweisungen des Arztes oder der Ärztin. Ist der sichere Schutz vor einer Schwangerschaft durch unregelmäßige Einnahme aufgehoben, spricht man von einer Wirkungsbeeinträchtigung.[123]

Der Vaginalring ist ein Kunststoffring, der, wie der Name schon sagt, in die Vagina eingeführt wird. Er ist dünn wie eine Spaghetti und ganz weich und elastisch. Der bekannteste in Deutschland zugelassene Typ heißt NuvaRing. Zum Einführen in die Vagina drückt man ihn einfach mit den Fingern zusammen und schiebt ihn ein gutes Stück hinein. Sobald man ihn loslässt, springt er zurück in seine ursprüngliche Form und passt sich an die Innenwand der Vagina an, was ihm den nötigen Halt verschafft. Zum Entfernen zieht man ihn einfach vorsichtig mit dem Zeigefinger heraus.

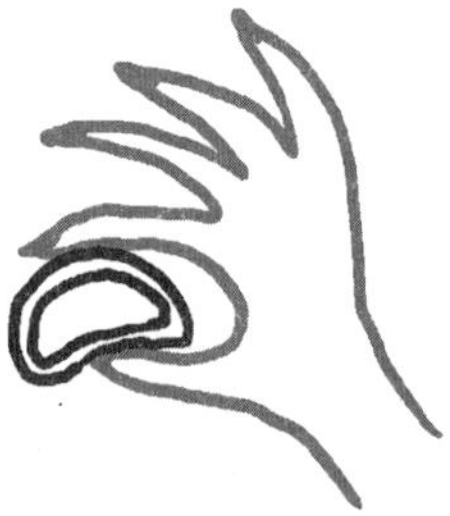

Auch der Vaginalring enthält eine Kombination aus Östrogen und Gestagen. Die Hormone werden von der Schleimhaut aufgenommen und in den Blutkreislauf abgegeben. Viele Frauen stellen es sich unangenehm vor, mit einem Fremdkörper in der Vagina herumzulaufen, und fragen sich auch, ob der Ring nicht verschwinden kann.

Ein korrekt eingesetzter Vaginalring sollte sich eigentlich nicht bemerkbar machen, genauso wenig wie ein Tampon. Aber Achtung! Auch wenn es nicht dem Normalfall entspricht, ist es durchaus schon vorgekommen, dass der Ring herausgefallen und im Klo gelandet ist. Einer Freundin von uns ist genau das zu später Stunde auf der Toilette eines Ausgehlokals passiert. Gemerkt hat sie es aber erst am nächsten Nachmittag. Wenn man Alkohol getrunken hat, ist man nicht mehr ganz so aufmerksam wie sonst, und dann kann man Pech haben. Deshalb sollte man sich vorsichtshalber angewöhnen, hin und wieder mal mit dem Finger nachzufühlen, ob der Ring noch an Ort und Stelle ist.

Wie die meisten Einphasenpillen kommt auch der Vaginalring

21 Tage, also drei Wochen am Stück zum Einsatz. Man kann für diese Zeit ein und denselben Ring verwenden und dann eine siebentägige Pause für die Monatsblutung einlegen. Oder man geht ohne Pause direkt zum nächsten Ring über, um die Blutung zu überspringen.

Auch wenn man den Ring normalerweise selbst nicht wahrnimmt, kann es beim Vaginalverkehr durchaus sein, dass der Partner ihn spürt. Manche Frauen nehmen den Ring deshalb vor dem Sex lieber heraus, was man auch bedenkenlos tun kann. Für ein paar Stunden kann er ruhig mal entfernt werden, man muss dann nur daran denken, ihn innerhalb von drei Stunden wieder einzusetzen, sonst ist die Wirkung beeinträchtigt.[124]

Hormonpflaster werden einfach auf die Haut geklebt, über die die Hormone in den Blutkreislauf gelangen. Ein in Deutschland erhältliches Pflaster ist zum Beispiel das Evra. Die Anwendungsdauer pro Pflaster beträgt eine Woche, und genau wie bei der Verhütung mit Vaginalring und den meisten Einphasenpillen müssen dem Körper an 21 aufeinanderfolgenden Tagen Hormone zugeführt werden. Das heißt also, man verwendet insgesamt drei Pflaster, jeweils eins pro Woche, und legt dann eventuell eine Hormonpause von sieben Tagen ein. Vergisst man, das Pflaster rechtzeitig zu wechseln, oder löst es sich von der Haut, ist die Wirkung nicht mehr sicher gegeben.[125]

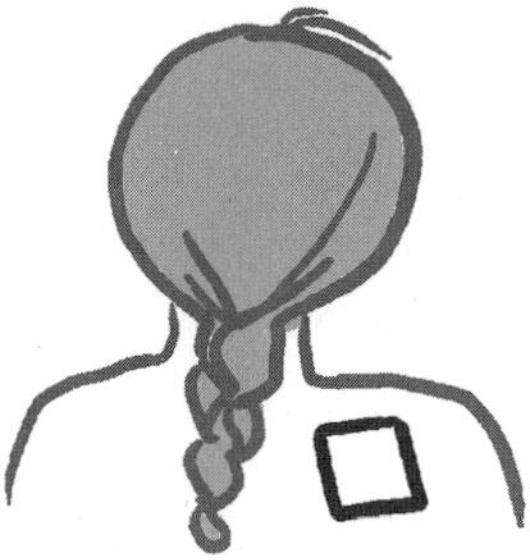

Wie verhindern Kombinationspräparate eine Schwangerschaft?

Es mag ein wenig verwundern, dass Hormone, die wir von Natur aus im Körper haben, eine Schwangerschaft verhindern können, aber die in Kombinationspräparaten enthaltenen Gestagene und Östrogene funktionieren einwandfrei.

Der wichtigste Effekt von Kombinationspräparaten ist die Unterbindung des Eisprungs, zu dem es normalerweise einmal pro Menstruationszyklus, also ungefähr einmal im Monat kommt. Hat eine Frau in der Zeit vom ca. fünften Tag vor dem Eisprung bis zum Tag des Eisprungs (einschließlich) ungeschützten Geschlechtsverkehr, kann sie schwanger werden. Dieses Zeitfenster nennt man auch »die fruchtbaren Tage«.

Hormonelle Verhütung kann im Grunde mit einer Schwangerschaft verglichen werden. Bei Schwangeren setzt der Menstruationszyklus aus, ein bisschen so, als hätte jemand auf Pause gedrückt. Ohne Menstruationszyklus gibt es auch keinen Eisprung, und ohne Eisprung keine fruchtbaren Tage oder die Möglichkeit zur Befruchtung.

Verantwortlich für diese Pause während der Schwangerschaft ist das Progesteron, das natürlicherweise vom Körper gebildet wird. Es meldet der Hypophyse (dieser hodensackförmigen Drüse im Gehirn), dass die Hormone FSH und LH nicht mehr produziert zu werden brauchen. Wie Sie vielleicht noch wissen, werden diese Hormone benötigt, um den Menstruationszyklus in Gang zu halten. Ohne FSH keine Follikelbildung und ohne LH kein Eisprung.

Das Gestagen in hormonellen Verhütungsmitteln bewirkt genau dasselbe wie das körpereigene Progesteron bei einer Schwangerschaft. Es meldet dem Gehirn, dass es Zeit ist, den Menstruationszyklus für eine Weile anzuhalten. Man kann also sagen, dass Kombinationspräparate dem Körper gewissermaßen eine Schwangerschaft vorgaukeln.

Sie unterdrücken aber nicht nur den Eisprung, sondern haben noch weitere Schutzmechanismen eingebaut. Nach dem Geschlechtsverkehr müssen die Spermien durch den Gebärmutterhals in die Gebärmutter wandern, und im Gebärmutterhals befindet sich Schleim. Dieser Schleim wird durch das Gestagen der Kombinationspräparate zähflüssiger, was es den Spermien erschwert, in die Gebärmutter einzudringen. Außerdem baut sich die Gebärmutterschleimhaut nicht so stark auf wie sonst, so dass eine befruchtete Eizelle es schwer hat, sich einzunisten.

Östrogen ist für das Wachstum des *Endometriums* zuständig, durch dessen Abstoßung es zur Menstruation kommt. Das Östrogen der Kombinationspräparate lässt das Endometrium jeden Monat ein wenig anwachsen, weshalb die meisten Frauen, die mit Kombinationspräparaten verhüten, auch eine menstruationsähnliche Blutung bekommen, wenn sie eine Hormonpause von sieben oder weniger Tagen einlegen.

Hormonelle Verhütung ohne Östrogen

Östrogenfreie Verhütungsmittel haben den Vorteil, dass sie von allen verwendet werden können, auch von Frauen, die aus verschiedenen Gründen kein Östrogen einnehmen dürfen. Die Hormonspirale und das Verhütungsstäbchen, beides langfristig wirkende Verhütungsmittel, kommen ganz ohne Östrogen aus und bieten zudem den effektivsten Schutz vor einer ungewollten Schwangerschaft. Aus diesem Grund werden sie in Norwegen an erster Stelle empfohlen. Der Nachteil dieser Art von Verhütung besteht darin, dass sich die Monatsblutung damit nicht so gut kontrollieren lässt wie mit Kombinationspräparaten. Man kann also nicht steuern, wann die Menstruation einsetzen soll. Unserem Eindruck nach haben Frauen, die ein Verhütungsstäbchen verwenden, eher Menstruationsstörungen, während diejenigen, die mit der Hormonspirale verhüten, weniger betroffen sind. Auch hier muss man einfach ausprobieren, womit man am besten zurechtkommt.

Das Verhütungsstäbchen ist ein kleines Stück Kunststoff, das Gestagen enthält. In Deutschland ist es unter dem Handelsnamen Implanon NXT erhältlich. Mit Hilfe eines spritzenähnlichen Applikators wird es am Oberarm unter die Haut eingelegt, wo es drei Jahre lang bleiben kann. Das Implantat gibt kontinuierlich eine gewisse Hormonmenge ab und sorgt so für einen gleichbleibenden, relativ niedrigen Hormonspiegel im Blut. Diese Art der Verhütung ist die sicherste, die es heutzutage gibt. Ist das Stäbchen erst einmal an Ort und Stelle, kann nichts mehr schiefgehen. Das enthaltene Gestagen unterbindet den Menstruationszyklus und sorgt dafür, dass es nicht zum Eisprung kommt.[126]

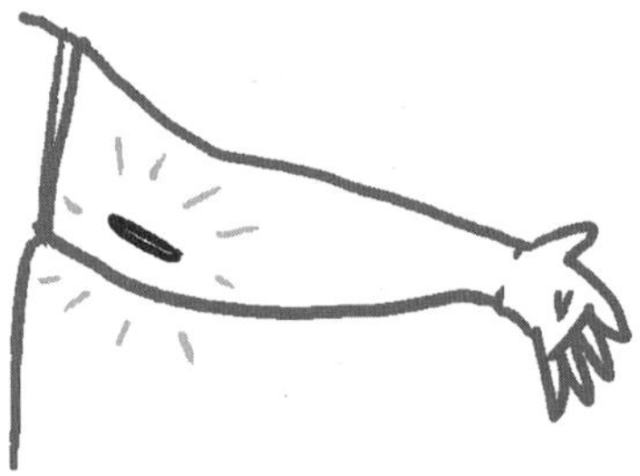

Bei der **Hormonspirale** handelt es sich um einen kleinen, T-förmigen Kunststoffkörper, der von der Frauenärztin oder dem Frauenarzt in die Gebärmutter eingesetzt wird. Dort sondert er eine niedrige Dosis Hormone ab, die hauptsächlich lokal im Unterleib wirken, in geringen Mengen aber auch über die Gebärmutterschleimhaut in den Blutkreislauf gelangen. Der Hormonspiegel im Blut bleibt insgesamt sehr niedrig, so dass Frauen, denen die Nebenwirkungen anderer Verhütungsmittel zu schaffen machen, mit der Hormonspirale möglicherweise besser bedient sind. Je nachdem, welcher Typ verwendet wird, kann die Spirale drei bis fünf Jahre in der Gebärmutter bleiben. Derzeit gibt es in Deutschland drei zugelassene Präparate. Die Spirale namens Mirena hat eine Anwendungsdauer von fünf Jahren und enthält von allen die höchste Hormondosis, weshalb sie sehr gut für Frauen geeignet ist, die möglichst wenig bluten wollen. Bei manchen setzt die Menstruation mit Mirena sogar ganz aus. Ein anderes Präparat, das ebenfalls fünf Jahre lang wirksam ist, heißt Kyleena. Diese Spirale wurde speziell für Frauen entwickelt, die noch kein Kind zur Welt gebracht haben. Sie ist kleiner und enthält eine niedrigere Hormondosis als Mirena. Und schließlich gibt es noch Jaydess, ein auf drei Jahre ausgelegtes Präparat, das ebenfalls nur eine geringe Dosis enthält und relativ klein ist. Jaydess und Kyleena wurden speziell für junge Frauen auf den Markt gebracht, die noch keine Geburt hinter sich haben, aber es spricht eigentlich nichts dagegen, dass auch sie die Mirena verwenden. Das Einsetzen dieser größeren Spirale kann zwar etwas unangenehm sein, doch dafür hat man die Monatsblutung besser unter Kontrolle, und im Vergleich zu anderen hormonellen Verhütungsmitteln ist die Hormondosierung immer noch sehr gering. Dass die Hormonspirale angeblich nur für Frauen geeignet ist, die schon eine Geburt hinter sich haben, ist ein Mythos!

Manche Frauen, die mit Hormonspirale verhüten, haben keinen Eisprung mehr, aber das ist nicht bei allen so. Diese Begleiterscheinung ist natürlich nur vorübergehend und hängt von der Hormondosierung des verwendeten Spiraltyps ab. Aufgrund der etwas höheren Dosis bleibt bei Mirena der Eisprung eher aus. Jaydess und Kyleena enthalten in der Regel zu wenig Gestagen, um Einfluss auf die Hypophyse auszuüben, was aber nicht heißt, dass sie weniger wirksam sind. Die Hormonspirale wirkt nämlich vor allem lokal: Das Gestagen macht den Schleim im Gebärmutterhals für Spermien undurchlässig und mindert den Aufbau der Gebärmutterschleimhaut, so dass sich eine eventuell befruchtete Eizelle nicht so leicht einnisten kann.[127]

Alle drei Spiraltypen sind gute Verhütungsmittel, die langfristig und sicher vor einer Schwangerschaft schützen. Die meisten Frauen haben mit der Hormonspirale eine schwächere Menstruation und weniger Regelschmerzen als ohne, und wegen der niedrigen Dosierung klagen viele auch nicht so sehr über Nebenwirkungen wie bei anderen hormonellen Verhütungsmitteln. Die häufigsten Nebenwirkungen, vor allem bei Jaydess und Kyleena, sind das sogenannte Spotting – also kleinere Zwischenblutungen, oft nur ein paar Tropfen – und unregelmäßige Blutungen.

Hat man Angst davor, dass das Einsetzen der Spirale weh tun könnte, kann man eine Stunde vor dem Eingriff eine Schmerztablette nehmen. Manche haben unmittelbar nach dem Einsetzen menstruationsähnliche Schmerzen, die aber schnell vorübergehen. Danach spürt man das Vorhandensein der Spirale nur noch an zwei kleinen Fäden, die aus dem Gebärmutterhals ragen. Das sind die sogenannten Rückholfäden, mit denen die Spirale entfernt wird, wenn es Zeit für einen Wechsel ist.

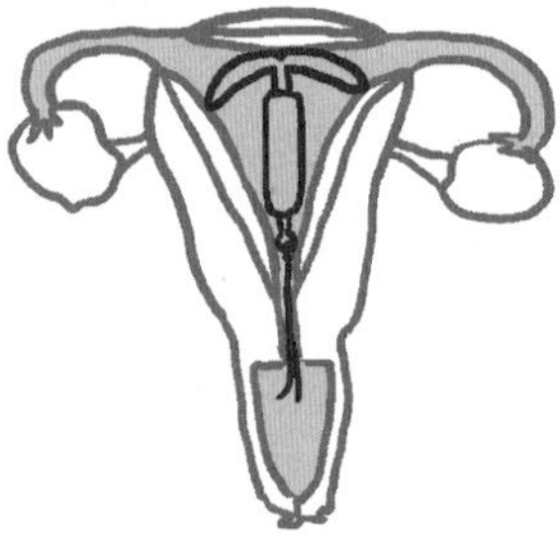

Die neue Minipille ist ein Verhütungsmittel, das täglich eingenommen wird, Pausen für die Monatsblutung fallen weg. Bei dieser Pille ist es auch nicht so wichtig, sie jeden Tag zur selben Zeit einzunehmen. Erst ab 36 Stunden nach der letzten Einnahme ist der Schutz vor einer Schwangerschaft nicht mehr gegeben. Das enthaltene Gestagen wirkt genau wie beim Verhütungsstäbchen. Es übt Einfluss auf die Hypophyse aus und verhindert den Eisprung. Zusätzlich wird der Schleim im Gebärmutterhals für Spermien undurchdringlich, und die Gebärmutterschleimhaut baut sich nur noch unzureichend auf.[128]

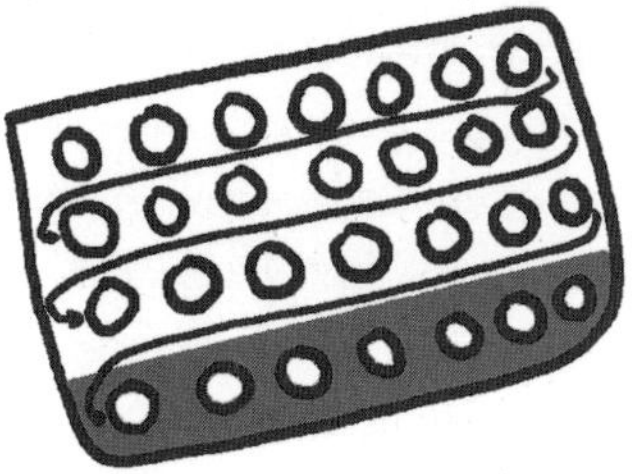

Die herkömmliche Minipille wird ebenfalls täglich ohne Pause für eine Monatsblutung eingenommen. Da die Gestagendosierung hier geringer ist als bei der neuen Minipille, muss man allerdings viel genauer darauf achten, sie möglichst zur selben Tageszeit einzunehmen. Der Spielraum für Abweichungen beträgt nur drei Stunden. Hier kann also schneller etwas schiefgehen, so dass man eher Gefahr läuft, schwanger zu werden.[129]

Die Dreimonatsspritze wird, wie der Name schon sagt, im Abstand von drei Monaten von der Ärztin oder dem Arzt verabreicht, man braucht also alle zwölf Wochen einen Termin. Die Injektion enthält viel Gestagen, genug, um den Eisprung zu unterdrücken. Außerdem beeinflusst sie den Schleim im Gebärmutterhals und das Wachstum der Gebärmutterschleimhaut, die insgesamt eher dünn bleibt. Als Faustregel gilt, dass die Dreimonatsspritze nicht für Frauen unter 25 Jahren geeignet ist, da die hohe Hormondosis einen negativen Einfluss auf den Knochenbau hat.[130]

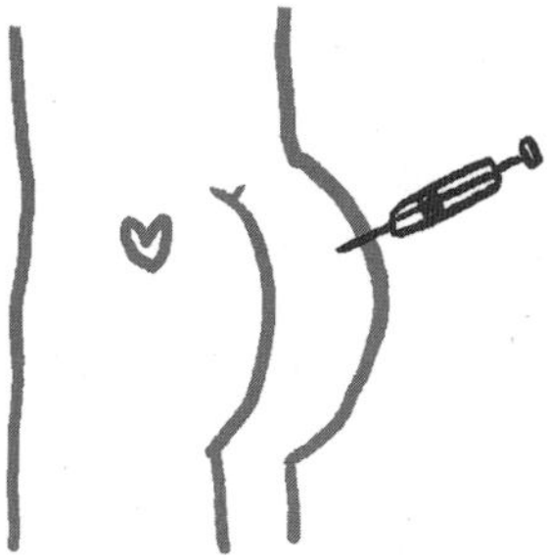

Verhütung ohne Hormone

Gehören Sie zu denen, die lieber ohne Hormone verhüten? Die hormonfreien Alternativen, die es heutzutage gibt, unterscheiden sich stark voneinander und werden aus den verschiedensten Gründen verwendet. Manche Frauen wollen die Nebenwirkungen von Hormonpräparaten umgehen. Schutz vor Geschlechtskrankheiten ist ein wichtiger Grund für die Verwendung von Kondomen. Andere Frauen verhüten heimlich, ohne das Wissen ihres Partners, und wollen deshalb einen normalen Menstruationszyklus haben.

Kondom

Das Kondom verhindert das Eindringen von Spermien in die Gebärmutter. Es funktioniert wie eine Barriere und gehört daher zu den sogenannten Barrieremethoden. Bisher ist das Kondom das einzige leicht zugängliche Verhütungsmittel, das auch von Männern verwendet werden kann.

Es handelt sich dabei um eine Hülle aus Latex oder einem ähnlichen Material, die über den Penis gerollt wird und beim Samenerguss die Spermien auffängt. Nach dem Geschlechtsverkehr sollte der Mann das Kondom unbedingt festhalten, damit es nicht samt Sperma und dem ganzen Kladderadatsch in der Vagina bleibt. Dann einfach abziehen, zuknoten und ab in den Müll damit. In die Toilette wirft man benutzte Kondome besser nicht. Sie kommen nämlich gern mal wieder nach oben, wenn man am wenigsten damit rechnet, und das ist nicht so toll, weder in der WG noch zu Hause bei Mama.

Das Kondom bietet als einziges Verhütungsmittel Schutz vor sexuell übertragbaren Infektionen. Man ist damit also nicht nur vor einer Schwangerschaft, sondern auch vor Krankheiten sicher. Klingt eigentlich so, als könnte man alles andere getrost vergessen und einfach nur noch Kondome verwenden, aber leider kommt es relativ häufig zu Pannen, wenn man nur mit Kondom verhütet. Es kann reißen, abrutschen oder undicht sein, deshalb setzen viele sicherheitshalber noch auf ein weiteres Verhütungsmittel.

Kondome werden oft nicht richtig verwendet, und dann ist das Risiko, dass etwas schiefgeht, natürlich größer. Deshalb hier noch eine Anleitung für den perfekten Kondomgebrauch.

Kleine Kondomschule

1. Haltbarkeitsdatum beachten. Ein altes Kondom geht leichter kaputt.
2. Die Verpackung behutsam öffnen. Vorsicht mit spitzen Nägeln, Zähnen und Schmuck, die können das Kondom beschädigen.
3. Das Kondom wie einen mexikanischen Sombrero auf den steifen Penis setzen.

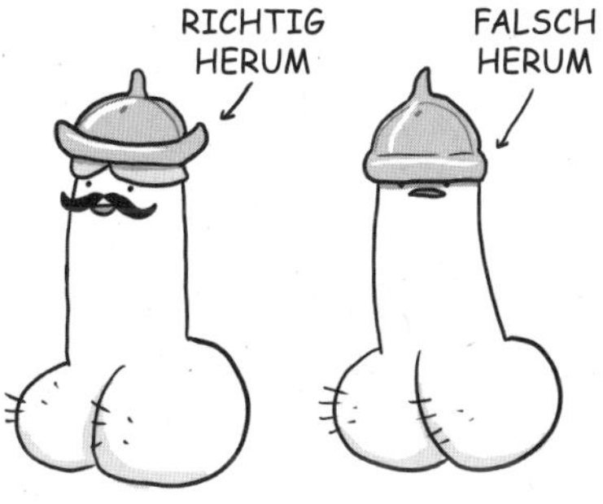

4. Die Spitze des Kondoms zusammendrücken, damit die Luft entweicht. Sonst kann das Kondom reißen.
5. Beim Herausziehen des Penis das Kondom festhalten, sonst kann Sperma herauslaufen.
6. Um zuverlässig vor einer Schwangerschaft oder Geschlechtskrankheiten zu schützen, muss das Kondom während des gesamten Geschlechtsakts verwendet werden, aber nur einmal.

Es gibt noch andere Barrieremethoden, die von Frauen angewandt werden können. Das Diaphragma, die moderne Version des Honig-Blätter-Gemischs, die gerade in Schweden so beliebt ist, haben wir schon erwähnt. In Deutschland kann das Diaphragma in verschiedenen Größen im Internet bestellt werden und sollte von einer Fachkraft angepasst werden. Darüber hinaus gibt es noch eine Art umgekehrtes Kondom, das nicht über den Penis gestülpt, sondern in die Vagina eingeführt wird. Es heißt Femidom oder auch Kondom für die Frau und schützt ebenfalls vor Geschlechtskrankheiten. In Deutschland kann es rezeptfrei in Apotheken oder im Internet bestellt werden, ist aber nicht sehr verbreitet.

Natürliche Methoden – Ermittlung der fruchtbaren Tage

Im Laufe eines Menstruationszyklus gibt es ein bestimmtes Zeitfenster, in dem man schwanger werden kann, die sogenannten fruchtbaren Tage. Einige Verhütungsmethoden zielen darauf ab, dieses Zeitfenster zu ermitteln, damit man weiß, an welchen Tagen man auf Sex verzichten sollte.

Die Ermittlung kann auf unterschiedliche Weise geschehen. Man kann einen Menstruationskalender zugrunde legen, die morgendliche Körpertemperatur messen oder die Beschaffenheit des Gebärmutterhalsschleims untersuchen. Um ein möglichst sicheres Ergebnis zu erzielen, werden diese Methoden oft kombiniert.

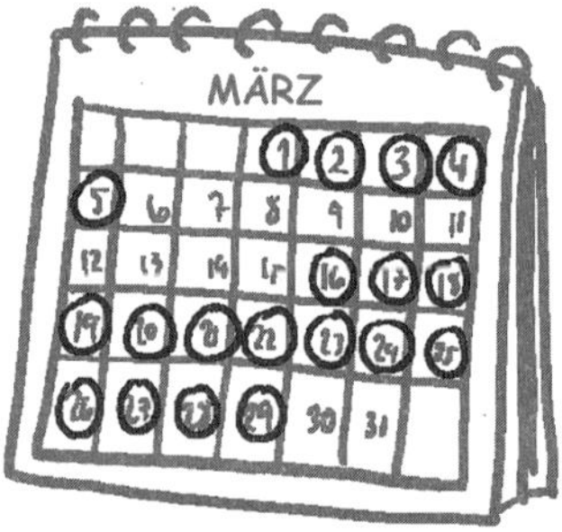

Zur Verhütung einer Schwangerschaft ist allerdings keine dieser Methoden besonders gut geeignet. Wir jedenfalls halten sie für zu unsicher, um sie Frauen zu empfehlen, die auf keinen Fall schwanger werden möchten. Der Weltgesundheitsorganisation (WHO) zufolge werden 25 Prozent der Frauen, die mit der Temperaturmethode verhüten, innerhalb eines Jahres schwanger, das ist jede vierte Frau, also ein ziemlich hoher Anteil. Frauen, für die eine Schwangerschaft kein Weltuntergang ist, sollten einfach selbst einschätzen, ob sie bereit sind, das Risiko einzugehen.

Da das Interesse an natürlichen Verhütungsmethoden stetig wächst, wollen wir hier kurz auf die zugrundeliegenden Prinzipien eingehen, auch wenn wir diese Art der Verhütung nicht empfehlen würden. Der Unsicherheitsfaktor ist einfach zu groß, aber trotzdem haben diese Methoden etwas für sich. Frauen mit Kinderwunsch können damit ihre fruchtbaren Tage identifizieren und so schneller schwanger werden.

Wer mit Hilfe eines Menstruationskalenders den Eisprung errechnen möchte, kann sich an unserem Kapitel zum Menstruationszyklus orientieren. Normalerweise kommt es immer zur selben Zeit innerhalb des Zyklus zum Eisprung, also ungefähr 14 Tage vor der Menstruation.

Man kann aber auch die Körpertemperatur im Auge behalten, die sich während des Menstruationszyklus verändert, und zwar immerhin um 0,3 Grad Celsius! Sie erinnern sich vielleicht noch daran, dass der Menstruationszyklus aus zwei Phasen besteht. Ein bis zwei Tage vor Phase II steigt die Körpertemperatur um 0,3 Grad an und bleibt etwa zehn Tage lang erhöht. Zu Beginn der zweiten Phase wird eine große Menge des Hormons LH ausgeschüttet. Der starke Anstieg des LH-Spiegels im Blut löst den Eisprung aus, der oft ein oder zwei Tage später erfolgt. Mit anderen Worten: Zum Eisprung kommt es irgendwann zwischen dem zweiten und vierten Tag nach Anstieg der Körpertemperatur. Durch tägliches Messen der Körpertemperatur über einen längeren Zeitraum hinweg können Sie herausfinden, wann Sie für gewöhnlich Ihren Eisprung haben, und das kann dann als Ausgangspunkt für die Errechnung Ihrer fruchtbaren Tage dienen.

Sie können sich aber auch an der Beschaffenheit Ihres Gebärmutterhalsschleims orientieren. Damit das funktioniert, müssen Sie sich jeden Tag Ihren Ausfluss anschauen und auf Veränderungen achten. Kurz vor dem Eisprung ist der Ausfluss durchsichtig und sehr schleimig, so dass Sie ihn zwischen den Fingern in die Länge ziehen können, und zwar gut und gerne mehrere Zentimeter. Hat der Eisprung gerade stattgefunden, ist der Ausfluss eher milchig und bekommt eine cremige Konsistenz. Diese Methode setzt voraus, dass Sie Ihren eigenen Ausfluss gut kennen und Zeit darauf verwenden, sich mit seinen Veränderungen im Laufe des Menstruationszyklus zu befassen. Unbedingt zu beachten ist dabei, dass der natürliche Verlauf des Zyklus nicht der einzige Grund für Ausflussveränderungen ist. Verschiedene Erkrankungen des Genitalbereichs können zum Beispiel ebenfalls die Konsistenz beeinflussen, und dann ist nicht mehr so leicht zu erkennen, wo im Zyklus man sich gerade befindet.[131]

Klingt alles ziemlich kompliziert? Genau da liegt das Problem. Hier muss gezählt, gerechnet, Tagebuch geführt und ein Unsicherheitsmoment von mehreren Tagen einkalkuliert werden. Fehlerquellen gibt es viele. Natürliche Verhütungsmethoden verlangen der Frau, die sie anwenden soll, nicht nur sehr viel ab, sie setzen auch voraus, dass die Menstruation *vollkommen regelmäßig* ist und es nur zu *einem Eisprung pro Zyklus* kommt. Folglich ist diese Art der Verhütung nie besonders sicher.

Normalerweise findet innerhalb eines Zyklus nur ein Eisprung statt, aber es kann durchaus passieren, dass es zu mehreren kommt. Schwanger kann man werden, wenn man in der Zeit ab dem fünften Tag vor dem Eisprung bis zum ersten Tag danach Geschlechtsverkehr hat.

Der Menstruationszyklus kann sich auch durch äußere Faktoren wie Stress, Gewichtsschwankungen oder Krankheit verschieben. Junge Frauen haben oft einen unregelmäßigeren Zyklus als ältere, deshalb eignet sich die Methode für junge Damen besonders schlecht.

Kupferspirale

Die Kupferspirale ist ein hormonfreies Verhütungsmittel, das wir befürworten können. Weniger als ein Prozent der Frauen, die mit Kupferspirale verhüten, werden innerhalb eines Jahres schwanger. Genau wie bei der Hormonspirale handelt es sich hier um einen kleinen T-förmigen Gegenstand, der von der Ärztin oder dem Arzt in die Gebärmutter eingesetzt wird. Das Besondere sind die Kupferdrähte, mit der diese Spirale umwickelt ist. Sie kann bis zu fünf Jahre im Körper bleiben und bietet während der gesamten Zeit einen wirksamen Schutz vor einer ungewünschten Schwangerschaft. Unten an der Spirale befinden sich zwei Fäden, die aus der Gebärmutterhalsöffnung hervorragen und an denen sich der richtige Sitz der Spirale mit den Fingern kontrollieren lässt. Das gilt im Übrigen auch für die Hormonspirale. Mit Hilfe dieser Fäden kann die Spirale vom Arzt oder der Ärztin entfernt oder gewechselt werden.

Die Kupferspirale gibt es in verschiedenen Modellen, die sich in Hinblick auf die Qualität kaum unterscheiden. Die preislichen Unterschiede sind da schon größer; in Deutschland belaufen sich die Gesamtkosten einschließlich Beratung, Untersuchung und Einlegen im günstigsten Fall auf etwa 120 Euro. Gerechnet auf eine Tragedauer von fünf Jahren sind das gerade einmal zwei Euro im Monat, was die Kupferspirale im Vergleich zu anderen sicheren Verhütungsmitteln ausgesprochen preiswert macht.[132]

Warum und wie die Kupferspirale eine Schwangerschaft verhindert, weiß man gar nicht so genau. Bekannt ist nur, dass die

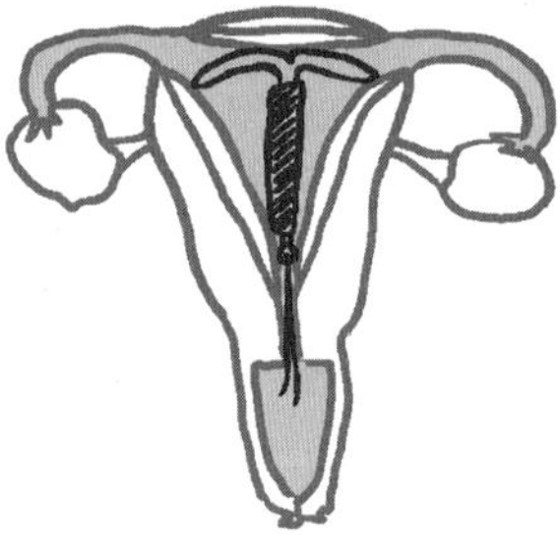

Spirale eine kleine Entzündung in der Gebärmutter auslöst, wodurch sich das Milieu dort verändert.[133] Dies beugt auf irgendeine Weise einer Schwangerschaft vor. Einer Theorie zufolge sondert die Gebärmutter aufgrund der Entzündung spermatötende Stoffe ab,[134] möglicherweise werden die Spermien auch durch das Kupfer selbst abgetötet. Eine andere Theorie besagt, dass die Spirale das Einnisten einer eventuell befruchteten Eizelle verhindert.

Wer die Kupferspirale verwendet, hat jeden Monat ganz normal einen Eisprung, im Gegensatz zu den vielen anderen Frauen, die hormonell verhüten. Die Kupferspirale beeinflusst in keiner Weise das Gehirn oder die Eierstöcke, sondern wirkt nur lokal in der Gebärmutter.

Hormonelle Nebenwirkungen gibt es bei der Kupferspirale nicht, aber viele Frauen klagen über stärkere Blutungen und Menstruationsschmerzen als vorher. Zwei bis zehn Prozent lassen sich die Spirale aufgrund dieser Begleiterscheinungen innerhalb des ersten Jahres wieder entfernen, weshalb sie Frauen, die ohnehin schon Last damit haben, in der Regel nicht empfohlen wird.[135]

Zur Spirale gibt es viele Mythen. Sehr verbreitet ist zum Beispiel die Annahme, sie sei nur für Frauen geeignet, die schon einmal geboren haben. Sowohl die Hormon- als auch die Kupferspirale kann aber problemlos verwendet werden, selbst wenn man noch kein Kind zur Welt gebracht hat, und auch junge Frauen können die Kupferspirale bedenkenlos ausprobieren. Die Spirale ist ein altes, gutetabliertes Verhütungsmittel, und im Laufe der Jahre sind die verfügbaren Modelle sowohl kleiner als auch sicherer geworden.

Rein praktisch kann das Einsetzen etwas unangenehm sein, da die Spirale durch den engen Kanal in die Gebärmutter eingeführt werden muss. Viele spüren das in Form von starken Menstruationsschmerzen, die aber nicht lange andauern. Um dem entgegenzuwirken, kann es sich lohnen, vor dem Eingriff eine Schmerztablette einzunehmen. Außerdem sollte man sich möglichst entspannen. Sprechen Sie einfach mit der Ärztin oder dem Arzt darüber.

Sind die Drähte unten an der Spirale plötzlich nicht mehr zu spüren, sollte man einen Arzt aufsuchen. Das kann nämlich bedeuten, dass die Gebärmutter die Spirale »abgestoßen« hat, und dann ist der Schutz vor einer Schwangerschaft nicht mehr gegeben. So etwas kommt offenbar bei fünf bis zehn Prozent der Frauen vor. In äußerst seltenen Fällen kann auch eine Schwangerschaft vorliegen, wenn die Drähte nicht mehr da sind. Dann wurden sie möglicherweise in die Gebärmutter hineingezogen.

Notfallverhütung – Wenn Panik aufkommt

Es ist Sonntagmorgen. Sie hatten gestern Abend Sex, und zwar ohne sichere Verhütung. Auf eine Schwangerschaft haben Sie keine große Lust, und der Gedanke daran ist so unheimlich, dass Ihnen ganz schlecht wird. Sie sind nicht die Erste, die so etwas erlebt hat, und mit Sicherheit auch nicht die Letzte. Manchmal geht es eben schief, und aus diesem Grund gibt es Notfallverhütung. Darauf können wir zurückgreifen, wenn wir ungeschützten Geschlechtsverkehr hatten oder wenn eine Wirkungsbeeinträchtigung des regulären Verhütungsmittels vorliegt.

Wodurch die Wirkung beeinträchtigt wird, kommt ganz auf die jeweilige Verhütungsmethode an. Das können vergessene Pillen, ein herausgefallener Vaginalring oder ein gerissenes Kondom sein. Wichtig ist, dass man sich mit seinem Verhütungsmittel gut auskennt und weiß, wann es zu einer Wirkungsbeeinträchtigung kommt. Wie viel Zeit darf seit der letzten Einnahme der Pille vergangen sein, bevor es kritisch wird? Für wie lange kann der Vaginalring entfernt werden? Fragen Sie am besten Ihre Ärztin oder Ihren Arzt, wie genau die einzuhaltenden Regeln für Ihr Verhütungsmittel sind.

Anwendungsfehler bei hormonellen Verhütungsmitteln, zum Beispiel vergessene Pillen, führen oft dazu, dass es zum Eisprung kommt. Viele verzichten nach einer solchen Panne auf Notfallverhütung, weil ihnen gar nicht klar ist, dass sie eine Schwangerschaft riskieren. Vielleicht liegt der letzte Sex schon ein paar Tage zurück, wenn die Einnahme der Pille vergessen wird. Aber wissen Sie noch? Spermien können in Erwartung einer Eizelle fünf Tage lang in der Gebärmutter überleben. Von Sex, der bis zu fünf Tage zurückliegt, kann man also durchaus schwanger werden, wenn ein aktueller Anwendungsfehler zum Eisprung führt.

Auf Norwegisch gibt es für die Pille danach das unschöne Wort »Reuepille«. Das wollen wir direkt einmal verwerfen. Reuepille ist ein spießiger Ausdruck mit gerümpfter Nase und zusammengezogenen Augenbrauen. Er impliziert, dass man etwas zu bereuen hat, dabei stimmt das im Grunde gar nicht. Man hatte einfach nur Sex, und wenn es ein schönes Erlebnis war, gibt es nichts zu bereuen. Übrigens verspürt man auch keine Reue, wenn man zur Pillenpackung greift, um die tägliche Pille einzunehmen, und dann feststellt, dass man in der vergangenen Woche drei Stück vergessen hat. Man verspürt Panik! Deshalb taufen wir die Reuepille in diesem Buch zur Panikpille um.

Auch von der amerikanischen Bezeichnung »morning after pill«, was in etwa der deutschen »Pille danach« entspricht, halten wir nicht besonders viel. Das klingt uns zu einfach, so als könnte man diese Pille einfach morgens nach dem Sex nehmen, anstatt regulär zu verhüten. Die Verwendung der Panikpille sollte aber nicht auf die leichte Schulter genommen werden. Im Vergleich zu anderen Verhütungsmitteln ist sie unsicherer und hat mehr Nebenwirkungen, wenn auch keine gefährlichen. Notfallverhütung soll nur zum Einsatz kommen, wenn die reguläre Verhütung versagt. Sie soll sie nicht ersetzen.

Es gibt drei Arten von Notfallverhütung: zwei verschiedene Pillen und die Kupferspirale. Die eine Pille enthält den Wirkstoff Levonorgestrel, bei dem es sich um ein Gestagen handelt. Hier ist mit anderen Worten nichts anderes als bei regulären hormonellen Verhütungsmitteln enthalten, nur in einer höheren Dosis. Die zweite Pille enthält einen Stoff namens Ulipistralacetat, der die Wirkung des natürlichen Progesterons beeinflusst.

Panikpille Typ 1: Levonorgestrel

Die Pille mit dem Wirkstoff Levonorgestrel ist in Norwegen wie in Deutschland die gängigste Art der Notfallverhütung. Sie ist rezeptfrei in der Apotheke erhältlich, in Norwegen bekommt man sie sogar an der Tankstelle und zum Teil auch im Supermarkt. Ein auf dem deutschen Markt bekanntes Präparat ist beispielsweise PiPaNa.

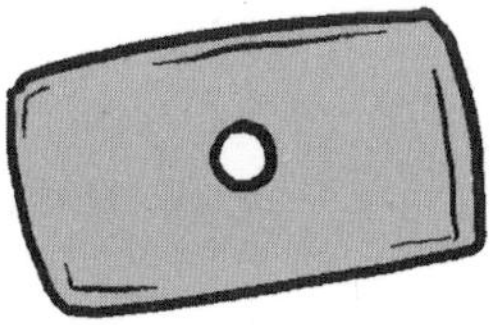

Dieser erste Panikpillentyp wirkt durch die Verschiebung des Eisprungs. Das Problem ist nur: Hat der Eisprung schon stattgefunden oder steht er kurz bevor, ist der Effekt gleich null. Wie Sie vielleicht noch aus dem Kapitel über den Menstruationszyklus wissen, kommt es kurz vor dem Eisprung zu einem rapiden Anstieg des Hormons LH. Ist dieser Anstieg schon im Gange, kann auch keine Pille mit Levonorgestrel den Eisprung mehr aufhalten.

Ob der Eisprung bereits stattgefunden hat oder nicht, ist im Einzelfall schwer zu sagen. Normalerweise gibt es nur einen pro Zyklus, es kann aber auch zu mehreren kommen, und nur Frauen mit einem ganz und gar regelmäßigen Zyklus können in etwa voraussagen, wann sie ihren Eisprung haben.

Die Pille ist also nicht hundert Prozent sicher, aber sie kann das Risiko einer Schwangerschaft zumindest verringern, deshalb ist es in jedem Fall ratsam, eine zu nehmen. Je früher, desto besser. Im Optimalfall nimmt man die Panikpille innerhalb von 24 Stunden nach dem ungeschützten Geschlechtsverkehr oder der Verhütungspanne ein. Im Prinzip ist sie aber noch bis zu 72 Stunden danach wirksam. Je mehr Zeit verstreicht, desto höher ist allerdings die Wahrscheinlichkeit, dass ihre Einnahme keine Wirkung zeigt, am besten hat man also immer eine Pille für den Notfall im Kulturbeutel.

Übrigens kann eine Pille mit Levonorgestrel auch bedenkenlos mehrmals innerhalb ein und desselben Menstruationszyklus eingenommen werden.[136]

Vorteil: leicht zugänglich, kein Einfluss auf andere Verhütungsmittel, kann mehrmals pro Zyklus eingenommen werden
Nachteil: relativ unsicher
Unbedingt beachten: Schwangerschaftstest nach drei Wochen!

Panikpille Typ 2: Ulipistralacetat

Die Pille mit dem Wirkstoff Ulipistralacetat ist in Deutschland unter dem Handelsnamen EllaOne erhältlich. Sie wirkt bis zu 120 Stunden nach dem ungeschützten Geschlechtsverkehr oder einer Verhütungspanne und kann rezeptfrei in der Apotheke gekauft werden.

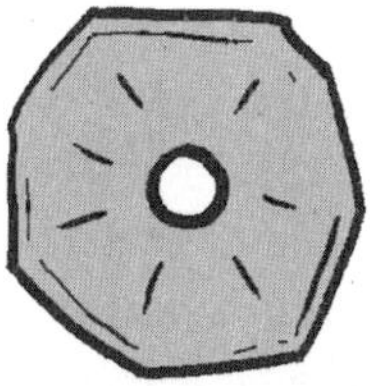

Genau wie die Panikpille mit Levornogestrel verschiebt diese Pille den Eisprung. Anders als Typ I zeigt die Pille mit Ulipistralacetat jedoch auch dann noch Wirkung, wenn sie kurz vor dem Eisprung eingenommen wird. Hat der Eisprung schon stattgefunden, nützt allerdings auch sie nichts mehr. Da ein bereits erhöhter LH-Spiegel im Körper der Wirksamkeit dieser Pille nichts anhaben kann, ist sie von beiden die sicherere Variante.

Aber auch hier gibt es einen großen Nachteil. Das Hauptproblem besteht in der ungünstigen Wechselwirkung zwischen der Ulipistralacetatpille und regulären hormonellen Verhütungsmitteln. Deren Wirkung kann nämlich nach Einnahme der Panikpille beeinträchtigt sein, weshalb man eine Zeitlang zusätzlich mit Kondomen verhüten sollte. Wie lange genau, hängt vom jeweiligen Verhütungsmittel ab.

Umgekehrt können reguläre hormonelle Verhütungsmittel wiederum die Wirkung der Panikpille beeinträchtigen. Sie beeinflussen sich also gegenseitig. Folglich sollte nach der Einnahme von EllaOne erst einmal auf hormonelle Verhütungsmittel verzichtet werden. Neue Forschungsergebnisse deuten darauf hin, dass die eisprungverschiebende Wirkung der Panikpille durch hormonelle Verhütungsmittel aufgehoben werden kann, so dass es trotzdem zum Eisprung kommt. Haben Sie eine EllaOne eingenommen, sollten Sie fünf Tage abwarten, bevor Sie wie gewohnt weiter hormonell verhüten.[137]

Als Notfallverhütung sollte Ulipistralacetat nur einmal pro Menstruationszyklus zum Einsatz kommen, da die Wirkung bei einer mehrfachen Einnahme pro Zyklus noch nicht erforscht ist. Das heißt nicht, dass die Pille gefährlich ist, man weiß nur einfach nicht, ob sie öfter als einmal pro Zyklus wirkt. Da sie die Wirkung regulärer hormoneller Verhütungsmittel beeinflusst, kann sie auch die Wirkung der Panikpille Typ I mit Levornogestrel beeinflussen, wenn diese nur wenig später eingenommen wird. Hat man einmal Ulipistralacetat zur Notfallverhütung verwendet, sollte man bei einer weiteren Panne besser auf die Kupferspirale zurückgreifen.[138]

Vorteil: bessere und längere Wirkung als bei der Levonorgestrelpille
Nachteil: ungünstige Wechselwirkung mit hormonellen Verhütungsmitteln
Unbedingt beachten: Schwangerschaftstest nach drei Wochen!

Kupferspirale

Obwohl die Kupferspirale die sicherste Form der Notfallverhütung darstellt, wird sie nur selten verwendet. Wir würden empfehlen, sie nach einer Verhütungspanne unbedingt in Erwägung zu ziehen, denn als Notfallverhütung wird ihr eine 99-prozentige Sicherheit zugesprochen. Sie verhindert das Einnisten der befruchteten Eizelle in der Gebärmutter.

Die Kupferspirale wird von der Frauenärztin oder dem Frauenarzt in die Gebärmutter eingesetzt. Hatte man ungeschützten Geschlechtsverkehr, kann man sich dazu in der Regel einen Akuttermin geben lassen. Diese Art der Notfallverhütung bietet bis zu 120 Stunden nach dem ungeschützten Geschlechtsverkehr oder der Verhütungspanne einen guten Schutz, und zwar deshalb, weil sich eine befruchtete Eizelle nicht vor dem sechsten Tag nach dem Eisprung in der Gebärmutterwand einnistet. In manchen Fällen, wenn die Frau genau weiß, wann ihr letzter Eisprung war, kann die Kupferspirale somit auch noch später als fünf Tage nach dem Geschlechtsverkehr als Notfallverhütung verwendet werden. Spätestens am fünften Tag nach dem Eisprung muss sie aber eingesetzt werden.

Neben ihrer hohen Effektivität als Notfallverhütung ist das Schöne an der Kupferspirale, dass sie anschließend in der Gebärmutter bleiben und fortan als reguläres Verhütungsmittel verwendet werden kann. Wer mit der Kupferspirale auf Dauer nicht so gut zurechtkommt, kann sie sich aber auch einfach wieder entfernen lassen.[139]

Vorteil: hohe Sicherheit, kann die nächsten 5 Jahre als Verhütungsmittel dienen
Nachteil: nur mit Rezept erhältlich, muss vom Frauenarzt eingesetzt werden

Was zu beachten ist

Viele glauben, nach Einnahme der Panikpille wäre man auf jeden Fall vor einer Schwangerschaft sicher, aber das stimmt nicht!

Notfallverhütung verringert zwar das Risiko einer Schwangerschaft, ist aber keineswegs so gut wie reguläre Verhütung. Deshalb empfehlen wir, in jedem Fall noch einen Schwangerschaftstest zu machen, egal, ob die Regelblutung nun ausbleibt oder nicht. Hat Ihre Partnerin oder Freundin eine Panikpille eingenommen, erinnern Sie sie ruhig an den dazugehörigen Test.

Wenn der Schwangerschaftstest ein brauchbares Ergebnis liefern soll, darf er jedoch frühestens drei Wochen nach dem Einsatz der Notfallverhütung durchgeführt werden. Kurz danach bringt er überhaupt nichts, denn eine eventuelle Schwangerschaft lässt sich zu diesem Zeitpunkt noch nicht nachweisen.

Notfallverhütung hat auch Nebenwirkungen, am häufigsten treten in diesem Zusammenhang Menstruationsstörungen auf. Die Panikpille verschiebt den Eisprung, somit wird auch die Menstruation verschoben. Das ist nicht weiter gefährlich, aber es kann etwas lästig sein. Zum Glück handelt es sich dabei um ein vorübergehendes Problem, das wieder verschwindet. Manche klagen nach der Einnahme der Panikpille auch über Übelkeit. Wer sich unmittelbar nach der Einnahme übergibt, muss eine neue Pille einnehmen. Halten Sie sich an die Packungsbeilage oder die ärztlichen Anweisungen.

Die Kupferspirale enthält keine Hormone, aber auch hier treten anfangs oft Menstruationsstörungen auf. Wer sie als reguläres Verhütungsmittel weiterverwenden möchte, sollte das Ganze erst einmal drei Monate beobachten. Normalerweise pendelt sich die Menstruation mit der Zeit wieder ein.

Gibt es schlechtere und bessere Verhütungsmethoden?

Wir reden ja immer so viel darüber, wie unterschiedlich wir sind, und dass verschiedene Frauen auch verschiedene Verhütungsmittel brauchen, aber das heißt nicht, dass alle Verhütungsmethoden gleich gut sind. Blätter und Honig in der Vagina sind nicht ohne Grund aus der Mode gekommen, und natürliche Verhütungsmethoden haben zu vielen ungeplanten Schwangerschaften geführt. So ist das nun mal.

Nach aktuellem Stand der Wissenschaft ist das Verhütungsstäbchen das derzeit weltbeste Verhütungsmittel, dicht gefolgt von der Hormonspirale.

Viele stellen sich die Frage, wie so eine Qualität überhaupt gemessen werden soll. Wie bestimmt man, welches Verhütungsmittel das beste ist? Und was heißt es eigentlich, dass das Verhütungsstäbchen besser als die Pille ist? Dazu wollen wir zunächst einmal festhalten: Mit »am besten« beziehen wir uns ausschließlich auf die Wirksamkeit eines Mittels, also darauf, wie gut es vor einer ungewünschten Schwangerschaft schützt. Die *Nebenwirkungen* oder die *Beliebtheit* des Verhütungsmittels spielen hierbei keine Rolle. Ob man ein Verhütungsmittel mag oder nicht, ist eine rein subjektive Frage. Wie gut es vor einer Schwangerschaft schützt, kann hingegen objektiv gemessen werden, indem man sich anhand von Studien anschaut, wie viele Frauen unter Verwendung des entsprechenden Verhütungsmittels schwanger werden. Es ist nicht gesagt, dass Sie das objektiv beste Verhütungsmittel auch persönlich bevorzugen. Das Ziel besteht darin, ein Mittel für sich zu finden, das möglichst sicher ist und mit dem man zugleich gut zurechtkommt.

In der Wissenschaft wird zur Beurteilung und Gegenüberstellung unterschiedlicher Verhütungsmittel der sogenannte *Pearl-Index* herangezogen. Dabei handelt es sich um ein Maß für die *Sicherheit* eines Verhütungsmittels, und mit dem Wort *Sicherheit* meinen wir, wie wirksam das Mittel vor einer Schwangerschaft schützt – das hat nichts mit gefährlich oder ungefährlich zu tun. Verhütung ist nicht gefährlich.

Der Pearl-Index gibt also an, wie viele Frauen unter Verwendung eines bestimmten Verhütungsmittels schwanger werden. Ganz konkret steht er für den Anteil Frauen aus einer Gruppe von hundert Verhütungsmittelanwenderinnen, die innerhalb eines Jahres schwanger werden.*

---

* Es ist ein verbreitetes Missverständnis, dass der theoretisch höchste Pearl-Index bei 100 liegt, so als handele es sich dabei um Prozent. Würden aber alle Frauen in einer Studie im Laufe ihres ersten Zyklus schwanger, läge

Möchte man beispielsweise die Sicherheit eines neuen Pillentyps erforschen, lässt man ihn von einer Gruppe Frauen testen und schaut, wie viele von ihnen unter Anwendung des Präparats schwanger werden und wie viele nicht. Mit Hilfe solcher Ergebnisse aus vielen verschiedenen Studien können Statistiker die einzelnen Verhütungsmittel entsprechend ihrer Wirksamkeit auf einer Rangliste anordnen. Aber wie kommt der Unterschied zwischen den Verhütungsmitteln zustande?

Es gibt zwei Faktoren, die für die Wirksamkeit eines Verhütungsmittels eine Rolle spielen. Beim ersten geht es um die Anwendung. Wie wir gesehen haben, kann es bei manchen Verhütungsmitteln zu Anwendungsfehlern kommen, und das macht sie automatisch weniger sicher als Mittel, die man nicht falsch anwenden kann.

Nehmen wir zum Beispiel den »Rückzieher«. Hier soll der Mann sich bekanntlich kurz vor dem Höhepunkt aus der Vagina der Frau zurückziehen, so dass das Sperma auf der Matratze, den Brüsten oder sonst irgendwo landet. Aber wie viele von uns wissen, ist ein frühzeitiger Rückzieher nicht besonders verlockend. Im Eifer des Gefechts will man so gern nur noch ein *bisschen* weitermachen, und geht es ein einziges Mal schief, kann das schon ausreichend für eine Schwangerschaft sein. Diese potentielle Fehlerquelle macht den Rückzieher zu einer unzuverlässigen Verhütungsmethode, weshalb er in medizinischen Fachkreisen wie auch bei Leuten, die nicht schwanger werden wollen, ausgesprochen unbeliebt ist. Fehlen ist menschlich, das spielt hier immer mit rein, auch wenn die Methode – perfekt ausgeführt – im Grunde ziemlich sicher wäre.

---

der Pearl-Index bei etwa 1200. Das ist ziemlich verwirrend und eigentlich auch nicht so wichtig, außer man gehört zu den besonders interessierten Nerds. So wie wir.

Die Pille, die zu den üblichsten Verhütungsmitteln zählt, ist ebenfalls ein echter Loser, was die fehlerfreie Anwendung angeht. Im Prinzip könnte ihr zweiter Vorname »Anwendungsfehler« sein. Es ist wahnsinnig schnell passiert, dass man versehentlich ein oder zwei Dragees auslässt. Alle, die schon mal in einem fremden Bett, weit weg von Zahnbürste und Pillenpackung, aufgewacht sind, wissen das nur zu gut. Von den Frauen, die unter Anwendung der Pille schwanger werden, vertun sich viele aufgrund der pillenfreien Woche. Die tägliche Routine ist unterbrochen, sie kommen aus dem Rhythmus und beginnen nicht zum richtigen Zeitpunkt wieder mit der Einnahme. Eine Pille vergessen kann jede. Wir alle haben mal einen zerstreuten Tag, manche sogar täglich.

Das Verhütungsstäbchen ist da schon sicherer, denn das sitzt unter der Haut und wirkt, ohne dass man irgendetwas zu tun braucht. Man kann es nicht vergessen, außer, wenn es gewechselt werden muss, und das ist nur jedes dritte Jahr der Fall. Beim Verhütungsstäbchen kann es also nicht zu Anwendungsfehlern kommen. Es funktioniert völlig unabhängig von Gedächtnis und täglicher Routine der Anwenderin.

Ein Faktor, der für die Wirksamkeit eines Verhütungsmittels von Bedeutung ist, betrifft also die Anwendung und nicht das Mittel selbst. Diesen Faktor nennen wir *Anwendungsfehler.*

Der einen oder anderen mag es vielleicht ungerecht erscheinen, dass ein Verhütungsmittel als schlecht eingestuft wird, nur weil die Verbraucher es nicht richtig anwenden. Dafür kann doch das Mittel nichts? Das kann man schon so sehen, aber im Grunde, finden wir, braucht auf die nichtexistierenden Gefühle von Verhütungsmitteln niemand Rücksicht zu nehmen. Studien zeigen, dass wir Menschen zum Fehlermachen neigen, wenn die Möglichkeit dazu besteht, und das beeinflusst nun mal die Sicherheit des Verhütungsmittels. Außerdem ist doch das Ziel, dass ungeplante Schwangerschaften vermieden werden, und nicht, dass das Verhütungsmittel, das einem am besten gefällt, einen Beliebtheitswettbewerb gewinnt.

Der zweite Faktor für die Sicherheit eines Verhütungsmittels betrifft seine eigentliche Qualität. Viele glauben, wenn man keine Kinder (mehr) haben möchte, wäre es am sichersten, sich sterilisieren zu lassen. Bei einer Sterilisierung werden die Eileiter durchtrennt, so dass die Eizelle nicht mehr vom Eierstock in die Gebärmutter wandern kann, aber selbst nach einem solchen Eingriff wird immer noch eine von zweihundert Frauen im Jahr schwanger. Da schneidet sowohl das Verhütungsstäbchen als auch die Hormonspirale besser ab. Diese Art von Fehler, die das Verhütungsmittel selbst und nicht den Verbraucher betrifft, nennen wir *Methodenfehler*.

Mit dem Verhütungsstäbchen wird so gut wie niemand schwanger, aber in der Medizin ist nichts einfach nur schwarz oder weiß. Irgendwo wird trotzdem irgendwer schwanger, egal mit welchem Verhütungsmittel. Hat eine Frau Sex mit einem Mann, kann man leider niemals nie sagen, höchstens »fast nie«, und das soll uns erst einmal reichen.

Da wir bei Verhütungsmethoden zwei verschiedene Fehlertypen haben – Anwendungs- und Methodenfehler –, wird auch ihre Sicherheit in zweierlei Hinsicht bestimmt. Wir unterscheiden zwischen »perfekter Anwendung« und »normaler Anwendung«. Perfekte Anwendung liegt vor, wenn das Verhütungsmittel vollkommen fehlerfrei eingesetzt wurde. Also keine vergessenen Pillen, kein zu später Rückzieher und kein Vaginalring, der beim Feiern in der Stadt im Klo landet. Um normale Anwendung dagegen handelt es sich, wenn die Frau ihr Bestes tut, um das Verhütungsmittel korrekt zu verwenden, wie wohl die meisten von uns, ihr aber trotzdem hier und da ein Fehler unterläuft.

Der Unterschied zwischen perfekter und normaler Anwendung kann sehr groß bis quasi nichtexistent sein, je nachdem, wie viele

Anwendungsfehler bei dem entsprechenden Verhütungsmittel möglich sind.

Führt man ein Leben wie ein Schweizer Uhrwerk, ist kein bisschen chaotisch oder zerstreut und hat bei der Pille beispielsweise alles unter Kontrolle, dann liegt das persönliche Schwangerschaftsrisiko wohl eher in der Nähe des Pearl-Index für »perfekte Anwendung« als bei dem für »normale Anwendung«. Da kennt sich jede Frau selbst am besten und kann das für sich beurteilen. Lebt man aber nicht ganz so vorhersehbar, könnte es sich lohnen, ein Verhütungsmittel in Erwägung zu ziehen, das bombensicher ist, egal, wie viele Fehler man macht. Verhütungsmittel, bei denen es keine Anwendungsfehler gibt, zum Beispiel das Verhütungsstäbchen und die Spirale, sind bei perfekter und normaler Anwendung gleich sicher. Hier ist nämlich die normale Anwendung bereits perfekt, ohne dass man sich auch nur im Geringsten anzustrengen braucht.

Welche Verhütungsmittel sind nun also am besten? In der folgenden Tabelle finden Sie eine Auswahl unterschiedlicher Verhütungsmethoden. Die Zahlen stammen von der Weltgesundheitsorganisation (WHO) und wurden 2015 zuletzt aktualisiert. Einhergehend mit der Entwicklung neuer Verhütungsmethoden oder neuen wissenschaftlichen Untersuchungen zu den bereits existierenden Methoden, können sich diese Angaben jedoch ändern.

Will man sich für ein Verhütungsmittel entscheiden, kann ein Blick auf solche Testergebnisse ganz hilfreich sein. Wir würden allerdings so vielen wie möglich empfehlen, auf eine der sichersten Methoden zu setzen, die über einen längeren Zeitraum hinweg wirken und keine Anwendungsfehler zulassen.

Die Sicherheit der Verhütungsmittel[140]

	Perfekte Anwendung Wie viele werden schwanger?	**Normale Anwendung** Wie viele werden schwanger?	**Sicherheit des Verhütungsmittels**
Verhütungsstäbchen	0,05 %	0,05 %	99,95 %
Hormonspirale	0,2 %	0,2 %	99,8 %
Sterilisierung Männer	0,1 %	0,1 %	99,9 %
Sterilisierung Frauen	0,5 %	0,5 %	99,5 %
Kupferspirale	0,6 %	0,6 %	99,2–99,4 %
Dreimonatsspritze	0,3 %	3 %	97–99,7 %
Pille	0,3 %	8 %	92–99,7 %
Kondom	2 %	15 %	85,98 %
Rückzieher	4 %	27 %	73–96 %
Messen der Basaltemperatur	1 %	25 %	79–99 %
Untersuchung des Gebärmutterhalsschleims	4 %	14 %	86–96 %
Keine Verhütung		85–90 %	15 %

Temperaturmessung und Sicherheit

Auf eine Verhütungsmethode aus der Liste möchten wir gern noch gesondert eingehen. Die Firma Natural Cycles, die durch Online-Anzeigen auf profilierten Blogs für sich wirbt, hat in der norwegischen und schwedischen Bloggerwelt eine heftige Diskussion über das Messen der Körpertemperatur zu Verhütungszwecken ausgelöst. Natural Cycles bietet eine App an, die ausgehend von täglichen Temperaturmessungen, selbst vorgenommen und ins Handy eingetragen, die fruchtbaren Tage der jeweiligen Nutzerin errechnet. Bei dieser Vorgehensweise verspricht der Anbieter eine Sicherheit von 99,9 Prozent.

Diese Zahl macht uns skeptisch, und da sind wir nicht die Einzigen. Auch vom Sprecher der norwegischen Arzneimittelbehörde[141] hagelte es harsche Kritik für den Anbieter und die Blogger, die auf ihren Seiten für Natural Cycles geworben haben.

Wie die Tabelle zeigt, gibt es der Weltgesundheitsorganisation zufolge nur ein einziges seriöses Verhütungsmittel, das zu 99,9 Prozent sicher ist, nämlich das Verhütungsstäbchen, das sicherste Verhütungsmittel der Welt. Es bietet sogar volle 99,95 Prozent Sicherheit, und zwar sowohl bei normaler als auch bei perfekter Anwendung. Das zweitsicherste Verhütungsmittel der Welt, die Hormonspirale, verspricht eine 99,8-prozentige Sicherheit.

Das Messen der Körpertemperatur, auf der die Natural-Cycles-Methode beruht, bietet der WHO zufolge bei normaler Anwendung eine Sicherheit von gerade mal 75 Prozent, das heißt, von 100 Frauen, die mit Hilfe von Temperaturmessungen verhüten, werden 25 im Laufe eines Jahres schwanger. Es ist zwar richtig, dass die Methode bei perfekter Anwendung zu 99 Prozent sicher sein kann – das heißt, eine von 100 Frauen wird schwanger –, aber denken Sie daran, dass perfekte Anwendung eine theoretische Größe ist, die für die meisten Frauen nichts mit der Wirklichkeit zu hat.

Die Temperaturmethode verlangt uns so viel ab, dass eine fehlerfreie Anwendung unrealistisch ist, egal, wie fancy die App ist, die wir dazu verwenden. Hier wimmelt es nämlich von potentiellen Fehlern, von denen der naheliegendste Sex am falschen Tag ist. Wir kennen selbst mehrere Pärchen, die trotz der App schwanger geworden sind, eben weil sie sich im entscheidenden Zeitfenster nicht beherrschen konnten.

Hinzu kommen diverse Methodenfehler, und genau die sorgen dafür, dass manche Frauen nie die höchste Sicherheitsstufe erreichen können, auch wenn sie die Methode noch so gewissenhaft anwenden. Hat man beispielsweise Fieber, unregelmäßige Blutungen oder einen zusätzlichen Eisprung im Laufe eines Zyklus, wird es schon schwierig mit der Ermittlung der fruchtbaren Tage anhand der Körpertemperatur. Solche Faktoren hat man einfach nicht unter Kontrolle.

Dennoch ist es aber durchaus möglich, dass die Wahrscheinlichkeit, schwanger zu werden, bei normaler Anwendung niedriger ist, wenn man eine App zu Hilfe nimmt. Rechenfehler und dergleichen werden dadurch eher geringgehalten, und bei der Einschätzung des Schwangerschaftsrisikos können frühere Messergebnisse herangezogen werden, die über einen längeren Zeitraum gesammelt wurden. Eine von Natural Cycles finanzierte Studie fand heraus, dass die App die Sicherheit bei normaler Anwendung von 75 auf 92,5 Prozent erhöhte. 7,5 Prozent aller Frauen wurden also innerhalb eines Jahres schwanger. Diese selbstproduzierten Zahlen entsprechen, sofern sie stimmen, in etwa der Sicherheit der Pille bei normaler Anwendung.[142] Nicht damit wird jedoch geworben, sondern mit 99,9 Prozent, was wir einigermaßen irreführend finden.

Wer mit Natural Cycles verhüten will, sollte zunächst einmal einen regelmäßigen Zyklus haben, ein enorm strukturiertes Leben führen, sich jeden Morgen Zeit zum Temperaturmessen nehmen, Sex zur falschen Zeit mit eisernem Willen widerstehen können (oder gern auch mal ein Kondom benutzen) und gegen eine mögliche Schwangerschaft grundsätzlich nichts einzuwenden haben. Sofern Sie sich in dieser Beschreibung wiedererkennen, spricht nichts gegen die Verwendung von Natural Cycles oder anderen Techniken, die auf der Temperaturmethode beruhen. Wollen Sie aber um jeden Preis eine Schwangerschaft vermeiden, würden wir Ihnen eine andere Verhütungsmethode empfehlen.

Hormonelle Verhütung und Menstruation

Hormonelle Verhütung hat einen Einfluss auf den Menstruationszyklus. Das merken Sie daran, dass sich die Monatsblutung verändert. Bei den meisten Frauen wird sie insgesamt schwächer und kürzer, aber so ist es nicht bei allen. Die Blutungen können auch unregelmäßig auftreten oder ganz verschwinden. Das finden viele etwas unheimlich, denn zur ausgebliebenen oder übersprungenen Regel gibt es so manche Mythen. Die Blutungen kommen doch, weil sie natürlich sind, denken viele, werden sie denn dann nicht von unserem Körper gebraucht? Sollen wir Mutter Natur wirklich so reinpfuschen?

Wie wir im Kapitel über die Menstruation bereits gesehen haben, deutet nichts darauf hin, dass die Menstruationsblutung an sich einen Vorteil für uns darstellt. Das gilt erst recht, wenn man hormonell verhütet. Unter Einwirkung eines hormonellen Verhütungsmittels ist der Menstruationszyklus kein normaler Zyklus mehr, und die meisten hormonellen Mittel unterbinden den Zyklus sogar ganz. Bei den Blutungen, die noch auftreten, handelt es sich deshalb auch nicht um ganz normale Regelblutungen, sondern um sogenannte *Abbruchblutungen*.

Schauen wir uns zunächst einmal an, was bei der Verwendung von Kombinationspräparaten mit der Menstruation passiert. Die Wissenschaftler, die vor über fünfzig Jahren die Pille entwickelten, bauten damals eine pillenfreie Woche ein, um eben einmal im Monat eine Abbruchblutung zuzulassen. Sie dachten, die Pille als Verhütungsmittel wäre leichter zu akzeptieren, wenn die Hormone so etwas wie einen normalen Menstruationszyklus mit regelmäßigen Blutungen alle vier Wochen simulieren. Was sie im

Körper bewirken, ähnelt zwar einem natürlichen Zyklus, aber »natürlich« im eigentlichen Sinne ist der nicht, genauso wenig wie die Blutung. Ebenso ist es keineswegs unnatürlich, die Monatsblutung zu überspringen.

Das Wachstum des Endometriums wird normalerweise durch Östrogen angeregt, und aus der angewachsenen Schleimhaut wird dann die Menstruation. Das in Kombinationspräparaten enthaltene Östrogen lässt das Endometrium ebenfalls jeden Monat ein kleines bisschen wachsen, weshalb die meisten Frauen, die mit Pille, Hormonpflaster oder Vaginalring verhüten, eine Abbruchblutung bekommen, wenn sie für sieben oder weniger Tage eine Pause einlegen, auch wenn sie gar keinen normalen Zyklus haben. Das Schleimhautwachstum ist allerdings unter Einfluss des hormonellen Verhütungsmittels weniger ausgeprägt als normal, und deshalb ist es auch nicht unbedingt notwendig, genauso oft zu bluten wie sonst. Monat für Monat kann in vielen Fällen überflüssig sein.

Wer mit einem Kombinationspräparat verhütet, kann die Menstruation beliebig oft überspringen oder die Pille sogar durchgehend einnehmen und nur, wenn es gerade passt, eine Pause für die Blutung einlegen. Das ist nicht gefährlich und funktioniert sehr gut. Das im Kombinationspräparat enthaltene Gestagen hält das Endometrium fest, so dass es nicht abblutet.

Haben Sie mit einem Kombinationspräparat oft genug die Abbruchblutung übersprungen, werden Sie wahrscheinlich früher oder später eine sogenannte *Durchbruchblutung* bekommen. Das Gestagen hält das Endometrium fest, so lange es kann, aber irgendwann wird es zu viel. Von einer Durchbruchblutung ist dann die Rede, wenn es unter Einnahme von Hormonen zu einer Blutung kommt, also außerhalb der kurzen Pause, die bei der Pille, dem Vaginalring oder dem Hormonpflaster eingelegt werden kann. Dabei kann es sich dann um Spotting handeln, also unregelmäßige leichtere Blutungen, oft nur ein paar Tropfen in der

Unterhose, oder auch um eine stärkere menstruationsähnliche Blutung. Das ist normal und bedeutet einfach nur, dass es an der Zeit ist, eine Pause von maximal sieben Tagen einzulegen. Anschließend können Sie die Abbruchblutung wieder weiter überspringen.

Viele glauben, anhand der monatlichen Blutung, die beim Verhüten mit Hormonpräparaten auftritt, ließe sich ablesen, ob eine Schwangerschaft vorliegt oder nicht, und zu häufiges Überspringen würde die Anzeichen einer eventuellen Schwangerschaft verdecken, aber das ist nicht ganz richtig. Mit Kombinationspräparaten kann die Blutung sogar ganz verschwinden, pillenfreie Woche hin oder her. Das muss nicht unbedingt heißen, dass man schwanger ist. Gleichzeitig können bei einer Schwangerschaft durchaus leichte Blutungen auftreten. Die Blutungen, die beim Verhüten mit Hormonen auftreten, sind oft nicht sehr stark und anders beschaffen als die reguläre Menstruation. Trotz Blutung in der pillenfreien Woche können Sie also durchaus schwanger sein. Unsere wichtigste Botschaft lautet hier: Verlassen Sie sich auf Ihr Verhütungsmittel. Kombinationspräparate sind sicher, wenn sie richtig angewandt werden, und bemerken Sie Veränderungen oder haben das Gefühl, möglicherweise schwanger zu sein, ist ein Schwangerschaftstest die einzige Möglichkeit, dem auf den Grund zu gehen.

Viele Frauen haben relativ häufig Durchbruchblutungen, was auf die Dauer recht lästig sein kann. Für manche kann ein anderes Verhütungsmittel die Lösung des Problems sein. Wer eine Pille mit niedriger Östrogendosis verwendet, könnte es mal mit einem höher dosierten Präparat versuchen. Höhere Östrogendosierungen halten die Blutung nämlich besser in Schach. Viele haben mit Microgynon beispielsweise weniger Beschwerden als mit Miranova. Zu welchem Präparat in Ihrem Fall gewechselt werden sollte, besprechen Sie am besten mit Ihrer Ärztin oder Ihrem Arzt.

Unter Einfluss von Gestagenpräparaten verhält sich die Menstruation ganz anders als bei der Verwendung von Kombinationspräparaten. Der Hauptunterschied besteht darin, dass sich der Verlauf des Zyklus hier weder vorhersehen noch beeinflussen lässt. Das liegt daran, dass jeden Tag dieselbe Hormondosis eingenommen wird, ohne Pause. Sobald Sie die Einnahme unterbrechen, sind Sie nicht mehr geschützt. Aufgrund der ununterbrochenen Hormonzufuhr kommt es immer dann zu einer Blutung, wenn das Gestagen das Endometrium nicht mehr festhalten kann, und das kann jederzeit der Fall sein. Im Prinzip sind alle Blutungen, die bei der Verwendung von Gestagenpräparaten auftreten, Durchbruchblutungen, da es hier keinen geregelten Zeitpunkt für eine Abbruchblutung gibt.

Das Gestagen verhindert das Abbluten der Gebärmutterschleimhaut. Außerdem baut sich die Schleimhaut nicht ganz so stark auf wie sonst. Gestagenpräparate enthalten nämlich kein Östrogen, und so gibt es hier nichts, was die Gebärmutterschleimhaut zum Wachsen anregt. Aus diesem Grund kann es auch sein, dass überhaupt keine Blutung mehr auftritt. Viele bekommen aber eine, schließlich haben wir schon von Natur aus eine gewisse Menge Östrogen im Körper.

Beginnt man mit einem Gestagenpräparat, ist das ein bisschen wie russisches Roulette. Man kann nicht vorhersagen, wie die Menstruation zukünftig ausfällt, aber es gibt drei verschiedene Möglichkeiten: regelmäßige Blutungen, keine Blutungen oder unregelmäßige Blutungen.

Viele glauben, mit Verhütungsstäbchen oder Hormonspirale würde die Menstruation auf jeden Fall verschwinden, und genau aus dem Grund entscheiden sich auch viele für diese Verhütungsmethoden. Die Annahme stimmt allerdings nicht so ganz. Bei vielen verschwindet die Blutung zwar, aber es besteht trotzdem die Möglichkeit, dass man auf sehr unregelmäßigen Blutungen oder einem ganz und gar regelmäßigen Zyklus sitzenbleibt. So oder so nimmt die Blutungsmenge unter Einwirkung der zugeführten Hormone auf jeden Fall ab.

Genau wie bei Kombinationspräparaten ist auch beim Verhüten mit Gestagen eine Blutung kein Ausschlusskriterium für eine Schwangerschaft. Wir haben schon Fragen von Mädchen bekommen, die alle drei Monate einen Schwangerschaftstest machen, weil sie wegen ihres Verhütungsmittels keine Menstruation mehr haben. Das ist allerdings unnötig und nur teuer. Verwendet man Gestagenpräparate, ist die Blutung kein guter Indikator für das Bestehen oder Nichtbestehen einer Schwangerschaft. Einen Test macht man sinnvollerweise nach einem Anwendungsfehler, wenn unklar ist, wie gut man noch geschützt ist.

Obwohl die Kupferspirale nicht zu den Hormonpräparaten gehört, kann auch sie Einfluss auf die Menstruation haben. Im Gegensatz zu hormonellen Verhütungsmitteln, die die Blutung eher schwächen, haben viele mit der Kupferspirale kräftigere Blutungen und stärkere Menstruationsschmerzen als vorher. Davon sind vor allem Frauen betroffen, die ohnehin schon mit starken, langwierigen oder schmerzhaften Blutungen zu kämpfen haben. Aufgrund dieser Beschwerden lassen sich zehn Prozent die Kupferspirale innerhalb des ersten Jahres auch wieder entfernen.[143]

Wie lässt sich die Menstruation verschieben?

Manchmal kommt die Menstruation einfach ungelegen. Man will vielleicht einen Badeurlaub machen, mit dem Liebsten von Hütte zu Hütte wandern oder in der Woche vor der Prüfung lieber auf Blut und Schmerzen verzichten. Alle Frauen, die eine Menstruation haben, kennen das, vor allem, wenn sie unter starken, schmerzhaften Blutungen zu leiden haben. Passt es gerade mal gar nicht, kann man versuchen, die Blutung zu verschieben.

Am leichtesten gelingt das mit einem Kombinationspräparat,

also Pille, Hormonpflaster oder Vaginalring.[144] Man kann aber auch ein verschreibungspflichtiges Medikament verwenden, das extra zu diesem Zweck entwickelt wurde.[145]

Mit Kombinationspräparaten gehen Sie folgendermaßen vor:

Einphasenpillen: Hormonhaltige Pillen werden normalerweise über einen Zeitraum von 21 oder 24 Tagen eingenommen, woraufhin eine hormonfreie Phase von sieben oder vier Tagen vorgesehen ist. In dieser pillenfreien Phase setzt eine Blutung ein. Möchten Sie die Blutung überspringen, gehen Sie einfach direkt zur nächsten Packung über, nachdem Sie das letzte hormonhaltige Dragee eingenommen haben. Bei einem Design mit 21 Hormonpillen (zum Beispiel Microgynon oder Miranova) lässt man also einfach die pillenfreie Woche aus. Sind in der Packung Zuckerpillen enthalten, die die Gesamtzahl auf 28 ergänzen, können diese einfach weggeworfen werden. Bei Präparaten wie Yaz oder Zoely, die ein Design von 24 Hormondragees plus vier Tage Pause haben, überspringt man ebenfalls die Pause und beginnt stattdessen direkt mit einer neuen Packung. Sie können die Menstruation auch mit den Mehrphasenpräparaten Synphasec und Qlaira überspringen, aber dazu sind etwas ausführlichere Erläuterungen notwendig. Wer diese Pillen einnimmt, sollte die Anweisungen in der Packungsbeilage beachten und sich mit Fragen an eine Ärztin oder einen Arzt wenden.

Vaginalring: Normalerweise trägt man den Vaginalring drei Wochen am Stück und legt dann eine einwöchige Pause ein, die wir ringfreie oder hormonfreie Woche nennen können. Im Laufe dieser Woche setzt eine Blutung ein. Möchten Sie darauf verzichten, können Sie nach drei Wochen einfach einen neuen Ring einsetzen, ohne vorher eine Pause einzulegen.

Hormonpflaster: Hormonpflaster werden normalerweise drei Wochen lang im wöchentlichen Rhythmus gewechselt und in der vierten Woche weggelassen. Dann ist es Zeit für die Blutung. Um diese zu überspringen, können Sie in Woche vier einfach ein neues Pflaster verwenden, anstatt die reguläre Pause einzulegen.

Ohne Kombinationspräparate gehen Sie folgendermaßen vor:

Das Medikament Primolut N enthält ein Hormon, das die Menstruation verschiebt. Für Frauen, die nicht mit einem östrogenhaltigen Verhütungsmittel anfangen wollen, kann das eine Möglichkeit sein, die Menstruation um eine kürzere Periode von bis zu zwei Wochen hinauszuzögern.

Mit Primolut N beginnen Sie drei Tage vor der Menstruation und nehmen dann dreimal pro Tag jeweils eine Tablette ein. Hier muss man also ziemlich genau wissen, wann mit der nächsten Menstruation zu rechnen ist. Ohne regelmäßigen Zyklus ist es schwierig, mit Primolut N das gewünschte Ergebnis zu erzielen. Die Einnahme von drei Tabletten am Tag wird so lange fortgeführt, wie die Menstruation verschoben werden soll, aber maximal 14 Tage. Ein paar Tage nach der letzten Tablette setzt dann die Blutung ein. Sie lässt sich mit anderen Worten nicht beliebig lange hinauszögern.

Für Primolut N brauchen Sie ein Rezept. Das Medikament ist für die meisten Frauen geeignet, aber manche sollten lieber die Finger davon lassen, das klärt im Einzelfall die Ärztin oder der Arzt. Da es sich bei dem Präparat nicht um ein Verhütungsmittel handelt, sollte während der Einnahme unbedingt mit Kondomen verhütet werden. Die Kosten belaufen sich in Deutschland auf etwa 50 Euro pro Packung.

Die Pille optimal verwenden – So geht's

Das mit der Pille kann extrem nervig sein, aber trotzdem erfreut sich diese Verhütungsmethode großer Beliebtheit. Wie wir bereits gesehen haben, kann es trotz Pille zu einer Schwangerschaft kommen, was vor allem damit zu tun hat, dass sich hier so schnell der Fehlerteufel einschleicht.

Was aber echt praktisch ist: Richtig angewandt, lassen sich mit der Pille nicht nur das Schwangerschaftsrisiko, sondern auch Menstruationsstörungen und die Anzahl der Blutungen reduzieren. Das funktioniert mit allen Kombinationspräparaten, also auch mit Hormonpflastern und Vaginalring. Bei Mehrphasenpillen sind gesonderte ärztliche Hinweise zu beachten.

Die Pille und andere Kombinationspräparate sind sicher, solange sie korrekt angewandt werden. Wie wir mittlerweile wissen, ist bei allen Kombinationspräparaten eine hormonfreie Phase vorgesehen. Drei Wochen (21 Tage) führt man dem Körper Hormone zu, und dann folgt eine Woche (sieben Tage) ohne Hormone, das heißt entweder ganz ohne Pille oder mit Zuckerdragees. Im Laufe dieser sieben Tage setzt eine *Abbruchblutung* ein. Mit Yaz und Zoely werden 24 Tage lang Hormonpillen eingenommen, und die anschließende Pause umfasst vier Tage.

21 und 7 bzw. 24 und 4 sind enorm wichtige Zahlen, wenn es um Kombinationspräparate geht. Sie markieren nämlich zwei wichtige *Grenzen*.

Kombinationspräparate müssen *mindestens 21 bzw. 24 Tage* lang eingenommen werden, damit die Verhütung sicher funktioniert. Nimmt man an weniger als an 21 bzw. 24 aufeinanderfolgenden Tagen Hormone ein, weil man zum Beispiel die letzten beiden Dragees in der Packung vergessen hat und so nur auf 19 bzw. 22 Tage kommt, besteht die Gefahr, dass die Wirkung beeinträchtigt ist und ein Eisprung erfolgt. Dann kann man schwanger werden. Die Zahlen 21 und 24 stehen also für mindestens 21 bzw.

24 Tage. Verlängern kann man diesen Zeitraum ohne Probleme. Solange Sie die Mindestgrenze einhalten, können Sie die Pille 30, 50 oder auch 100 Tage am Stück einnehmen. Ganz wie Sie wollen.

Die Zahl 7 (oder 4, wenn man Zoely oder Yaz verwendet) steht für die Obergrenze der hormonfreien Phase, die *maximal sieben oder vier Tage* dauern darf. Länger nicht. Sobald dieser Zeitraum überschritten wird, ist man nicht mehr vor einer Schwangerschaft geschützt. Es ist kein Problem, die Pause zum Beispiel auf drei Tage zu verkürzen. Wer nur eine kurze Blutung von beispielsweise zwei Tagen hat, kann sogar schon am dritten Tag wieder mit der Hormoneinnahme beginnen, aber länger als sieben bzw. vier Tage dürfen Sie nicht pausieren. Dann kann es zum Eisprung kommen, und Sie laufen Gefahr, schwanger zu werden.

Solange man dem Körper mit Einphasenpillen, Hormonpflastern oder einem Vaginalring an mindestens 21 bzw. 24 aufeinanderfolgenden Tagen Hormone zuführt und maximal sieben bzw. vier Tage pausiert, kann man die Kombinationspräparate im Grunde verwenden, wie man lustig ist. Da so viele ungeplante Schwangerschaften aus Fehlern bezüglich der pillenfreien Woche hervorgehen, kann die Anzahl dieser Wochen ruhig auf ein Minimum reduziert werden. Das macht die Verhütung nur effektiver.

Hat man die Menstruation lange genug verschoben, kommt es irgendwann zu einer Durchbruchblutung. Damit sagt Ihnen Ihr Körper im Grunde selbst, wann er eine Hormonpause braucht. Durch eine kontinuierliche Einnahme der Pille und Pausen je nach Bedarf können Sie sich Ihren eigenen, individuellen Zyklus erstellen, bei dem es nicht öfter zu einer Blutung kommt als absolut notwendig.

Nehmen Sie also kontinuierlich Hormone ein, bis Sie eine Blutung bekommen, und pausieren Sie dann, bis die Blutung vorüber ist, ruhig auch kürzer als sieben bzw. vier Tage. Nach der Pause beginnen Sie wieder mit der Hormoneinnahme und führen sie bis zur nächsten Durchbruchblutung fort. Das ist vollkommen in

Ordnung, solange Sie sich an die magische Mindestgrenze von 21 bzw. 24 Tagen halten. Tritt beispielsweise bereits nach zehn Tagen eine Blutung auf, müssen Sie trotzdem weiter Hormone einnehmen, bis Sie auf insgesamt 21 bzw. 24 kommen, sonst ist der Schutz vor einer Schwangerschaft nicht gegeben.

Hormonelle Verhütung – Ist das nicht gefährlich?

Ihnen ist sicher auch schon aufgefallen, dass »natürlich« das neue Ideal ist. Wörter wie Detox, Parabene, Juicing und Superfood sind derzeit in aller Munde. Die Botschaft selbsternannter Gesundheitsgurus ist klar: »Künstliche« Zusatzstoffe tun dem Körper nicht gut. Man darf nicht so viel an ihm herummanipulieren.

Über Nacht ist grüner Saft zum angesagtesten Modeaccessoire geworden, während hormonelle Verhütung plötzlich out ist. Junge Damen scheuen sich neuerdings vor der Pille aus Angst vor unheimlichen Nebenwirkungen. Immer öfter hören wir von Leuten, die angeblich keine hormonellen Verhütungsmittel vertragen, so als könnte man eine Allergie dagegen entwickeln. Andere erkundigen sich nach einer Hormonpause, einer Art Entschlackungskur, um den Körper von *fremden Substanzen* zu reinigen.

Einhergehend mit dem zunehmenden Fokus auf Reinheit und Natürlichkeit fühlen sich viele von ihren Ärzten nicht ernst genommen – die Mediziner bagatellisieren ihre Sorge vor Nebenwirkungen oder versuchen, die Probleme unter den Teppich zu kehren. Als Folge davon treibt viele Frauen eine quälende Unsicherheit in Bezug auf die Verträglichkeit ihres Verhütungsmittels um, so dass sie am Ende unseriöse Informationsquellen zu Rate ziehen.

Etwa ein Drittel aller Frauen, die mit der Pille beginnen, setzen sie innerhalb der ersten sechs Monate wieder ab.[146] Ungefähr die

Hälfte dieser Frauen führt als Grund dafür Nebenwirkungen an.[147] Körperliche Veränderungen können sich unheimlich anfühlen, wenn man nicht weiß, woher sie kommen und was sie bedeuten. Wir finden es wichtig, dass man sowohl über die negativen als auch über die positiven Seiten von hormoneller Verhütung informiert ist, um gute Entscheidungen für den eigenen Körper treffen zu können. Wissen verleiht Sicherheit.

Gleichzeitig ist uns daran gelegen, das häufig heraufbeschworene Schreckensbild ein wenig zu relativieren. Die Medien vermitteln manchmal den Eindruck, als wären wir über die Nebenwirkungen hormoneller Verhütungsmittel überhaupt nicht im Bilde, als würde mit der Gesundheit junger Frauen russisches Roulette gespielt. Das ist jedoch zum Glück nicht richtig. Die Pillenpackung, die Sie heutzutage in der Apotheke bekommen, enthält eins der am gründlichsten untersuchten Arzneimittel der Welt. Der Wissenschaft steht ein gigantisches Zahlenmaterial zur Verfügung, da seit den 1960ern viele Millionen Frauen in weiten Teilen der Erde die Pille benutzen. Eventuell unbekannte Langzeiteffekte hormoneller Verhütung wären längst entdeckt, wenn es welche gäbe, vor allem, wenn man bedenkt, dass die ersten Pillen auf dem Markt bis zu fünfmal so hoch dosiert waren wie die heute erhältlichen.

Was ist eine Nebenwirkung?

Bevor wir uns einzelnen Nebenwirkungen zuwenden können, müssen wir erst einmal verstehen, was eine Nebenwirkung überhaupt ist. Medikamente werden entwickelt, damit sie eine bestimmte Wirkung auf den Körper ausüben, zu diesem Zweck nehmen wir sie ein. Im Fall von hormonellen Verhütungsmitteln geht es darum, eine Schwangerschaft zu verhindern. Nebenwirkungen sind alle anderen Effekte, die das Medikament darüber hinaus noch auf den Körper hat, und die können positiv oder negativ ausfallen. Viele bekommen beispielsweise durch die Verwendung eines hormonellen Verhütungsmittels weniger Pickel. Das ist eine Nebenwirkung, auch wenn sie als etwas Positives empfunden wird. Ein Blutgerinnsel dagegen gehört zu den Nebenwirkungen, die sich wohl niemand von uns wünscht.

In dem Film *Sie liebt ihn – Sie liebt ihn nicht* (1998) folgen wir Gwyneth Paltrow durch zwei parallel verlaufende Schicksale: Im einen Szenario erreicht sie abends auf dem Weg nach Hause noch gerade rechtzeitig die U-Bahn, im anderen nicht. Dieses kleine Detail hat große Konsequenzen für ihr weiteres Leben. Genauso verhält es sich mit unserem Körper. Er ist ein derart komplexes System, dass man unmöglich nur eine einzige Funktion beeinflussen kann, ohne dadurch noch auf andere Prozesse im Körper einzuwirken. Eine Nebenwirkung bedeutet nicht, dass das Medikament schädlich ist, sondern nur, dass es wirkt. Wenn irgendjemand behauptet, ein bestimmtes Medikament habe keine Nebenwirkungen, sollten Sie skeptisch sein. Das heißt nämlich entweder, dass derjenige lügt, oder, dass der Stoff nicht die geringste Wirkung hat.

Für Ärzte und Gesundheitsbehörden sind Nebenwirkungen ein wichtiges Thema. Sie sind ein notwendiges Übel, das wissen wir, aber Ziel ist immer, sie möglichst gering zu halten. Aus diesem Grund ist es auch so schwierig, für ein neues Präparat eine Arzneimittelzulassung zu bekommen. Der Hersteller muss zunächst einmal nachweisen, dass die positiven Effekte des Medikaments mit größter Wahrscheinlichkeit die negativen Effekte aufwiegen. Hinter jedem neuen Medikament liegen jahrelange Studien und kontrollierte Versuche, eben weil man ganz sicher wissen muss, welche Nebenwirkungen dabei zu erwarten sind.

Hat es ein neues Präparat endlich auf den Markt geschafft, wird es von den Arzneimittelbehörden, die unabhängig von der Arzneimittelindustrie agieren, ganz genau im Auge behalten, damit eventuell unbekannte Nebenwirkungen so früh wie möglich registriert werden. Wenn man eine Nebenwirkung an sich beobachtet, können sowohl der Arzt oder die Ärztin als auch man selbst eine Meldung beim Bundesinstitut für Arzneimittel und Medizinprodukte einreichen – und dazu möchten wir an dieser Stelle unbedingt alle auffordern. Besteht der Verdacht, dass eine ernste Nebenwirkung übersehen wurde, zum Beispiel, dass die langjährige Einnahme der Pille Krebs auslösen kann, werden neue Studien veranlasst.

Ein typisches Vorgehen ist dann der Vergleich zwischen einer großen Gruppe Menschen, die das Medikament eingenommen hat, mit einer entsprechenden Gruppe, die es nicht bekommen hat. Dabei sieht man, ob die potentielle Nebenwirkung in der ersten Gruppe öfter auftritt. Stellt sich aber heraus, dass in beiden Gruppen gleich viele Krebsfälle auftreten, dann weiß man, dass die Pille nicht für diese Art von Krebserkrankung verantwortlich ist, denn ansonsten hätte man in der ersten Gruppe mehr solcher Fälle vorgefunden.

Der Nocebo-Effekt

Warum glaubt man nicht einfach einer Vielzahl an Frauen, wenn sie alle von derselben Nebenwirkung eines Medikaments berichten? Zweifelt das Gesundheitswesen daran, dass sie die Wahrheit sagen? Ein Grund, weshalb man nicht ohne weiteres davon ausgehen kann, dass bestimmte Nebenwirkungen tatsächlich existieren, ist der sogenannte *Nocebo-Effekt*.

Die meisten haben sicher schon vom Placebo-Effekt gehört: Man glaubt, eine positive Wirkung von etwas zu spüren, weil man erwartet oder hofft, dass es funktioniert, obwohl es in Wahrheit gar nicht funktionieren kann. Aus diesem Grund werden viele Medikamente beispielsweise in Form von bunten Kapseln angeboten. Man hat nämlich herausgefunden, dass Patienten gleich noch gesünder werden, wenn ihre Pillen äußerlich Eindruck schinden!

Aus demselben Grund tragen Ärzte auch weiße Kittel und am besten noch gut sichtbar ein Stethoskop um den Hals. Beim Patienten weckt das eine Vorstellung von Heilung und fachlicher Kompetenz. Das allein kann schon zur Genesung beitragen.

Der Nocebo-Effekt, vom Lateinischen »ich werde schaden«, funktioniert genau andersherum. Hier löst eine Zuckerpille körperliche Beschwerden aus, weil man glaubt, sie würde wirksame Stoffe enthalten. In der Tat ist es so, dass ein Viertel aller Patienten, die eine Placebo-Behandlung (also gar keine Behandlung) bekommen, negative Nebenwirkungen wahrnehmen.[148] Gleiches geschieht, wenn der Arzt seinem Patienten erzählt, dass ein Medikament einen bestimmten negativen Effekt haben kann. Dann wird auch öfter als sonst von diesem Effekt berichtet, obwohl das Medikament überhaupt nichts dafür kann. Oft ist es einfach so, dass einem Medikament ganz alltägliche Symptome zugeschrieben werden. In einer Studie von Reidenberg und Lowenthal hat man herausgefunden, dass nur 19 Prozent einer Gruppe gesunder Menschen, die keinerlei Medizin bekamen, in den vorangegangenen drei Tagen völlig beschwerdefrei waren. 39 Prozent hingegen berichteten von Erschöpfung, 14 Prozent von Kopfschmerzen und 5 Prozent von Schwindel.[149]

Eine Studie der University of Yale kam zu dem Ergebnis, dass hochgebildete Frauen die Gefahren hormoneller Verhütungsmethoden überschätzten. Zugleich hatten sie keine Ahnung von den vielen gesundheitsfördernden Effekten wie zum Beispiel einem verminderten Risiko für Eierstockkrebs und Endometriumkarzinom.[150] Solche negativen Erwartungen können zur selbsterfüllenden Prophezeiung werden.

Vor diesem Hintergrund ist es vielleicht verständlich, dass manche Ärzte skeptisch sind, wenn plötzlich lauter Frauen von einer neuen Nebenwirkung eines alten Arzneimittels wie der Pille berichten. Das kann ganz einfach die Folge von zu viel negativer Publicity sein.[151] Ob es sich um eine reelle, bisher übersehene Nebenwirkung oder um einen Nocebo-Effekt handelt, kann nur durch weitere Forschung festgestellt werden.

Alles hat ein Risiko

Schauen Sie sich doch mal die Packungsbeilage Ihres hormonellen Verhütungsmittels an, falls Sie eines benutzen. Dort finden Sie jede Menge Nebenwirkungen, die entsprechend ihrer Häufigkeit aufgelistet sind. Zuerst kommen die häufigen, die eine von 10 bis eine von 100 Verbraucherinnen betreffen. Hier werden Dinge wie Kopfschmerzen, Stimmungsschwankungen und ein Spannungsgefühl in den Brüsten genannt. Danach sind die Nebenwirkungen aufgezählt, die bei einer von 100 bis einer von 1000 Verbraucherinnen auftreten. Je weiter man liest, desto beunruhigender wird das Ganze.

Zu der Lektüre dieser Liste sollte man als Erstes einmal wissen, von wem die Packungsbeilage geschrieben wurde: vom Arzneimittelhersteller. Der will uns doch bestimmt irgendwelche Nebenwirkungen verheimlichen, denkt man da vielleicht, aber das Gegenteil ist der Fall. Bei den möglichen Nebenwirkungen tragen Arzneimittelhersteller besonders dick auf, damit sie nicht hinterher von unzufriedenen Kunden verklagt werden können. Unter den Nebenwirkungen in der Packungsbeilage findet man unter anderem auch Effekte, die von Verbraucherinnen des Verhütungsmittels selbst gemeldet wurden, ohne dass notwendigerweise eine kausale Verbindung zu dem Mittel nachgewiesen wurde. Darauf kommen wir später noch zurück. Andere Nebenwirkungen werden nachgewiesenermaßen von hormonellen Verhütungsmitteln verursacht.

Das Zweite, was man sich klarmachen muss, ist die Bedeutung des Wortes Risiko. Dabei denkt man schnell an etwas Gefährliches, aber Risiko bezieht sich eigentlich nur auf die Wahrscheinlichkeit, dass etwas eintritt.

An dieser Stelle ist es Zeit für eine kleine Statistiklektion. Wenn von Nebenwirkungen die Rede ist, richtet sich oft die ganze Aufmerksamkeit auf das sogenannte *relative Risiko*. Das relative Risiko gibt an, wie sehr die Wahrscheinlichkeit für das Auftreten einer Nebenwirkung unter Einnahme eines bestimmten Medikaments steigt. So liest man zum Beispiel, dass für Frauen, die die Pille nehmen, eine zwei- bis viermal so hohe Gefahr besteht, ein Blutgerinnsel zu entwickeln, wie für Frauen, die die Pille nicht nehmen. Das klingt dramatisch. Man sieht schon geradezu die Schlagzeilen vor sich: »Lebensgefährliche Pille! Vierfache Wahrscheinlichkeit für Blutgerinnsel!« In Wirklichkeit aber ist es kein bisschen dramatisch.

Für uns Einzelindividuen ist das sogenannte *absolute Risiko* eigentlich von viel größerem Interesse. Für die Klatschpresse ist diese Zahl ziemlich uninteressant, weil sie meist nur langweilige Überschriften generieren würde: »Minimale Wahrscheinlichkeit für Blutgerinnsel mit der Pille! Lisa P. hatte unwahrscheinliches Pech und bekam trotzdem eins.« Das absolute Risiko sagt etwas darüber aus, mit welcher Wahrscheinlichkeit eine Nebenwirkung tatsächlich auftritt, wenn man zum Beispiel die Pille einnimmt. Der Vergleich mit Leuten, die nicht die Pille nehmen, ist hierbei irrelevant. Das ergibt ein viel verständlicheres und realistischeres Bild von der Gefahr, der man sich eigentlich aussetzt.

Wie hoch ist nun also die Wahrscheinlichkeit, dass Sie durch die Einnahme der Pille ein Blutgerinnsel bekommen? Auch wenn das Risiko *relativ* gesehen zwei- bis viermal höher ist als bei Leuten, die nicht die Pille nehmen, liegt die Wahrscheinlichkeit, dass genau Sie ein Blutgerinnsel entwickeln, also das *absolute Risiko*, irgendwo zwischen 0,0005 und 0,001 Prozent im Jahr. Das heißt, von 100 000 Frauen bekommen pro Jahr zwischen 50 und 100 ein Blutgerinnsel. Mit anderen Worten: Selbst mit der Pille müssen Sie schon wahnsinniges Pech haben, um eins zu bekommen.

Die gewöhnlichsten Nebenwirkungen hormoneller Verhütung

Mit diesem Hintergrundwissen zum Thema Nebenwirkungen können wir uns nun ganz konkret die hormonelle Verhütung vornehmen. Beginnen wir zunächst mit dem, was am häufigsten vorkommt: Nebenwirkungen, von denen ein bis zehn Prozent der Anwenderinnen betroffen sind, zum Beispiel Kopfschmerzen, Schwindel und ein Spannungsgefühl in den Brüsten. Diese Nebenwirkungen sind ungefährlich, aber sie können trotzdem lästig sein. Alle auf einmal bekommt niemand, und viele Frauen haben nicht mal eine davon. Dass diese Nebenwirkungen bei ein bis zehn von hundert Personen auftreten, heißt ja gleichzeitig, dass 90 bis 99 beschwerdefrei sind.

Wichtig zu wissen ist außerdem, dass zwischen den normalen und den gefährlichen Nebenwirkungen kein Zusammenhang besteht. Wer eine normale Nebenwirkung an sich bemerkt, hat nicht automatisch ein gesteigertes Risiko für die gefährlichen.

Die häufig vorkommenden Nebenwirkungen legen sich in der Regel nach ein paar Monaten von selbst wieder, deshalb ist unser Rat, dass Sie einem neuen Verhütungsmittel erst einmal drei Monate Zeit geben, bevor Sie es eventuell absetzen und zu einem anderen wechseln. Wer nach dieser Testphase immer noch Probleme mit Nebenwirkungen hat, kann es dann mit einer anderen Marke oder auch einer anderen Verhütungsmethode probieren.

Nicht alle reagieren nämlich genau gleich auf bestimmte Marken und Mittel. Was bei Ihrer Freundin dröhnende Kopfschmerzen auslöst, kann für Sie perfekt sein. Das wissen Sie erst, wenn Sie es ausprobiert haben. Wie wir schon gesehen haben, sind in den verschiedenen Präparaten verschiedene Unterarten von Gestagen enthalten, und diese können ganz unterschiedlich auf uns wirken. Außerdem ist es etwas anderes, ob Sie ein reines Gestagenpräparat wie die Hormonspirale oder das Verhütungsstäbchen verwenden oder ob das Präparat zusätzlich Östrogen enthält. Dass Sie bei einem bestimmten Mittel viele Nebenwirkungen an sich beobachten, bedeutet nicht, dass sie generell keine hormonellen Verhütungsmittel »vertragen«. Mit großer Wahrscheinlichkeit gibt es andere Mittel, die Ihnen keine Last bereiten. Sie müssen nur darauf achten, beim nächsten Versuch eine andere Sorte Gestagen zu verwenden. Ihre Ärztin oder Ihr Arzt kann Ihnen dabei helfen.

Verhütungsmittel mit Östrogen haben ein paar besondere, nicht weiter gefährliche Nebenwirkungen.[152] Sie erinnern im Grunde sehr an Schwangerschaftssymptome! Ganz oben auf der Liste stehen Übelkeit und Schwindel. Wie bei Schwangeren auch, gehen diese Beschwerden schnell wieder vorüber, aber wer damit anfangs starke Last hast, nimmt die Pille vielleicht am besten mit einer Kleinigkeit zu essen oder kurz vor dem Schlafengehen ein.

Östrogen kann auch für gesteigerten Ausfluss sorgen. Der sollte nicht anders aussehen oder riechen als sonst, sondern einfach nur in größeren Mengen auftreten. Einige wenige berichten auch von Wadenkrämpfen. Worauf diese beruhen, wissen wir nicht, aber wir können zumindest sagen, dass sie nicht gefährlich sind. In selteneren Fällen kann es zum Austritt geringer Mengen Milch aus den Brustwarzen kommen.

Eine weitere Nebenwirkung östrogenhaltiger Verhütungsmittel ist das Auftreten von Pigmentflecken, auch wenn hierfür wohl das enthaltene Gestagen am ausschlaggebendsten ist. Pigmentflecken oder auch *Melasma*, wie der Fachausdruck lautet, sind dunklere braune Hautstellen, die beim Sonnen im Freien oder auch im Solarium entstehen. Sie treten häufig während einer Schwangerschaft auf, auch hier aufgrund der Hormone. Wer damit Last hat, kann mit einem hohen Lichtschutzfaktor der Bildung weiterer Pigmentflecken vorbeugen.[153] Alternativ kann auch der Wechsel zu einem Verhütungsmittel mit einer anderen Sorte Gestagen helfen.

Östrogen hat aber auch positive Effekte. Vielleicht haben Sie schon mal den Ausspruch gehört, dass Schwangere regelrecht leuchten. Strahlende Haut lässt sich in der Tat auf die Wirkung von Östrogen zurückführen. Bei Problemen mit Pickeln kann möglicherweise ein Kombinationspräparat helfen. Verhütungsmittel hingegen, die ausschließlich Gestagen enthalten, können den gegenteiligen Effekt haben und fettige Haut, fettiges Haar und Pickel hervorrufen. Bei der Wahl des richtigen Verhütungsmittels kann das für manche ein wichtiger Faktor sein.

Östrogenhaltige Verhütungsmittel sind oft auch Teil der Behandlung des polyzystischen Ovar-Syndroms, einer relativ häufigen Stoffwechselstörung, auf die wir später noch zurückkommen werden.

Ein weiterer positiver Nebeneffekt von Östrogen im Verhütungsmittel ist die Kontrolle über die Menstruation, die man damit ausüben kann. Das heißt weniger Menstruationsschmerzen, weniger Ausgaben für Tampons und oft ein Ende der hysterischen Anfälle, der Weinerlichkeit oder des Trostschokoladefutterns aufgrund von PMS.

Was ebenfalls in der ersten Zeit als Nebenwirkung auftreten kann, sind sogenannte *Ödeme*. Dieser medizinische Ausdruck für Schwellungen bezeichnet ganz einfach Wassereinlagerungen im Körper. Hier kann sowohl das Östrogen als auch das Gestagen der Schuldige sein, weshalb diese Nebenwirkung bei allen Hormonpräparaten auftreten kann, nicht nur bei Kombinationspräparaten. Eingelagerte Flüssigkeit im Körper kann einer der Gründe sein, warum manche das Gefühl haben, sie hätten zugenommen, seit sie hormonell verhüten. Denjenigen sei gesagt: Sie sind nicht dicker geworden, sondern haben nur etwas mehr Wasser im Körper!

Dass man durch hormonelle Verhütungsmittel zunimmt, ist ein Mythos. Seinen Ursprung hat er unter anderem darin, dass viele in einer Phase ihres Lebens anfangen zu verhüten, in der der Körper dramatische Änderungen durchmacht, nämlich in der Pubertät. Viele nehmen außerdem ein wenig zu, sobald sie in einer festen Beziehung sind. Man schiebt die Extrakilos auf die Verhütung und vergisst dabei, dass man plötzlich viel mehr Zeit auf dem Sofa verbringt, gemütlich an eine warme Schulter gekuschelt, mit einer Tüte Süßigkeiten auf dem Schoß und fünf Staffeln *Game of Thrones* auf dem Bildschirm. Von hormonellen Verhütungsmitteln nimmt man nicht zu,[154] es ist nur so leicht, ihnen die Schuld in die Schuhe zu schieben.

Weiterhin kann sich auch in den Brüsten Wasser ansammeln, die dadurch größer und empfindlicher werden. Ein anderer, etwas seltsamer Nebeneffekt betrifft die Kontaktlinsenträgerinnen unter uns. Es kann nämlich sein, dass die Linsen auf einmal nicht mehr richtig passen, was mit dem Wasser zu tun hat, das sich auch im Auge ansammeln kann. Dadurch verändert sich die Form der Hornhaut, auf der die Kontaktlinse aufliegt. Wassereinlagerungen im Körper können außerdem Kopfschmerzen auslösen.

Viele, die mit der Pille, Hormonpflastern oder dem Vaginalring verhüten, bekommen nur in Verbindung mit der Monatsblutung Kopfschmerzen, also in der Woche, in der mit den Hormonen pausiert wird.[155] Das ist ganz normal und erinnert ein bisschen an die Kopfschmerzen, die man bekommt, wenn man seinen täglichen Morgenkaffee noch nicht getrunken hat. Kopfschmerzen sind ein Zeichen dafür, dass etwas fehlt, woran man gewöhnt ist, in diesem Fall Hormone. Um die Schmerzen möglichst gering zu halten, kann man die hormonfreie Woche einfach überspringen oder um ein paar Tage verkürzen. Wie bereits erwähnt, gibt es keinen besonderen Grund dafür, dass die Hormonpause genau sieben Tage umfassen sollte. Solange man nicht länger pausiert, hat man das im Prinzip selbst in der Hand. Diese Freiheit haben Sie nicht mit reinen Gestagenpräparaten.

Verhüten Sie nur mit Gestagen, zum Beispiel mit dem Verhütungsstäbchen, der Hormonspirale oder einer östrogenfreien Pille, brauchen Sie sich über die bisher erwähnten Nebenwirkungen, die durch Östrogen hervorgerufen werden, keine Gedanken zu machen. Dafür entfallen aber auch die positiven Nebeneffekte wie reinere Haut und Kontrolle über die Menstruation. Gestagen kann die Haut sogar im Gegenteil unreiner machen und bei manchen auch das Haarwachstum anregen.

Als vielleicht wichtigste Nebenwirkung dieser Verhütungsmittel müssen die Blutungsveränderungen genannt werden, die sich in den meisten Fällen einstellen. Die sind zwar vollkommen ungefährlich, werden aber von manchen als lästig empfunden. Um welche Veränderungen es sich im Einzelnen handelt, variiert von Person zu Person und hängt vom verwendeten Gestagenpräparat ab. Wie genau man nun reagiert, weiß man erst, wenn man es ausprobiert. Bei manchen verschwindet die Menstruation ganz, während andere häufige Zwischenblutungen oder unregelmäßige Blutungen bekommen. In den meisten Fällen verringert sich die Anzahl der Blutungen, aber sie können sowohl mehr als auch weniger Tage als normal umfassen. Nach drei bis sechs Monaten pendelt sich das in der Regel ein, so dass man sich mehr und mehr auf seinen eigenen ganz persönlichen Rhythmus einstellen kann.

Trotz der Blutungsveränderungen, die oft in Verbindung mit dem Verhütungsstäbchen und der Hormonspirale auftreten, können wir diese beiden Methoden nur wärmstens empfehlen. Sie haben den besten Pearl-Index und schützen somit am sichersten vor einer Schwangerschaft. Außerdem verfügt die Hormonspirale im Vergleich zu anderen hormonellen Verhütungsmitteln über eine wahnsinnig niedrige Hormondosis. Manche glauben, die Spirale würde dem Körper mehr Hormone zuführen, weil sie über mehrere Jahre hinweg wirkt, aber das stimmt nicht. Bei der kleinsten Hormonspirale ist der Hormonspiegel im Blut so niedrig, als würde man *alle zwei Wochen* eine einzige Minipille einnehmen.[156] Manche sind der Ansicht, die niedrige Dosierung könnte das Auftreten von Nebenwirkungen verringern, aber das ist nicht bewiesen. Ein Versuch kann sich trotzdem lohnen, falls man mit anderen hormonellen Verhütungsmitteln bisher nur schlecht zurechtgekommen ist.

Die selteneren Nebenwirkungen

Wir befinden uns jetzt ganz unten auf der Liste in der Packungsbeilage. Hier geht es um Nebenwirkungen, die ein paarmal im Jahr eine Titelstory in der Klatschpresse bekommen, weil sich nun mal nichts so gut verkauft wie Krankheit und Tod. Höchstens noch Sex. Ärzte und Arzneimittelfirmen haben sich allerdings nicht verschworen, um gesunde junge Frauen mit Hilfe von Hormonen umzubringen, falls es das ist, was Sie glauben. Dazu wurde sogar schon eine Studie durchgeführt! Eine Gruppe Wissenschaftler hat 120 000 Frauen 36 Jahre lang begleitet, um die Langzeiteffekte der Pille zu untersuchen. Sie kamen zu dem Schluss, dass Frauen, die die Pille einnehmen, ganz genauso oft (oder genauso selten) und aufgrund derselben Ursachen sterben wie Frauen, die keine hormonellen Verhütungsmittel verwenden.[157] Tod können wir also schon mal getrost von unserer Sorgenliste streichen.

Blutgerinnsel

Bei der Verwendung östrogenhaltiger Verhütungsmittel gibt es nichtsdestotrotz ein paar ernste Nebenwirkungen, über die wir reden müssen, auch wenn sie äußerst selten sind. Die meiste Aufmerksamkeit erhalten in diesem Zusammenhang oft Blutgerinnsel oder Thromben.

Ein Thrombus entsteht, wenn unser Blut gerinnt und sich in der Ader ein oder mehrere Klümpchen bilden, die dann den Blutstrom behindern. Dies geschieht oft in den Beinen oder im Becken und zwar in den Venen, also den Blutgefäßen, die das verbrauchte

Blut zurück zum Herzen transportieren. Die Ärzte sprechen dann von einer *tiefen Venenthrombose.*

Zu Blutgerinnseln in den Beinen kann es deshalb kommen, weil das Blut auf dem Weg zurück zum Herzen die Schwerkraft überwinden muss und dabei ganz schön was zu tun hat. Um in Schwung zu kommen, ist es auf die Hilfe der Muskeln angewiesen, die regelrecht als Pumpe dienen. Wenn wir lange stillsitzen, zum Beispiel im Flugzeug, kann es vorkommen, dass das Blut zu langsam fließt. Und hat man richtig Pech, kann das Blut dann verklumpen. Ein Blutgerinnsel im Bein macht sich dadurch bemerkbar, dass das Bein anschwillt, rot wird und weh tut.

Eine Thrombose im Bein ist vor allem deshalb so gefährlich, weil sich Teile des Blutgerinnsels lösen und dann mit dem Blutstrom zurück zum Herzen und weiter in die Lungen sausen können. Dort sind die Blutgefäße kleiner, so dass sich die Klümpchen festsetzen und Atemprobleme verursachen können. Man spricht hier von einer *Lungenembolie.* Das kann zwar ernst sein, aber lebensbedrohlich ist es nur selten. Anzeichen für ein Blutgerinnsel in der Lunge sind plötzliche stechende Schmerzen in der Brust, die beim Einatmen schlimmer werden. Wir alle kennen so ein leichtes Stechen in der Brust, das meistens von den kleinen Muskeln zwischen den Rippen herrührt. Im Fall einer Lungenembolie halten die Schmerzen allerdings an. Außerdem bekommt man möglicherweise schlechter Luft und muss husten. Bei Verdacht auf Thrombose sollte man so schnell wie möglich eine Notaufnahme aufsuchen.

Wie wir bereits gesehen haben, unterscheiden sich hormonelle Verhütungsmittel in Bezug auf die jeweils enthaltenen Hormonsorten. Ein erhöhtes Thromboserisiko besteht nur bei *östrogenhaltigen* Mitteln. Darunter fallen die normale Pille, das Hormonpflaster und der Vaginalring. Wie schon im Abschnitt über Risiko erwähnt, ist die Wahrscheinlichkeit, dass man ein Blutgerinnsel entwickelt, zwei- bis viermal höher, wenn man ein Kombinationspräparat verwendet. Wie hoch genau, hängt vom jeweiligen Präparat ab. Von den derzeit erhältlichen östrogenhaltigen Verhütungsmitteln wird denen mit dem Gestagen *Levonorgestrol* das geringste Thromboserisiko bescheinigt. In Deutschland gibt es eine ganze Reihe Pillenpräparate mit Levonorgestrel, unter anderem Microgynon. Frauen, die mit der Pille anfangen möchten, würden wir zunächst einmal dieses oder ein vergleichbares Präparat empfehlen.

Manche Frauen, bei denen von vornherein schon ein deutlich erhöhtes Thromboserisiko vorliegt, müssen beim Verhütungsmittel ganz auf Östrogen verzichten. Hierzu gehören vor allem Frauen mit erblich bedingten Blutgerinnungsstörungen wie zum Beispiel der sogenannten Leiden-Mutation. Aus diesem Grund werden Sie beim Arzt auch gefragt, ob von Ihren Eltern oder Geschwistern schon jemand ein Blutgerinnsel hatte, bevor Sie ein Verhütungsmittel verschrieben bekommen.

Wie schon erwähnt, ist das Thromboserisiko bei gesunden jungen Frauen außerordentlich gering, ob sie nun ein östrogenhaltiges Verhütungsmittel benutzen oder nicht. Das absolute Risiko ist nicht sehr hoch. Von 100 000 Frauen, die mit der Pille verhüten, entwickeln zwischen 40 und 100 innerhalb eines Jahres ein Blutgerinnsel. Ohne Pille kommt es immerhin noch zu 20 bis 50 Thrombosefällen.[158]* Das in der Pille enthaltene Östrogen ist keineswegs gefährlicher als unser »natürliches« Östrogen. Bei einer Schwangerschaft, bei der wir jede Menge Östrogen ausschütten, ist die Thrombosegefahr höher als bei der Einnahme der Pille. Nur zum Vergleich: Von 100 000 Frauen bekommen 200 während der Schwangerschaft oder in der Zeit nach der Geburt ein Blutgerinnsel.[159]

---

* Die Zahlen variieren ein wenig von Studie zu Studie, je nachdem, welche Alters- und Bevölkerungsgruppe betrachtet wird. Das Thromboserisiko erhöht sich beträchtlich mit zunehmendem Alter und Gewicht sowie durch Rauchen.

Die Wahrscheinlichkeit, dass Sie eine Thrombose erleiden, ist mit anderen Worten höher, wenn Sie unfreiwillig schwanger werden, als wenn Sie die Pille einnehmen. Der natürliche Hormonanstieg bei einer Schwangerschaft ist weitaus heftiger als der zu Verhütungszwecken künstlich herbeigeführte. Das ist einer der wichtigsten Gründe, warum das leicht erhöhte Thromboserisiko bei der Einnahme der Pille hingenommen wird. Es ist ganz einfach viel gefährlicher, schwanger zu werden.

Schlaganfall und Herzinfarkt

Andere ernste Nebenwirkungen östrogenhaltiger Verhütungsmittel sind Schlaganfall und Herzinfarkt. Diese Erkrankungen betreffen die Arterien, also die Blutgefäße, die sauerstoffreiches Blut vom Herzen zu unseren Organen transportieren. Ist dieser Blutstrom unterbrochen, entweder durch ein Blutgerinnsel oder ein geplatztes Blutgefäß, kann das von der Ader angesteuerte Gewebe aufgrund von Sauerstoffmangel absterben. Herzinfarkt bedeutet nichts anderes, als dass ein Teil des Herzens wegen Sauerstoffmangel stirbt. Verständlicherweise können die Folgen solcher Schäden erheblich sein.

Eine Studie, bei der von 1995 bis 2009 alle dänischen Frauen im Alter von 15 bis 49 Jahren untersucht wurden, fand heraus, dass das Schlaganfall- und Herzinfarktrisiko etwa doppelt so hoch war, wenn mit östrogenhaltigen Pillenpräparaten verhütet wurde.[160] Denken Sie aber an den Unterschied zwischen relativem und absolutem Risiko. Doppelt so hoch klingt zwar erst mal dramatisch, aber junge Frauen sind von diesen Erkrankungen nur äußerst selten betroffen. Auch mit doppeltem Risiko ist die Wahrscheinlichkeit, dass Sie einen Schlaganfall erleiden, minimal.

Um das zu illustrieren, schauen wir uns noch einmal dieselbe Studie an: Von 100 000 Frauen, die ein Jahr lang die Pille verwendeten, bekamen etwa 20 einen Schlaganfall und 10 einen Herzinfarkt. Das umfasst *alle* dänischen Frauen, die mit Pille verhüteten: dicke und dünne, Raucherinnen und Nichtraucherinnen, alte und junge. Betrachtet man nur gesunde junge Frauen, ist das Risiko noch geringer.

Manche sollten allerdings auf östrogenhaltige Verhütungsmittel verzichten, um ihr persönliches Schlaganfall- und Herzinfarktrisiko zu minimieren. Dazu zählen Raucherinnen über 35 Jahre, Frauen mit Bluthochdruck oder Herzkrankheiten und Frauen, die seit mehr als 20 Jahren Diabetes haben. Auch wer unter Migräne mit Aura leidet, sollte keine östrogenhaltigen Verhütungsmittel verwenden. Bei Migräne *ohne* Aura ist das hingegen kein Problem, solange man jünger als 35 ist.

Kommen im Einzelfall mehrere Risikofaktoren für Schlaganfall und Herzinfarkt zusammen, zum Beispiel Übergewicht, ein hoher Cholesterinspiegel und Rauchen, kann es sein, dass der Arzt oder die Ärztin zu einem anderen Verhütungsmittel rät, um auf der sicheren Seite zu sein. Wer aber jung und gesund ist, braucht sich um Schlaganfall und Herzinfarkt keinen Kopf zu machen, auch wenn das Verhütungsmittel Östrogen enthält.

Krebs

Die letzte Nebenwirkung, über die wir reden müssen, ist Krebs. In einigen Kreisen ist nämlich immer noch die Annahme verbreitet, die Pille würde Krebs hervorrufen. Dazu wollen wir zunächst einmal festhalten: Die Wahrscheinlichkeit, dass man im Laufe eines Lebens an Krebs erkrankt, wird durch die Einnahme der Pille oder anderer hormoneller Verhütungsmittel nicht erhöht.[161] In der Tat deutet sogar einiges darauf hin, dass die Pille das Krebsrisiko insgesamt verringert.[162] Vor Darm-, Blasen-, Gebärmutter- und Eierstockkrebs scheint sie uns zu *schützen*. Mehrere dieser Krebsformen treten häufig bei Frauen auf.

Der potentielle Schutz vor Eierstrockkrebs bleibt sogar noch

30 Jahre bestehen, nachdem man die Pille wieder abgesetzt hat.[163] Wenn diese Zahlen stimmen, kann die Pille nach Ansicht der Wissenschaftler weltweit etwa 30 000 Fälle von Eierstockkrebs pro Jahr verhindern, und das für die nächsten Jahrzehnte! Bevölkerungsstudien deuten darauf hin, dass die Pille mindestens 15 Jahre lang einem Krebsbefall der Gebärmutterschleimhaut vorbeugen kann und dass sich das Risiko für diese Krebsform fast halbiert, wenn hormonell verhütet wird.[164] Die Botschaft vieler Wissenschaftler ist sehr deutlich: Die Pille verhindert gynäkologischen Krebs, und dieser positive Effekt wiegt sämtliche negativen Nebenwirkungen auf.[165]

Das Risiko für Gebärmutterhalskrebs scheint durch die Pille jedoch leicht zu steigen. Die beste Studie, die zu diesem Thema durchgeführt wurde, hat ergeben, dass sich das Vorkommen von Gebärmutterhalskrebs nach zehnjährigem Pillengebrauch von 3,8 auf 4,5 von 1000 Frauen erhöhte.[166] Je länger die Pille verwendet wurde, desto höher war das Risiko, wurde sie aber abgesetzt, sank es wieder. Zehn Jahre nach dem Absetzen der Pille war das Ausgangsniveau wieder erreicht.

Das Problem dabei ist nur Folgendes: Man kann eigentlich gar nicht mit Sicherheit sagen, dass die Pille an sich für das erhöhte Krebsrisiko verantwortlich ist, denn Frauen, die mit der Pille verhüten, stecken sich viel eher mit dem HP-Virus an, also dem Virus, das den Gebärmutterhalskrebs auslöst. Das hat damit zu tun, dass sie bei einem Partnerwechsel nicht mehr ganz so konsequent zum Kondom greifen. Außerdem hat man herausgefunden, dass Frauen, die hormonell verhüten, mehr Sex haben – genau aus dem Grund verwenden sie das Verhütungsmittel ja.

Brustkrebs gehört ebenfalls zu den Krebserkrankungen, bei denen viele einen Zusammenhang mit der Pille vermutet haben. Wir wissen, dass es gewisse Brustkrebsarten gibt, die hormonsensitiv sind –, das heißt, dass sie Östrogen lieben und es zum Wachstum unbedingt brauchen. Östrogen ist auch in der Pille enthalten, deshalb wäre es ja durchaus denkbar, dass östrogenhaltige Verhütungsmittel solche Krebsarten gewissermaßen »füttern«.

Ganz so funktioniert das aber zum Glück nicht. Die meisten großen Studien, in denen es um die Pille und Brustkrebs ging, haben – mit ein paar wenigen Ausnahmen – keinen Zusammenhang gefunden. In einzelnen Studien wurde ein leicht erhöhtes Risiko bei Frauen festgestellt, die die ersten hochdosierten Präparate in den 1960ern und 1970ern einnahmen. Experten sind jedoch der Meinung, dass die heutigen Pillen und anderen Kombinationspräparate so geringe Hormonmengen enthalten, dass ein Einfluss auf das Brustkrebsrisiko unwahrscheinlich ist.[167]

Fassen wir noch einmal zusammen: Die Pille und andere Kombinationspräparate scheinen Frauen vor einer Reihe verbreiteter und ernster Krebserkrankungen zu schützen. Für eine ganzheitliche Betrachtung des Themas hormonelle Verhütung gehört das mit ins Bild. Leider wird solchen wichtigen und positiven Nebenwirkungen in den Medien viel zu wenig Aufmerksamkeit geschenkt, den seltenen und gefährlichen dafür umso mehr.

Was wir nicht sicher wissen

Wer sich die eigene Packungsbeilage genau angesehen hat, wundert sich jetzt vielleicht darüber, dass wir zwei wichtige Nebenwirkungen bisher noch gar nicht angesprochen haben: Stimmungsschwankungen und herabgesetzte sexuelle Lust. Das liegt aber nicht daran, dass wir sie für unwichtig halten, ganz im Gegenteil. Die Sache ist die, dass sich die Wissenschaftler in Hinblick auf diese möglichen Nebenwirkungen am allerunsichersten sind. Frauen schenken ihnen in letzter Zeit hingegen immer mehr Aufmerksamkeit, deshalb finden wir, dass diese Punkte eine gründliche Betrachtung verdienen.

Unsere natürlichen Sexualhormone beeinflussen Teile des Gehirns, die sowohl für die Stimmung als auch für die Libido mitverantwortlich sind. Mit den Hormonschwankungen des Menstruationszyklus kann bekanntlich auch unsere Laune schwanken. Manche Frauen haben um den Eisprung herum besonders viel Lust auf Sex.[168] Man hat sogar schon gesehen, dass Frauen in der Zeit um den Eisprung herum eher zur Untreue neigen![169]

Vor diesem Hintergrund ist die Annahme gar nicht so weit hergeholt, dass Verhütungsmittel, die schließlich das Gleichgewicht der Sexualhormone in unserem Körper verändern, vielleicht auch einen Effekt auf die Psyche und die sexuelle Lust haben können. Frauen und viele Ärzte sind sich inzwischen auch einig, dass hormonelle Verhütungsmittel für Stimmungsschwankungen, Gereiztheit und im schlimmsten Fall Depressionen sorgen können. Psychische und andere unspezifische Nebenwirkungen gehören zu den am häufigsten angeführten Gründen, wenn Mädchen die Pille wieder absetzen.[170]

Trotz dieser Einigkeit unter den Frauen tun sich die Wissenschaftler nach wie vor schwer. Man hat bereits in mehreren Studien versucht, den negativen Effekt hormoneller Verhütungsmittel auf die Stimmung von Mädchen nachzuweisen, jedoch ohne Erfolg. Dafür kann es mehrere Erklärungen geben.

Erste mögliche Erklärung: Die Forschung ist zu schlecht

Zur Pille wird unglaublich viel geforscht. Innerhalb der letzten Jahrzehnte wurden 40 000 Artikel verfasst. Leider lässt die Qualität dieser Studien oft zu wünschen übrig, vor allem, wenn sie sich mit den Nebenwirkungen beschäftigen. Trotz dieser qualitativen Mängel ist es aber eher unwahrscheinlich, dass Nebenwirkungen übersehen oder unterschätzt wurden. Es klingt vielleicht seltsam, aber gerade in den *schlechten* Studien werden die meisten Nebenwirkungen gefunden. Die wenigen guten Studien, die zu dem Thema durchgeführt wurden, weisen in der Regel nur wenige oder gar keine Nebenwirkungen nach. Mit anderen Worten: Zu den Nebenwirkungen der Pille liegen so viele schlechte Studien vor, dass wir höchstwahrscheinlich einen ziemlich übertriebenen Eindruck von der Menge und Gewichtigkeit dieser Effekte haben.[171]

Viele der schlechten Studien haben das Problem, dass sie Frauen zu den Nebenwirkungen ihrer hormonellen Verhütungsmittel befragen, ohne aber eine Kontrollgruppe zum Vergleich heranzuziehen. Bei diesem Vorgehen kann man im Grunde überhaupt nichts sagen, denn es kann sehr gut sein, dass man einfach nur gemessen hat, wie verbreitet die Symptome generell in der Bevölkerung sind.

Man stelle sich zum Beispiel vor, zehn Prozent aller Frauen haben einmal im Monat Kopfschmerzen, aber normalerweise denken sie nicht weiter darüber nach. Würde sie jemand fragen, wie oft sie Kopfschmerzen haben, müssten sie raten. Dann nehmen sie an einer Studie teil, bei der sie jeden Tag die Pille nehmen und Tagebuch über alle möglichen Nebenwirkungen führen sollen. Eine von zehn wird in so einer Studie automatisch von Kopfschmerzen berichten, auch wenn diese eigentlich gar nichts mit der Pille zu tun haben. Das findet man aber nicht heraus, weil man sich nicht angeschaut hat, wie es im Vergleich dazu Frauen ergeht, die keine Pille nehmen. Stattdessen sieht es so aus, als würde die Pille die Kopfschmerzen verursachen. Solche Studien gibt es zuhauf, und Effekte hormoneller Verhütungsmittel auf die Psyche und Libido werden in der Regel durch sie postuliert.

In der Medizin gibt es ein Forschungsdesign, das als das mit Abstand allerbeste gilt, der Goldstandard der Studienplanung sozusagen – es hat natürlich auch einen fancy Namen: randomisierte kontrollierte Studie. Die Zuordnung der Versuchspersonen zu einer Gruppe, die eine Behandlung entweder bekommt oder nicht, erfolgt hier zufällig (*randomisiert*). Die Gruppe, die keine Behandlung bekommt, ist die *Kontroll*gruppe. Am besten sollte die Studie außerdem blind durchgeführt werden, also ohne dass die Patienten (und optimalerweise auch die Ärzte und Wissenschaftler) wissen, um welche Behandlung es geht. Nur anhand solcher Studien kann man tatsächlich etwas über Kausalzusammenhänge sagen, also nachweisen, ob ein bestimmtes Arzneimittel eine bestimmte Nebenwirkung verursacht oder nicht.

Soweit wir wissen, wurden bisher nur vier randomisierte kontrollierte Studien zur Pille und unspezifischen Nebenwirkungen wie Stimmungsschwankungen durchgeführt.* Bei zweien konnte kein signifikanter Unterschied zwischen Frauen, die die Pille bekamen, und Frauen, die sie nicht bekamen, nachgewiesen werden.[172] Eine Studie fand heraus, dass die Pille eine Besserung depressiver Symptome bewirkte.[173] In der letzten Studie, in der man Frauen aus Edinburgh und Manila untersuchte, wurde bei Verabreichung einer Minipille eine *Reduktion* depressiver Symptome festgestellt, während sowohl bei Verwendung der normalen Pille als auch bei Einsatz eines Placebo-Präparats ein leichter Anstieg depressiver Symptome zu beobachten war.[174]

Einzige Ausnahme stellt eine kleine schwedische Studie dar. Hier wurden Frauen, die bereits psychische Nebenwirkungen der Pille an sich wahrgenommen hatten, von einer Forschungsgruppe in Uppsala zu einer Placebo-kontrollierten Studie eingeladen.[175] Die Hälfte der Patientinnen bekam Hormonpillen, die anderen bekamen Zuckerpillen, ohne dass sie jedoch wussten, zu wel-

---

* Eine Schwäche dieser Studien ist der Umstand, dass sie mit Frauen durchgeführt wurden, die die Pille nicht zu Verhütungszwecken, sondern gegen Pickel oder kräftige Menstruationsschmerzen nahmen. Es wäre durchaus denkbar, dass diese Frauen sich von anderen Verbraucherinnen hormoneller Verhütungsmittel unterscheiden und dass dies einen Einfluss auf die Ergebnisse hat. Vielleicht sind Frauen, die sehr viel Last mit Pickeln haben, ja deprimierter?

cher Gruppe sie jeweils gehörten. Wie sich herausstellte, nahmen diejenigen, die Hormone bekamen, im Schnitt eine stärkere Verschlechterung ihres psychischen Zustandes wahr als die Frauen, die keine bekamen. Zusätzlich wurden Aufnahmen vom Gehirn der Frauen gemacht, während sie gefühlsstimulierende Fotos zu sehen bekamen. Bei einem Teil der Frauen, die Hormonpillen einnahmen, sah man tatsächlich Änderungen der Gehirnaktivität in Arealen, die nachgewiesenermaßen für unsere Gefühle zuständig sind.

Hier gibt es allerdings ein großes ABER: Diese Beobachtung traf nur für ein Drittel der Frauen mit Hormonpille zu. Bei zwei von drei Frauen, die die Pille nahmen, wurde *keine* Verschlechterung des psychischen Zustandes oder Veränderung der Gehirnaktivität festgestellt, obwohl sie eigenen Aussagen zufolge normalerweise negativ auf hormonelle Verhütungsmittel reagierten. Diese Ergebnisse weisen möglicherweise darauf hin, dass die Pille bei einer kleinen Gruppe von Frauen tatsächlich eine negative Wirkung auf die Psyche hat. Das gilt jedoch längst nicht für alle, die das *Gefühl* haben, sie würden negativ beeinflusst. Das bringt uns zur nächsten möglichen Erklärung: die Macht des Zufalls.

Zweite mögliche Erklärung: Die Macht des Zufalls

Wir Menschen sind mit einem Gehirn ausgestattet, das die Welt um uns herum gern ordnet und systematisiert. Eindrücke aus einer zum Teil chaotischen Umwelt versuchen wir zu sortieren, indem wir Zusammenhänge sehen, selbst wenn gar keine existieren. Sind zwei Ereignisse zeitlich miteinander verbunden, ziehen wir den Schluss, das eine habe das andere verursacht. Man beginnt zum Beispiel mit der Pille, und drei Monate später merkt man plötzlich, dass man nicht mehr so gut drauf ist. Das kann ja nur an der Pille liegen! Schließlich meint man sich zu erinnern, dass man so etwas bisher noch nicht erlebt hat.

Aber so muss es nicht unbedingt zusammenhängen. Depressionen sind in der Bevölkerung überraschend weitverbreitet. Ungefähr eine von fünf Frauen erleidet irgendwann im Laufe ihres Lebens eine handfeste Depression[176], und bei weitem noch mehr bekommen depressive Gefühle und Gedanken. Für eine Depression gibt es viele verschiedene Ursachen. Hier spielen der Persönlichkeitstyp, biologische Veränderungen im Gehirn, erbliche Bedingungen und problematische Lebensumstände mit rein. Da es so viele mögliche Faktoren gibt, kann selten nur eine konkrete Ursache ausfindig gemacht werden.

Depressionen, Stimmungsschwankungen und Gereiztheit sind in der Bevölkerung so verbreitet, dass uns hier mit großer Wahrscheinlichkeit nur der Zufall einen Streich spielt. Ist uns zudem zu Ohren gekommen, dass die Pille Stimmungsschwankungen und Depressionen hervorrufen kann, werden wir – dem schon erwähnten Nocebo-Effekt sei Dank – vermutlich noch schneller zu diesem Schluss kommen. Die Gerüchte zu den Stimmungsschwankungen verbreiten sich unter Freundinnen und in Internetforen wie ein Lauffeuer, und plötzlich fängt man an, eigene Erlebnisse in einem neuen Licht zu sehen.

Mehrere große Bevölkerungsstudien untermauern das.[177] In Finnland, Australien und in den USA wurden Studien zu diesem Sachverhalt durchgeführt, und alle drei kamen zu einem negativen Ergebnis. In der australischen Studie hat man 10 000 Frauen drei Jahre lang begleitet. Hier wurde kein Unterschied in Hinblick auf die Häufigkeit depressiver Symptome festgestellt, ob die Frauen die Pille nun nahmen oder nicht. Zusätzlich fand man heraus, dass die Wahrscheinlichkeit, mit der die Frauen depressive Gedanken entwickelten, geringer wurde, je länger sie die Pille einnahmen.[178] Die amerikanische Studie wurde von 1994 bis 2008 mit 7000 Frauen durchgeführt. Hier fand man heraus, dass Frauen, die die Pille einnahmen, im letzten Jahr sogar weniger depressive Symptome aufwiesen und mit geringerer Wahrscheinlichkeit von

Selbstmordversuchen betroffen waren als Frauen, die nicht hormonell verhüteten.[179] Dasselbe stellte man auch in Finnland fest: Frauen, die hormonelle Verhütungsmittel verwendeten, litten *weniger* an depressiven Verstimmungen als andere Frauen.[180]

Diese Studien haben natürlich das Problem, dass zwischen Frauen, die die Pille nehmen, und Frauen, die sie nicht nehmen, auf den ersten Blick nicht zu erkennende Unterschiede bestehen können. Möglicherweise ist es einfach so, dass alle, deren Laune schlechter wird, die Pille absetzen, und nur die, die sich nicht weiter davon beeinträchtigt fühlen, die Einnahme fortsetzen. Auf diese Weise kann ein negativer Effekt potentiell maskiert sein.

Aufgrund dieser Kritik haben Forscher in Kopenhagen eine gigantische Bevölkerungsstudie mit einer Million dänischer Frauen zwischen 15 und 34 Jahren durchgeführt, die von 2000 bis 2013 begleitet wurden.[181] Dabei fand man heraus, dass die Verwendung der Pille und anderer hormoneller Verhütungsmittel mit einem gesteigerten Risiko für die Verordnung von Antidepressiva oder einer diagnostizierten Depression einherging.

Der Effekt schien am deutlichsten bei den jüngsten Frauen im Alter von 15 bis 19 zu sein, wohingegen das Risiko beträchtlich zurückging, sobald die Teilnehmerinnen über 20 waren, und mit zunehmendem Alter weiter sank. Bei Frauen über 30 gab es unter Verwendung hormoneller Verhütungsmittel so gut wie keinen Anstieg, was die Verschreibung von Antidepressiva oder das Auftreten von Depressionen anging. Nach Ansicht der Forscher ist das Gehirn mit zunehmendem Alter weniger sensibel für Hormonschwankungen.

Weiterhin sah man, dass die Wahrscheinlichkeit, eine Depression zu entwickeln oder Antidepressiva verschrieben zu bekommen, immer mehr abnahm, je länger die Frauen hormonelle Verhütungsmittel verwendeten. Sechs Monate, nachdem sie damit angefangen hatten, war das Risiko am größten, danach ging es allmählich zurück. Nach insgesamt vier Jahren bestand zwischen den Frauen mit und ohne hormonellen Verhütungsmitteln in Hinblick auf das Depressionsrisiko kein Unterschied mehr.

Die Forscher fanden auch Unterschiede zwischen den verschiedenen Verhütungsmitteln: Bei der Pille schien das Risiko für die Verordnung von Antidepressiva am wenigsten anzusteigen, während zum Beispiel bei der Minipille, dem Vaginalring und bei langfristig wirkenden Verhütungsmitteln ein größerer Risikoanstieg zu beobachten war. Aufgrund einer einzigen solchen Studie kann man zwar nichts mit Sicherheit schlussfolgern, aber sie macht dennoch deutlich, warum Frauen auf jeden Fall auch mal das Verhütungsmittel wechseln sollten, wenn sich unangenehme Nebenwirkungen bemerkbar machen. Welche Nebenwirkungen auftreten können, ist von Verhütungsmittel zu Verhütungsmittel unterschiedlich, deshalb ist es wichtig, dass man sich an das jeweils passende herantastet.

Bei alldem möchten wir aber auch zu einer gewissen Vorsicht bei der Interpretation dieser Studie aufrufen. In Dänemark gibt es bereits jede Menge Schreckenspropaganda: Frauen werden vor hormonellen Verhütungsmitteln gewarnt, weil sie angeblich Depressionen verursachen. Dabei kann man das auf Grundlage dieser Studie überhaupt nicht sagen, ob Sie's glauben oder nicht. Im Grunde zeigt die Studie nur, dass Mädchen, die hormonell verhüten, häufiger Antidepressiva verschrieben bekommen als Mädchen, die nicht hormonell verhüten. Es wurde nicht bewiesen, dass die hormonellen Verhütungsmittel auch *die Ursache* für die Depressionen sind. Das klingt jetzt vielleicht wie Haarspalterei, aber das ist ein wichtiger Unterschied. Um etwas über Kausalzusammenhänge zu sagen, muss man ganz andere Forschungsmethoden verwenden, nämlich die sogenannten randomisierten kontrollierten Studien. Wie schon gesagt, sind die wenigen durchgeführten Studien dieser Art nicht mal annähernd zu ähnlichen Ergebnissen gekommen. Bei der dänischen Studie handelt es sich um eine solide Untersuchung, die mit Sicherheit noch mehr ernstzunehmende Forschung auf diesem Gebiet nach sich ziehen wird, aber solange uns keine weiteren Studien vorliegen, die zu denselben Ergebnissen kommen, können wir vorerst nicht damit schließen, dass hormonelle Verhütungsmittel – bei manchen Frauen – Depressionen auslösen.

Und auch hier kommen wir nicht an der Gegenüberstellung von relativem und absolutem Risiko vorbei. Mehrere Zeitungsartikel, die über die dänische Studie berichten, schreiben groß und breit von einem 80 Prozent höheren Risiko für Depressionen bei jugendlichen Mädchen. Das klingt wahnsinnig erschreckend, fast so, als würde man unter Garantie depressiv, wenn man in der Oberstufe mit der Pille anfängt. In Wahrheit sieht es aber ganz anders aus. Pro Jahr bekommt eine von 100 Jugendlichen in Dänemark, die *keine* hormonellen Verhütungsmittel benutzen, zum ersten Mal Antidepressiva verschrieben. Im Vergleich dazu erhalten 1,8 von 100 Mädchen, die hormonell verhüten, ein solches Rezept. *Wir sprechen hier also von einem Anstieg von unter einer Person pro Jahr.* 98 von denen, die hormonell verhüten, bekommen keine Depression, und ein Mädchen wäre so oder so depressiv geworden. Das sind die Zahlen, die man sich vor Augen führen sollte, nicht etwa die alarmierenden 80 Prozent aus den Schlagzeilen. Liegen die Fakten korrekt dargestellt auf dem Tisch, kann man sich immer noch überlegen, ob das nun Grund genug ist, auf hormonelle Verhütungsmittel lieber zu verzichten. Diese Entscheidung muss jede Frau für sich treffen, da möchten wir niemandem reinreden.

Jetzt haben wir hier ganz schön viele Studien und zum Teil widersprüchliche Ergebnisse vorgestellt. Das muss man erst mal alles verdauen, darüber sind wir uns vollkommen im Klaren. Trotzdem sind wir der Meinung, dass man zu diesen Studien etwas Wichtiges festhalten kann: Bei den allermeisten Frauen können hormonelle Verhütungsmittel unmöglich einen besonders großen negativen Effekt auf die Psyche haben. Falls so eine Nebenwirkung existiert, betrifft sie nur eine geringe Anzahl an Frauen, die aus irgendeinem Grund eher zu einer negativen Reaktion auf die Hormone neigen. In Zukunft werden wir hoffentlich noch genauer herausfinden, welche Frauen das sind. Vielleicht sollte man etwas mehr Vorsicht walten lassen, wenn bereits viele in der Familie mit Depressionen zu tun hatten oder wenn man selbst depressive Tendenzen hat.

Der Rest von uns kann endlich aufhören, sich Sorgen zu machen, und bei Geschichten über grausame psychische Nebenwirkungen hormoneller Verhütungsmittel auch mal fünfe gerade sein lassen. Gefühle sind nicht dasselbe wie Fakten.

Wir verwenden hormonelle Verhütungsmittel, um so viel sorglosen Sex zu haben, wie wir wollen – aber was, wenn das Verhütungsmittel Sex auf einmal uninteressant macht? Kann es sein, dass die Pille unsere Lust auf Sex drosselt? Viele Frauen scheinen genau dieser Meinung zu sein. In einer schwedischen Umfrage gaben fast 30 Prozent der Frauen verringerte sexuelle Lust als eine Nebenwirkung ihres hormonellen Verhütungsmittels an.[182]

Die größte zusammenfassende Studie zum Thema hormonelle Verhütung und sexuelle Lust erschien 2013.[183] Sie bündelte die Ergebnisse aus 36 Studien mit insgesamt 13 000 Frauen, von denen 8000 die Pille verwendeten. Die allermeisten Frauen gaben an, dass ihre sexuelle Lust unverändert (64 Prozent) oder sogar gestiegen war (22 Prozent), nachdem sie mit der Pille angefangen hatten. Gesteigerte sexuelle Lust bei Verwendung der Pille konnte auch durch andere Studien aufgezeigt werden und lässt sich möglicherweise darauf zurückführen, dass mit dem Verhütungsmittel die Angst vor einer Schwangerschaft verschwindet – eine gigantische Spaßbremse für Frauen rund um den Globus. Wie wir schon im Kapitel über die Lust gesehen haben, resultiert sexuelle Lust vereinfacht ausgedrückt aus einem Gleichgewicht zwischen Bremse und Gas. Die Forscher gehen also nicht davon aus, dass die Hormone hier einen *direkten* Einfluss ausüben. Bei 15 Prozent der Frauen, die hormonell verhüteten, sank die sexuelle Lust. Ob aber die Hormone daran schuld waren, kann man nicht mit Sicherheit sagen.

Wovon man allerdings weiß, ist der Zusammenhang zwischen hormonellen Verhütungsmitteln und einem reduzierten Niveau an aktivem Testosteron im Körper. Testosteron ist ja bekanntlich DAS Männerhormon, aber wir Frauen schütten es ebenfalls in geringen Mengen aus. Bodybuilder, die zum Muskelaufbau Testosteron einnehmen, sind oft ziemlich geil (leider oft in Verbindung mit einem Mikropenis und schlechter Spermaqualität). Passiert bei uns Frauen vielleicht genau das Gegenteil? Verlieren wir unsere Lust auf Sex, weil wir zu *wenig* Testosteron haben?

Die Testosteronreduktion variiert von Frau zu Frau und in Abhängigkeit vom verwendeten Verhütungsmittel. Hormonpräparate enthalten verschiedene Sorten Gestagen, die jeweils unterschiedliche Effekte auf den Testosteronhaushalt haben. Präparate mit *Drospirenon*, wie zum Beispiel Yasmin, reduzieren den Testosteronspiegel. Das kann gegen Pickel helfen, aber eben vielleicht auch die Lust auf Sex verringern. Das Gestagen *Levonorgestrel*, wie es beispielsweise in Microgynon und Hormonspiralen enthalten ist, hat hingegen einen Effekt, der dem des Testosterons ähnelt, deshalb ist ein negativer Einfluss auf die sexuelle Lust hier eher unwahrscheinlich.

Das Problem der Testosterontheorie besteht darin, dass bisher kein klarer Zusammenhang zwischen der Menge an Testosteron im Blut und dem erlebten Level sexueller Lust nachgewiesen werden konnte. Es gibt Frauen, die trotz eines relativ hohen Testosteronspiegels Probleme mit der Libido haben, während andere mit wenig Testosteron im Blut keinerlei Unterschied bemerken. Sexuelle Lust und Testosteronspiegel scheinen also nicht in einem proportionalen Verhältnis zueinander zu stehen. Dennoch hat man Frauen versuchsweise Testosteron verabreicht, um ihre Libido anzuregen, was allerdings nicht den erhofften Effekt hatte.* Im Schnitt kam es zu weniger als einem zusätzlichen »sexuell befriedigenden Ereignis« im Monat (so geht Dirty Talk in der Wissenschaft, nicht schlecht, oder?).[184]

Was die weibliche Sexualität angeht, gibt es immer noch vieles, was wir nicht wissen. Eine zufriedenstellende Antwort auf die Frage, welchen Einfluss hormonelle Verhütungsmittel auf die Libido haben, werden wir möglicherweise nie finden. Denn was heißt eigentlich sexuelle Lust? Was bedeutet sie für Sie persönlich? Wissenschaftliche Forschung auf diesem Gebiet ist unheimlich schwierig, weil es nun mal kein einheitliches Maß für sexuelle Lust gibt. Außerdem wird unsere Libido von so vielen Faktoren im Leben beeinflusst, dass kaum zu unterscheiden ist, welcher Effekt nun auf die Pille zurückzuführen ist und was vielleicht nur zu den Erschöpfungserscheinungen einer längeren Beziehung zählt.

Wie Sie sicher längst begriffen haben, ist die Welt der Wissenschaft voller Unsicherheiten. Festhalten können wir aber Folgendes: Es gibt nicht sehr viele Hinweise darauf, dass die sexuelle Lust der meisten Frauen durch hormonelle Verhütung deutlich beeinträchtigt wird.[185] Es kann zwar durchaus sein, dass Ihr Verhütungsmittel einen negativen Einfluss auf Ihre Libido hat, aber der Normalfall ist das nicht. Viel gewöhnlicher ist es, dass die

---

* Solche Testosterontests wurden in erster Linie mit Frauen durchgeführt, die die Wechseljahre bereits hinter sich hatten oder denen infolge einer Krebserkrankung die Eierstöcke entfernt worden waren. Über das Langzeitrisiko der Verwendung von Testosteron ist bisher wenig bekannt, und wenn es unter Einnahme von Testosteron zu einer Schwangerschaft kommt, kann der Fötus Schaden nehmen. In einer der wenigen randomisierten Studien, die mit jüngeren Frauen (35 bis 46 Jahre alt) durchgeführt wurden, konnte man keinen oder nur einen sehr geringen Effekt von Testosteronzugaben auf die sexuelle Lust nachweisen. Der Placebo-Effekt hingegen war hoch.

sexuelle Lust im Laufe einer Beziehung nachlässt oder dass wir aufgrund von Stress einfach weniger Energie für sexuelle Höchstleistungen haben.

Daher lautet unser Rat: Bevor Sie Ihr Verhütungsmittel in die Tonne werfen oder einen Termin zur Entfernung des Verhütungsstäbchens machen, überlegen Sie doch erst einmal, ob nicht vielleicht noch andere Dinge in Ihrem Leben für die geschwächte Libido verantwortlich sein könnten. Auch der Wechsel zu einem Präparat mit einer anderen Gestagensorte ist einen Versuch wert.

Zeit für eine Hormonentschlackung?

Für die meisten von uns ist Sex kein konstantes Gut. Befindet man sich in einer festen Beziehung, hat man vielleicht mehrmals pro Woche welchen, aber dann ist auf einmal Schluss mit dem Partner, und das Singledasein gestaltet sich weitaus weniger wie eine Folge *Sex and the City*, als man sich erhofft hatte. Mehr und mehr kommt man sich vor wie ein Elefant in der Savanne, auf der Suche nach Wasser in der schlimmsten Trockenperiode. Wo bleiben nur die Cosmopolitans, die heißen Typen, die One-Night-Stands? Tag für Tag reibt uns die Pille jetzt unser unfreiwilliges Zölibat unter die Nase, sie ruft geradezu vom Badezimmerregal: »Du kriegst doch heute sowieso wieder keinen ab!«

Obendrein haben wir vielleicht davon gehört, dass Hormone nicht gut für uns sind, höchst unnatürliches Zeug.[186] Warum sollten wir unserem Körper diese suspekten Stoffe zuführen, wenn wir dafür nicht mal Sex abbekommen? Und so sagen wir uns: »Soll das Singleleben halt zu einer Zeit der Entschlackung, Reinigung und Gesundheit werden! Zeit für eine Hormonpause!«

Aber Moment mal. Diese Idee ist längst nicht so gut, wie sie klingt. Ein Verhütungsmittel abzusetzen, mit dem man gut zurechtkommt, nur weil man plötzlich wieder Single ist, wäre schön blöd. Nebenwirkungen machen sich vor allem am Anfang bemerkbar, wenn man gerade mit dem Verhütungsmittel begonnen hat, aber nach ein paar Monaten verschwinden sie in der Regel wieder oder werden zumindest schwächer. Der Körper passt sich dem neuen Hormonhaushalt an und kommt zur Ruhe. Setzt man das Mittel dann ab, braucht er erst einmal eine Weile, um wieder ins Gleichgewicht zu kommen, nur um beim nächsten Start dieselben Nebenwirkungen erneut durchzumachen.

Der Hauptgrund, warum wir von Hormonpausen abraten, ist das Risiko für Blutgerinnsel. Manche Studien weisen darauf hin, dass die Gefahr, einen Thrombus zu entwickeln, in den ersten Monaten mit der Pille am größten ist und dann nach und nach deutlich abnimmt.[187] Fängt man aber jedes Mal, wenn man einen neuen Typen trifft, wieder von vorne mit der Pille an, hat der Körper keine Chance, ins Gleichgewicht zu kommen. Die Folge ist dann, dass der Traumtyp nicht nur für Schmetterlinge im Bauch, sondern auch für erhöhte Thrombosegefahr sorgt.

Thromben sind die gefährlichere, aber auch die seltenere Nebenwirkung einer Hormonpause. Daneben gibt es noch eine andere Begleiterscheinung, die weitaus häufiger ist. Die Liebe trifft uns ja bekanntlich oft völlig unerwartet, und einen Arzttermin bekommt man nicht zu jeder Tages- und Nachtzeit. Hat man dann im entscheidenden Moment kein Kondom zur Hand, kann die selbstverordnete Entschlackungskur schnell etwas länger ausfallen als geplant. Neun Monate, um genau zu sein. In Norwegen wird eine von vier jungen Frauen innerhalb des ersten halben Jahres, nachdem sie die Pille abgesetzt hat, unfreiwillig schwanger.[188] Und zwar ganz natürlich!

Manche befürchten, dass sie später im Leben vielleicht nicht mehr so leicht schwanger werden, wenn sie lange hormonell verhütet haben. Das ist zum Glück Unsinn, auch wenn es bei manchen Verhütungsmitteln ein paar Monate dauern kann, bis der Eisprung wieder einsetzt. Das Unfruchtbarkeitsrisiko ist bei Frauen

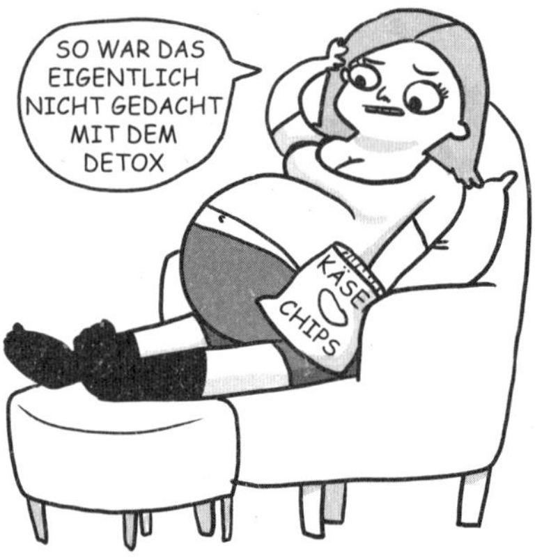

sogar niedriger, wenn sie hormonell verhüten, denn im Falle einer Geschlechtskrankheit entwickeln sie dann mit geringerer Wahrscheinlichkeit eine Unterleibsentzündung.[189] Leider gibt es in der Welt nun mal Frauen (und auch Männer), die aufgrund verschiedener Ursachen keine Kinder zeugen können. Ob man dazugehört, weiß man allerdings erst, wenn man das Verhütungsmittel absetzt und selbst versucht, ein Kind zu bekommen. Ist eine Frau über 35 und wird einfach nicht schwanger, lässt sich die Schuld leicht auf die Pille schieben, die sie seit dem 15. Lebensjahr eingenommen hat. Es ist jedoch wissenschaftlich erwiesen, dass die Pille keinen Einfluss auf unsere Fruchtbarkeit hat, ob wir sie nun ein oder zehn Jahre eingenommen haben.[190] Das Alter hingegen hat schon sehr viel mehr zu sagen.

Kleine Verteidigungsrede für die hormonelle Verhütung

In letzter Zeit war in der [norwegischen] Öffentlichkeit sehr viel von den negativen Seiten hormoneller Verhütungsmittel die Rede. Auch wir fänden ein größeres Angebot an wirksamen Alternativen und vielleicht sogar eine Pille für den Mann durchaus wünschenswert. Vorerst aber ist und bleibt Verhütung ein notwendiges Übel für uns Frauen, denn beim Sex können Kinder entstehen. An dieser Tatsache lässt sich nicht rütteln, egal, wie sehr sie uns – unter Umständen – missfällt. Und auf Sex verzichten wollen wir schließlich auch nicht.

Die Welt der Verhütung ist zwar nicht ideal, aber wir können das Kapitel nicht beenden, ohne zum Schluss noch ein gutes Wort für die hormonelle Verhütung einzulegen und eine kleine Verteidigungsrede für sie zu halten. Ihre positiven Seiten werden nämlich allzu oft von anderen Aspekten überschattet.

Neben der Kupferspirale und der Sterilisierung ist und bleibt hormonelle Verhütung die sicherste Methode, sich vor einer ungewünschten Schwangerschaft zu schützen. Die ungefährlichen Nebenwirkungen, die bei manchen Frauen auftreten, sind nichts gegen die häufigsten Schwangerschaftsbeschwerden, einschließlich Symphysenlockerung, massivem Ausfluss, geschwollenen Beinen, Hämorrhoiden und Schwangerschaftsstreifen. Von den gefährlichen, aber seltenen Begleiterscheinungen ganz zu schweigen. Die Gefahr, ein Blutgerinnsel zu entwickeln, ist viel höher, wenn man schwanger ist, als wenn man hormonell verhütet.

Viel zu wenige wissen dagegen von den positiven Effekten hormoneller Verhütungsmittel. Wir haben sie bereits erwähnt, aber es schadet ja nichts, sie noch einmal zu wiederholen:

- Hormonelle Verhütungsmittel scheinen gegen die häufigsten und gefährlichsten Krebserkrankungen bei Frauen zu schützen: Darmkrebs, Eierstockkrebs und Endometriumkarzinom.
- Hormonelle Verhütungsmittel verringern Menstruationsschmerzen, verkürzen und schwächen die Blutungen und reduzieren das Auftreten von Blutmangel, der für viele Frauen ein großes Problem ist.
- Mit Kombinationspräparaten kann man selbst entscheiden, wann die Menstruation einsetzen soll.

- Hormonelle Verhütungsmittel schützen vor Unterleibsinfektionen – einer wichtigen Ursache für Kinderlosigkeit bei Frauen –, indem sie den Schleimpfropf im Gebärmutterhals dicker und für Bakterien undurchlässiger machen.
- Die Wahrscheinlichkeit, dass sich in den Brüsten gutartige Zysten bilden, die viele Frauen in Angst versetzen und chirurgische Eingriffe nach sich ziehen, geht zurück.
- Hormonelle Verhütungsmittel helfen außerdem gegen zwei häufige und unangenehme Frauenerkrankungen: polyzystisches Ovar-Syndrom und Endometriose.

Wenn hormonelle Verhütung als der schlimmste Feind der Frau dargestellt wird, ist es vielleicht gar nicht so schlecht, diese Liste im Hinterkopf zu haben. Die Pille war und ist nach wie vor eine der wichtigsten Erfindungen der Welt für die Gleichberechtigung der Frau.

Verhütungsratgeber für den Unterleib

Finden Sie es schwierig, sich für ein Verhütungsmittel zu entscheiden? Bei elf verschiedenen Möglichkeiten ist das auch gar nicht so leicht, aber keine Sorge, wir haben hier einen kleinen Verhütungsratgeber zusammengestellt. Da die sicheren Methoden verschreibungspflichtig sind, werden Sie die Entscheidung ohnehin in Absprache mit Ihrer Ärztin oder Ihrem Arzt treffen müssen, aber es schadet ja nichts, sich vorher schon einmal ein paar Gedanken zu machen. Je nachdem, was Ihnen persönlich am wichtigsten ist, können Sie jetzt herausfinden, welche Verhütungsmittel grundsätzlich in Frage kommen und wovon Sie sich besser fernhalten sollten. Vermutlich sind in Ihrem Fall mehrere der folgenden Punkte relevant, und da gilt es, die beste Alternative zu finden.

Mir ist es am wichtigsten, nicht schwanger zu werden Wenn es Ihnen vor allem um die Vermeidung einer Schwangerschaft geht, sollten Sie auf

die sichersten Verhütungsmittel setzen, die es gibt, und das sind die sogenannten Langzeitverhütungsmittel. Allen voran stehen da das Verhütungsstäbchen und die Hormonspirale, dicht gefolgt von der Kupferspirale. Auch Kombinationspräparate wie die Pille sind sicher, wenn sie richtig angewendet werden.
Empfehlenswert: Langzeitmethoden mit niedrigem Pearl-Index, Verhütungsstäbchen, Hormonspirale und Kupferspirale.
Nicht zu empfehlen: Methoden mit hohem Pearl-Index, vor allem natürliche Methoden, die auf der Bestimmung der fruchtbaren Tage basieren.

Ich habe ein erhöhtes Thrombose-, Schlaganfall- oder Herzinfarktrisiko
Wer ein erhöhtes Risiko für eine dieser Erkrankungen hat, sollte einen Bogen um Östrogen machen. Die Verhütungsmittel, die am sichersten vor einer Schwangerschaft schützen, nämlich das Verhütungsstäbchen und die Hormonspirale, wirken ausschließlich mit Gestagen und können deshalb ruhig verwendet werden. Es gibt aber auch östrogenfreie Pillen. Ein in Deutschland erhältliches Präparat ist beispielsweise Cerazette.
Empfehlenswert: Östrogenfreie Methoden, Verhütungsstäbchen, Hormonspirale, östrogenfreie Pille und Kupferspirale.
Nicht zu empfehlen: Kombinationspräparate, also Pille, Hormonpflaster und Vaginalring.

Ich möchte vor allem weniger bluten Die Menstruation kann extrem lästig sein, vor allem für Frauen, die sehr starke und schmerzhafte Blutungen haben. Manche erleiden einen regelrechten Blutmangel oder müssen jeden Monat vor Schmerzen eine Woche im Bett bleiben. Da ist es gut zu wissen, dass sich die Blutungen mit bestimmten Methoden deutlich reduzieren lassen. Hormonelle Verhütungsmittel haben generell die Eigenschaft, dass sie die Blutungsmenge insgesamt verringern. Um das optimale Präparat zu finden, tasten Sie sich in ärztlicher Absprache langsam vor. Die Kupferspirale verstärkt oft sowohl die Blutungen als auch die Schmerzen und ist in diesem Fall kein guter Tipp.
Empfehlenswert: Hormonelle Verhütung ganz generell, vor allem Hormonspirale und Kombinationspräparate.
Nicht zu empfehlen: Kupferspirale.

Ich möchte vor allem Kontrolle über die Blutungen haben Wie Sie vielleicht noch aus dem Kapitel »Hormonelle Verhütung und Menstruation« wissen, kann man mit östrogenhaltigen Verhütungsmitteln eine gewisse Kontrolle über die Blutungen erlangen. Mit Gestagenpräparaten funktioniert das nicht. Wer bereits ein östrogenhaltiges Mittel verwendet, aber noch nicht den gewünschten Effekt damit erzielt, kann ein Präparat mit einer höheren Östrogendosis ausprobieren. Von Miranova können Sie beispielsweise ohne weiteres zu Microgynon wechseln, ohne dass sich dadurch ein erhöhtes Thromboserisiko ergibt.
Empfehlenswert: Kombinationspräparate, also Pille, Hormonpflaster und Vaginalring.
Nicht zu empfehlen: Gestagenpräparate.

Ich habe Last mit Pickeln Gegen Pickel kann Östrogen helfen, hier können Sie also in Absprache mit der Ärztin oder dem Arzt ein Kombinationspräparat ausprobieren. Pickel sind oft eine Nebenwirkung von Gestagenen. Wer schon mit einem Kombinationspräparat verhütet, kann versuchsweise zu einer anderen Sorte Gestagen oder einer höheren Östrogendosis wechseln. Aber nicht vergessen: Bis sich etwas tut, können bis zu drei Monate vergehen.
Empfehlenswert: Kombinationspräparate, also Pille, Hormonpflaster und Vaginalring.
Nicht zu empfehlen: Präparate mit derselben Sorte Gestagen, die Sie schon ausprobiert haben.

Von meinem Verhütungsmittel soll niemand etwas mitbekommen Manche Frauen möchten gern vor anderen geheim halten, dass sie verhüten. Verhütungsmittel wie das Verhütungsstäbchen, die Spirale oder die Dreimonatsspritze sind nach außen hin nicht sichtbar, weil man sie quasi im Körper trägt. Wer nicht will, dass der eigene Partner etwas von der Verhütung weiß, möchte vielleicht ein Verhütungsmittel verwenden, das keinen Einfluss auf die Monatsblutung hat. In dem Fall können Kombinationspräparate oder die Kupferspirale das Richtige sein. Hier bleibt oft ein regelmäßiger Zyklus erhalten, auch wenn die Blutungsmenge insgesamt etwas anders ausfallen kann. Falls eine mögliche Schwangerschaft kein

Weltuntergang für Sie ist, können Sie auch mit Hilfe natürlicher Methoden Ihre fruchtbaren Tage ermitteln und diese dann entsprechend meiden. Aber denken Sie daran, dass bei diesem Vorgehen eine von vier Frauen innerhalb eines Jahres schwanger wird.
Empfehlenswert: Unsichtbare Verhütungsmittel wie das Verhütungsstäbchen und die Hormonspirale oder Methoden, bei denen ein fester Zyklus bestehen bleibt, wie Kombinationspräparate.
Nicht zu empfehlen: Das kommt darauf an, wodurch sich das Verhütungsmittel nicht bemerkbar machen soll.

Ich möchte vor sexuell übertragbaren Krankheiten geschützt sein Das Kondom ist das einzige Verhütungsmittel, das vor sexuell übertragbaren Infektionen schützt. Wir raten zum Kondom in Verbindung mit einem zusätzlichen Verhütungsmittel, bis Sie und Ihr Partner sich haben testen lassen und wissen, dass Sie beide gesund sind.
Empfehlenswert: Kondom in Verbindung mit einem zusätzlichen Verhütungsmittel.
Nicht zu empfehlen: Kein Kondom.

Ich nehme noch andere Medikamente – Kann ich trotzdem hormonell verhüten? Medikamente beeinflussen sich gegenseitig. Nimmt man zum Beispiel ein Mittel gegen Epilepsie oder Psychopharmaka, kann das einen Einfluss auf das Verhütungsmittel haben und umgekehrt. Diese Dinge klären Sie am besten beim Arzt. Dort bekommen Sie die für Ihre Situation am besten geeignete Lösung.
Empfehlenswert: Lassen Sie sich beim Arzt zu der für Sie am besten geeigneten Verhütungsmethode beraten.

Ich habe Endometriose Wenn Sie Endometriose haben oder aufgrund von starken Schmerzen glauben, dass Sie diese Erkrankung haben, ist ein hormonelles Verhütungsmittel der erste Schritt der Behandlung. Ziel ist es, die Menstruation möglichst zu umgehen, weshalb Hormonpausen für Sie nicht in Frage kommen.
Empfehlenswert: Eine durchgehende Verwendung von Kombinationspräparaten oder eine Hormonspirale.

Ich habe das polyzystische Ovar-Syndrom oder eine sehr unregelmäßige Menstruation Wenn Sie weniger als viermal im Jahr Ihre Menstruation haben, OHNE dass Sie hormonell verhüten, sollten Sie mit einem hormonellen Verhütungsmittel anfangen, damit die Gebärmutterschleimhaut in regelmäßigen Abständen abbluten kann. Kommt die Menstruation nämlich nur sehr selten, kann die Gebärmutterschleimhaut zu stark anwachsen, und das ist auf Dauer nicht gut. Nach ein paar Abbruchblutungen ist das Problem gelöst, und dann können Sie die Menstruation auch wieder überspringen.
Empfehlenswert: Kombinationspräparate, also Pille, Hormonpflaster und Vaginalring.

Mein Verhütungsmittel beeinträchtigt meine sexuelle Lust Man weiß nicht sicher, ob hormonelle Verhütungsmittel einen negativen Einfluss auf die Libido haben, und wenn ja, welche Mechanismen hier zugrunde liegen. Einer Theorie zufolge ist die Ursache zu wenig aktives Testosteron im Blut. Verschiedene Gestagensorten haben jeweils einen unterschiedlichen Einfluss auf den Testosteronhaushalt. Präparate mit Drospirenon, wie zum Beispiel Yasmin, reduzieren den Testosteronspiegel. Das kann die Bildung von Pickeln hemmen, aber vielleicht auch die sexuelle Lust. Das Gestagen namens Levonorgestrel, das beispielsweise in Microgynon und der Hormonspirale enthalten ist, hat dagegen eine dem Testosteron ähnliche Wirkung, weshalb es weniger wahrscheinlich ist, dass es die sexuelle Lust reduziert.
Empfehlenswert: Präparate mit dem Gestagen Levonorgestrel wie zum Beispiel Microgynon oder die Hormonspirale. Hormonfreie Verhütung mit der Kupferspirale.
Weniger empfehlenswert: Präparate mit dem Gestagen Drospirenon wie zum Beispiel Yasmin.

Schwangerschaftsabbruch

Am Weltfrauentag 2014 gingen in Norwegen Zehntausende von Frauen auf die Straße. Sie protestierten gegen einen Gesetzesvorschlag, der es Hausärzten ermöglichen sollte, Frauen eine Überweisung für einen Schwangerschaftsabbruch zu verweigern. Nach massivem Widerstand zog die Regierung den Vorschlag wieder zurück. Fast 40 Jahre, nachdem in Norwegen das Recht der Frau auf einen selbstbestimmten Schwangerschaftsabbruch eingeführt wurde, ist das Thema nach wie vor ein Politikum. Abtreibungen wecken starke Emotionen. Dabei geht es um das Selbstbestimmungsrecht der Frau über ihren eigenen Körper, darüber, ob sie ein Kind zur Welt bringen möchte oder nicht. Es geht aber auch um den Beginn eines neuen Lebens und die Rechte, die dieses potentielle neue Leben haben soll, nachdem es gezeugt wurde.

Fest steht jedenfalls, dass es nichts hilft, Schwangerschaftsabbrüche zu verbieten oder zu erschweren. Zu allen Zeiten und in allen Teilen der Welt haben unfreiwillig schwangere Frauen die Sache selbst in die Hand genommen. Stricknadeln, Kräuterhexen, steile Treppen und Gift sind dort, wo Abtreibungen illegal sind, noch heute an der Tagesordnung. Jahr für Jahr sehen sich 20 Millionen Frauen gezwungen, unter bedenklichen Umständen einen Schwangerschaftsabbruch über sich ergehen zu lassen, das heißt bei fast einer von zehn Schwangerschaften. 50 000 dieser Frauen kommen dabei ums Leben, vollkommen unnötig.[191] Ein sicherer, gesetzlich geregelter Rahmen ist mit anderen Worten essentiell, damit bei einem Schwangerschaftsabbruch die Gesundheit der Frau gewährleistet ist.

Die Entscheidung für einen solchen Eingriff kann schwer sein oder sich wie die einzig richtige anfühlen. So oder so ist es hilfreich, über den genauen Ablauf und die geltenden Regeln Bescheid zu wissen.

Geltendes Recht

In Deutschland kann eine Frau ihre Schwangerschaft bis zur vierzehnten Woche straffrei abbrechen lassen. Vorausgesetzt, sie hat an einer Schwangerschaftskonfliktberatung teilgenommen und danach eine dreitägige Bedenkzeit eingehalten, entscheidet sie also selbst, ob sie das Kind behalten möchte oder nicht, unabhängig von der Meinung ihres Partners, des Arztes oder ihrer Eltern. Für den Vater des Kindes mag sich das manchmal ungerecht anfühlen, was wir gut verstehen können. Unsere Empfehlung wäre deshalb auch in jedem Fall, ihn in die Entscheidung mit einzubeziehen. Aber rein rechtlich hat in den ersten vierzehn Wochen die Schwangere das Sagen. Niemand kann Sie dazu zwingen, das Kind zu behalten, und genauso wenig kann man Ihnen eine Abtreibung aufzwingen.

Nach der vierzehnten Schwangerschaftswoche gelten hingegen andere Regeln. Von da an muss eine medizinische Indikation vorliegen, das heißt, das Leben bzw. die körperliche oder seelische Gesundheit der Frau muss durch die Schwangerschaft ernstlich gefährdet sein, damit ein Schwangerschaftsabbruch durchgeführt werden kann. Erteilt wird die Indikation von einer Ärztin oder einem Arzt, die Entscheidung liegt somit nun nicht mehr bei der Frau allein. Woche vierzehn ist mit anderen Worten eine Grenze, die dramatische Auswirkungen auf das Leben einer Frau haben kann.

Aber wann befindet man sich eigentlich in der vierzehnten Schwangerschaftswoche? Man sollte meinen, dass ab dem Tag gezählt wird, an dem man ungeschützten Sex hatte, aber das stimmt nicht. Stattdessen wird vom ersten Tag der letzten Regelblutung an gerechnet. So gesehen war man also schon zwei Wochen, bevor man überhaupt Sex hatte, »schwanger«. Etwas unlogisch, aber so sind nun mal die Regeln.

Vor einem Schwangerschaftsabbruch erfolgt zunächst eine Ultraschalluntersuchung. Mit Hilfe einer vaginal eingeführten Sonde, die etwa die Größe einer Karotte hat, wird überprüft, in welcher Schwangerschaftswoche sich die Frau befindet. Ist der Fötus in der Gebärmutter größer als rund 6,6 Zentimeter, gilt die vierzehnte Woche als erreicht. Diese Untersuchung ist aus verschiedenen Gründen sinnvoll. Viele Frauen haben eine unregelmäßige Menstruation oder erinnern sich nicht mehr daran, wann ihre letzte Regelblutung war. Außerdem kann sich die Ärztin oder der Arzt so versichern, dass die Frau auch die Wahrheit sagt. Im Zweifelsfall ist das Ergebnis der Ultraschalluntersuchung entscheidend.

Zwei Abbruchmethoden

Ein Schwangerschaftsabbruch kann auf zwei verschiedenen Wegen erfolgen: mit Hilfe von Tabletten – man spricht von einem medikamentösen Abbruch – oder durch eine kleine Operation – auch instrumenteller oder chirurgischer Abbruch genannt.

Ein **medikamentöser Schwangerschaftsabbruch** beginnt zunächst einmal mit einer Untersuchung, bei der die Schwangerschaftswoche ermittelt wird. Dann nehmen Sie unter ärztlicher Aufsicht eine Tablette mit dem Wirkstoff *Mifepistron* ein, der dem Körper vorgaukelt, Sie wären nicht mehr schwanger. All die komplizierten Prozesse, die dafür sorgen, dass die befruchtete Eizelle zu einem Fötus und schließlich zu einem Baby heranwachsen kann, kommen zum Erliegen. Die Abtreibung ist nun in Gang gesetzt, aber noch nicht vollständig vollzogen. Trotzdem gibt es jetzt kein Zurück mehr. Der Fötus wird sich nach Einnahme dieser ersten Tablette nicht normal weiterentwickeln.

Anschließend fahren Sie nach Hause und warten ein bis zwei Tage ab. Leichte Übelkeit, Blutungen und Menstruationsschmerzen sind in dieser Zeit ganz normal, davon abgesehen wird Ihr Leben jedoch nicht weiter beeinträchtigt.

Nach zwei Tagen wird der Schwangerschaftsabbruch dann vollzogen. Bei gesunden Frauen, die weniger als neun Wochen schwanger waren, kann das in der Regel auch zu Hause stattfinden. In diesem Fall sollten Sie unbedingt jemanden bei sich haben, eine Freundin oder Ihren Partner zum Beispiel, um bei eventuellen Komplikationen auf der sicheren Seite zu sein. Normalerweise kommt es dabei aber nicht zu Komplikationen. Die nächste Tabletteneinnahme kann auch ambulant unter ärztlicher Aufsicht erfolgen, wenn die Frau das lieber möchte oder wenn sie länger als neun Wochen schwanger war.

So oder so ist das weitere Vorgehen gleich: Der Wirkstoff *Misoprostol* wird entweder in Tablettenform eingenommen oder vaginal eingeführt. Die Gebärmutter zieht sich dadurch zusammen und stößt sämtlichen Inhalt aus, ein bisschen so wie bei der Menstruation, nur dass dieses Mal auch ein winzig kleiner Fötus mit dem Blut hinausgeschwemmt wird.

Die Blutung bei einem so eingeleiteten Schwangerschaftsabbruch ist stärker als bei einer normalen Menstruation. Das ausgeschiedene Blut enthält Klümpchen und ist hellrot. Denen, die Angst vor dem Anblick eines kleinen Minibabys haben, sei gesagt: Je früher Sie den Schwangerschaftsabbruch durchführen, desto unwahrscheinlicher ist es, dass Sie irgendetwas sehen. Vor der neunten Schwangerschaftswoche ähnelt der Fötus einer 1,5 Zentimeter großen durchsichtigen Kaulquappe, umgeben von Schleim und Blut. Bilder von süßen kleinen Minibabys, wie man sie zum Teil im Internet findet, sind gefälscht und sollen Frauen, die sich für eine Abtreibung entschieden haben, nur ein schlechtes Gewissen machen. Davon halten wir überhaupt nichts. Untersucht man die ausgeschiedenen Blutklümpchen allerdings sehr genau, kann es natürlich sein, dass man darin einen kleinen Fötus entdeckt.

Bei 95 bis 98 Prozent aller Frauen ist der Schwangerschaftsabbruch im Laufe weniger Stunden abgeschlossen.[192] Da er ziemlich schmerzhaft ist, sollten Sie in jedem Fall auch eine Schmerztablette einnehmen.

In den folgenden zwei bis drei Wochen können weiterhin noch

Blutungen und leichte Schmerzen vorkommen. Dann ist es wichtig, dass Sie keine Tampons, sondern Binden verwenden, um keine Infektion zu riskieren. Auch auf Sex sollten Sie vorerst verzichten, bis Sie nicht mehr bluten. Solange die Blutung anhält, ist die Gebärmutter noch dabei, die Reste der Schwangerschaft auszustoßen, und Bakterien, die dann in die Vagina gelangen, können leichter weiter hochwandern. Infektionen nach einem Schwangerschaftsabbruch sind nicht die Regel, aber man sollte ihnen trotzdem vorbeugen. Wenn Sie nach einer Abtreibung starke Schmerzen, Fieber oder kräftige Blutungen bekommen, sollten Sie unbedingt ein Krankenhaus aufsuchen.

Hin und wieder liest man in den Medien Schreckgeschichten von Frauen, die mehrere Monate nach einem medikamentösen Schwangerschaftsabbruch plötzlich festgestellt haben, dass sie immer noch schwanger waren. Hält man sich aber an die Anweisungen der Ärztin oder des Arztes, ist so etwas äußerst unwahrscheinlich. In einem von 100 Fällen kann es vorkommen, dass die Frau trotz medikamentösen Abbruchs immer noch schwanger ist. Das merken Sie daran, dass es nach Einnahme der letzten Tabletten nicht zu einer richtigen Blutung kommt. In diesem Fall sollten Sie sich schnell wieder beim Arzt melden. Die Medikamente halten die Schwangerschaft an, und es nicht gut, wenn die unausgeschiedenen Reste danach in der Gebärmutter bleiben. Alle Frauen, die eine Abtreibung vornehmen lassen, sollten sich einen Monat später durch einen Schwangerschaftstest vergewissern, dass die Schwangerschaft auch wirklich vollständig beendet ist. Außerdem sollten Sie ärztlichen Rat einholen, wenn vier bis sechs Wochen nach Abschluss der Blutung Ihre normale Menstruation noch nicht wiedereingesetzt hat.

Chirurgischer Schwangerschaftsabbruch Nach einem Gespräch und einer ärztlichen Voruntersuchung, bei der festgestellt wird, in welcher Schwangerschaftswoche Sie sich befinden, bekommen

Sie einen Termin für den Eingriff, der in der Regel ein paar Tage später vorgenommen wird. Außerdem gibt man Ihnen ein Medikament mit nach Hause, das Sie am Morgen vor der Abtreibung in die Vagina einführen sollen, um den Gebärmutterhals schon einmal etwas zu weiten. Wird der Eingriff unter Vollnarkose durchgeführt, müssen Sie zu dem Termin nüchtern erscheinen, das heißt, Sie dürfen sechs Stunden vorher nichts mehr essen, trinken oder rauchen.

Die Operation selbst dauert etwa zehn Minuten. Mit Hilfe eines kleinen Röhrchens, das durch die Vagina und den Gebärmutterhals in die Gebärmutter eingeführt wird, werden die Fruchtblase mitsamt der Schleimhaut vorsichtig abgesaugt. Nach dem Aufwachen werden Sie noch ein paar Stunden zur Beobachtung in der Praxis oder der Klinik bleiben müssen, aber anschließend können Sie wieder nach Hause gehen.

Wie bei einem medikamentösen Abbruch können auch hier im Anschluss eine Weile Schmerzen und Blutungen auftreten. Die Empfehlungen in Hinblick auf Binden und Sex gelten hier genauso, und bei einer Verschlechterung Ihres Zustandes, starken Blutungen oder einer länger als sechs Wochen ausbleibenden Menstruation sollten Sie einen Arzt kontaktieren.

Wie bei allen chirurgischen Eingriffen besteht ein geringes Risiko, dass es in Verbindung mit der Narkose oder der Operation zu Komplikationen kommen kann. Unter anderem können die Gebärmutter, die Blase oder die Harnwege verletzt werden. Wegen dieser seltenen Komplikationen wird in Norwegen in der Regel eher zu einem medikamentösen Schwangerschaftsabbruch geraten. Operationen, die nicht unbedingt notwendig sind, vermeidet man generell besser, aber alles in allem ist eine chirurgische Abtreibung ein sehr ungefährlicher Eingriff.

Die eine oder andere hat vielleicht gehört, dass es nach einem chirurgischen Schwangerschaftsabbruch schwierig sein kann, später noch einmal schwanger zu werden. Das stimmt jedoch nur in äußerst seltenen Fällen, wenn nämlich das sogenannte Asherman-Syndrom vorliegt. Dazu kommt es, wenn bei dem Eingriff sehr viel aus der Gebärmutter entfernt werden muss und die tiefere Schicht des Endometriums, also der Gebärmutterschleimhaut, verletzt wird. Dann können Narben und Verwachsungen entstehen, die eine erneute Schwangerschaft erschweren. Die Gynäkologen von heute sind allerdings sehr darauf bedacht, dass es nicht dazu kommt, und gehen deshalb immer auf Nummer sicher. Dass eine unkomplizierte Absaugung oder Ausschabung Einfluss darauf hat, ob Sie später noch einmal schwanger werden können, ist mit anderen Worten ziemlich unwahrscheinlich. Je öfter Sie einen solchen Eingriff vornehmen lassen, desto größer ist jedoch das Risiko.[193] Auch aus diesem Grund empfiehlt es sich, nach Möglichkeit eher einen medikamentösen Schwangerschaftsabbruch durchführen zu lassen. Und obwohl der Hinweis im Grunde unnötig sein sollte, möchten wir an dieser Stelle trotzdem betonen, dass eine Abtreibung natürlich nie als Verhütungsmittel eingesetzt werden sollte.

Eine ungeplante Schwangerschaft kann ein regelrechter Schock sein. Manche sind natürlich auch positiv überrascht, aber es ist keineswegs ungewöhnlich, dass man erst einmal leicht in Panik gerät. Eine Schwangerschaft kann viele Gefühle ins Rollen bringen, auf die man vielleicht gar nicht gefasst war. Dann hilft es, mit jemandem zu reden. Sämtliche Mitarbeiter des Gesundheitssystems unterstehen der Schweigepflicht und können Sie beraten. Auch in Gesprächen mit Ihrem Partner, mit Freunden und Ihrer Familie können Sie sich Rat und Zuwendung holen, ganz egal, wofür Sie sich letztlich entscheiden.

Trouble im Intimbereich

Mit unseren Genitalien ist es genau wie mit anderen Körperteilen: Solange alles funktioniert, denken wir nicht weiter darüber nach. Hakt es aber irgendwo, kann es schnell höchst unangenehm werden. Jede Frau, die schon mal eine ordentliche Pilzinfektion hatte oder unter heftigen Menstruationsschmerzen leidet, weiß das. In solchen Momenten verfluchen wir den Tag, an dem wir als Frau zur Welt gekommen sind. Was würden wir nicht darum geben, die monatlichen Krämpfe in der Gebärmutter gegen einen gelegentlichen Tritt in die Eier einzutauschen?

Dieser Teil des Buches soll von all dem handeln, was uns untenrum Probleme bereiten kann. Manches davon wird den meisten Frauen im Laufe ihres Lebens höchstwahrscheinlich einmal begegnen. Anderes, wie zum Beispiel Gebärmutterhalskrebs, ist zum Glück sehr selten.

Bei der Arbeit an diesem Buch haben wir uns hin und wieder gefragt, ob wir nicht für unnötige Verunsicherung sorgen. Führt die Beschreibung gefährlicher und seltener Erkrankungen, oft mit vagen Symptomen, möglicherweise dazu, dass sich unsere Leserinnen nur neue und überflüssige Sorgen machen?

Wir hoffen und glauben, dass dem nicht so ist. Denken Sie daran, der Körper sendet unablässig kleine Signale des Wohlbefindens oder des Unbehagens aus. Wir spüren, dass wir leben – schließlich sind wir keine Maschinen. Manche von uns achten mehr auf solche Signale als andere, und wird die Aufmerksamkeit zu groß, kann das zu einer regelrechten Angst vor Krankheiten führen. In dem Fall halten wir Wissen für die beste Medizin. Mehr Wissen kann für Sicherheit sorgen, wohingegen hysterisches Googeln nach uneindeutigen Symptomen die Panik oft nur verstärkt. Die Kunst besteht darin, zwischen normalen Phänomenen, mit denen jede Frau mal zu tun hat, und den Anzeichen für etwas Ernsteres zu unterscheiden.

Während der Arbeit an unserem Blog haben wir festgestellt, dass der Wissensmangel zu ganz normalen Frauenerkrankungen erschütternde Ausmaße hat. Viele Frauen leiden an Krankheiten, von denen ihr Umfeld noch nie etwas gehört hat, und sie fühlen sich oft einsam und nicht ernst genommen. Viele wissen auch nicht, wo sie Hilfe bekommen. Wir zum Beispiel hatten vor unserem Medizinstudium keine Ahnung, dass es so etwas wie Endometriose überhaupt gibt. Dabei lebt eine von zehn Frauen mit dieser Krankheit, und nicht wenige quälen sich trotz der Schmerzen irgendwie durch den Alltag. Das sollte nicht so sein. Man stelle sich nur mal vor, einer von zehn Männern müsste jeden Monat aufgrund von unsäglichen Schmerzen in den Eiern eine ganze Woche zu Hause bleiben. Das wäre doch schon längst das Thema der Nation und stünde in sämtlichen Schulen auf dem Lehrplan.

Es wird mit anderen Wort Zeit, dass wir endlich mal laut über *unsere* Leiden sprechen. Nur so können wir dafür sorgen, dass alle die Hilfe bekommen, die sie benötigen. Vielleicht könnte man ja auch mehr Geld in die Erforschung von Frauenerkrankungen stecken, damit wir in Zukunft über gute Behandlungsmöglichkeiten verfügen. Hoffen darf man ja.

Anfangen wollen wir mit dem Normalsten von allem: Menstruationsstörungen.

Menstruationsstörungen – Abweichungen von der Regel

Die Menstruation macht einen entscheidenden Teil im Leben der meisten Frauen aus. Von der Pubertät bis irgendwann zwischen dem 45. und 52. Lebensjahr (so circa) vollzieht sich der ewige Kreislauf unseres Menstruationszyklus, Monat für Monat, mit gewissen Ausnahmen.

Verwirrung und Sorge sind ganz normal, wenn der Zyklus plötzlich anders ist, als er der allgemeinen Auffassung nach sein sollte. *Shit*, denken Sie dann vielleicht, und damit sind Sie nicht allein. Es ist seltsam, wie beunruhigend Veränderungen in Hinblick auf unsere Blut- und Schleimausscheidungen sein können, aber wir fühlen uns dadurch schnell im *Kern unserer Weiblichkeit* verunsichert. Krise! Die Gedanken überschlagen sich. Stimmt was nicht mit mir? Kann ich jetzt doch nicht wie geplant in zehn Jahren Kinder bekommen? Habe ich Krebs? Bin ich krank? Im Ernst: Hilfe!

Die Bandbreite der Menstruationsstörungen ist groß. Dabei kann es sich um Schmerzen, Unregelmäßigkeiten, Probleme mit der Menge oder schlicht um das Ausbleiben der Regelblutung handeln. Reden wir zunächst einmal über die häufigsten Erscheinungen.

Wenn die Regel ausbleibt

Zu den normalsten, aber vielleicht auch unheimlichsten Veränderungen gehört das spurlose Verschwinden der Menstruation. Wobei spurlos nicht ganz stimmt. Ein paar Spuren finden sich manchmal doch noch, in Form von Schmierblutungen, auch wenn die normale Regelblutung ausbleibt.

Wenn die Menstruation bei Frauen mit bisher regelmäßigen Monatsblutungen mehr als drei Monate beziehungsweise bei

Frauen mit unregelmäßigen Blutungen mehr als neun Monate ausbleibt, sprechen wir von einer *Amenorrhoe.*[194] Regelmäßig heißt in diesem Zusammenhang nur, dass der Menstruationszyklus jedes Mal die gleiche Länge hat und die Blutung immer zur gleichen Zeit einsetzt, so dass man mit Hilfe eines Menstruationskalenders voraussagen kann, wann es wieder so weit ist. Das Wort Amenorrhoe kommt aus dem Griechischen und bedeutet »ohne den monatlichen Fluss«. Und genau darum geht es.

Das Ausbleiben der Menstruation ist ein verbreitetes Phänomen. Jedes Jahr sind ganze acht Prozent aller Frauen zwischen 16 und 24 Jahren davon betroffen, und zwar aus unterschiedlichen Gründen.[195] Der naheliegendste ist eine Schwangerschaft. *Aber ich habe doch ein Kondom benutzt,* denken Sie vielleicht, wenn die Menstruation drei Tage später als sonst immer noch nicht da ist. Für ein Kind sind Sie noch nicht bereit, und allmählich kommt Panik auf.

Mit einem Test zur rechten Zeit lässt sich eine Schwangerschaft ausschließen. Es ist sehr wichtig, dass Sie sich Klarheit verschaffen, wenn Sie prinzipiell schwanger sein könnten. Gab es eine Verhütungspanne? Pille vergessen? Haben Sie sich auf einen »Rückzieher« oder ein bestimmtes Zeitfenster für die fruchtbaren Tage verlassen? Zeit für einen Schwangerschaftstest – drei Wochen nach dem ungeschützten Geschlechtsverkehr oder einer Panne sorgt er für Klarheit. Die Sache sieht allerdings anders aus, wenn Sie gar keinen Sex hatten oder mit einer sicheren Methode wie dem Verhütungsstäbchen oder der Hormonspirale verhütet haben, bei der es nicht zu Anwendungsfehlern kommen kann. Auch in diesem Fall können Sie vorsichtshalber einen Test machen. Für das Ausbleiben der monatlichen Blutung gibt es aber noch andere mögliche Gründe.

Eine seltene, aber ganz lustige Ursache ist Reisen. Wir wissen zwar nicht genau wieso, aber lange Flugreisen, vor allem quer durch mehrere Zeitzonen, können den Menstruationszyklus durcheinanderbringen, wodurch die Blutung zur falschen Zeit kommt, so als hätte sie einen Jetlag.

Weitaus häufigere Gründe für das Verschwinden der Menstruation sind jedoch Gewichtsveränderungen und viel Sport. Wie sehr das Gewicht schwanken muss oder wie viel Sport man treiben muss, damit die Regel ausbleibt, lässt sich nur schwer beziffern. Bei Profisportlerinnen kommt Amenorrhoe recht häufig vor, aber man muss kein Profi sein, um sich die Menstruation wegzutrainieren. Und auch wenn man für eine Anorexie-Diagnose (Magersucht) nach den strengsten Kriterien längst keine Monatsblutung mehr haben dürfte, braucht man nicht erst eine Anorexie zu entwickeln, damit die Periode aufgrund von Gewichtsveränderungen ausbleibt.

Krankheit ist auch eine verbreitete Ursache, und psychischer Stress eine weitere. Wie es Ihnen geht, hat einen Einfluss auf Ihren Zyklus. Vielleicht hatten Sie in letzter Zeit einfach zu viel zu tun oder müssen ein psychisches Trauma bewältigen, beispielsweise ein Kriegserlebnis, einen Unfall oder einen Todesfall in der Familie.

Etwas vereinfacht ausgedrückt, ist die Menstruation ein Zeichen für Vitalität. Wer schwanger werden möchte, muss dafür körperlich gerüstet sein. Eine Schwangerschaft stellt gewisse Anforderungen an den Körper, und wenn einem aus welchem Grund auch immer die nötige Energie fehlt, um ein Kind zur Welt zu bringen, bleibt die Menstruation schon mal aus. Auf diese Weise schützt uns der Körper vor einer Schwangerschaft, für die wir nicht bereit sind. Körper und Psyche hängen eng miteinander zusammen, und die Menstruation ist da keine Ausnahme. Wenn Ihre Regel ausbleibt und Sie nicht wissen, woran das liegen könnte, ist ein Besuch beim Arzt sinnvoll.

Beispiele für Krankheiten, die ein Ausbleiben der Menstruation verursachen können, sind das polyzystische Ovar-Syndrom und verschiedene Stoffwechselkrankheiten. Außerdem können wir uns auch noch einmal den Einfluss hormoneller Verhütungsmittel auf die Menstruation vergegenwärtigen. Gestagenpräparate wie die Hormonspirale, die Dreimonatsspritze, östrogenfreie Pillen und das Verhütungsstäbchen können auf Dauer dazu führen, dass die Regelblutung verschwindet. Das ist völlig normal und kein Grund zur Sorge. Bei den Blutungen, die man unter Verwendung eines hormonellen Verhütungsmittels bekommt, handelt es sich nicht um eine normale Menstruation, sondern um sogenannte Abbruchblutungen. Diese sind nicht in gleicher Weise ein Zeichen für Vitalität. Fällt die Blutung aufgrund von hormoneller Verhütung weg, liegt keine Amenorrhoe vor.

Und schließlich sollte man noch wissen, dass eine unregelmäßige Menstruation in den ersten Jahren ebenfalls ganz normal ist. Auch ein zeitweiliges Ausbleiben ist anfangs im Rahmen. Es kann etwas dauern, bis die Hormone im Gleichgewicht sind und es Monat für Monat zum Eisprung kommt. Das regelt sich aber ganz von selbst.

Schmerzen!

Über die Hälfte von uns leidet unter heftigen Menstruationsschmerzen, unangenehmen, krampfartigen Schmerzen im unteren Bauch. Wenn ausgeschlossen werden kann, dass zum Beispiel eine Krankheit die Ursache des Übels ist, spricht man von *primärer Dysmenorrhoe*. Manche spüren auch etwas im Kreuz, in den Oberschenkeln oder in der Vagina. In den ersten Tagen der Menstruation sind die Schmerzen am schlimmsten, und oft gehen mit ihnen noch weitere Beschwerden wie Übelkeit, Erbrechen und Durchfall einher. Etwa eine von sechs Frauen ist jeden Monat so beeinträchtigt, dass sie ein paar Tage nicht zur Schule oder zur Arbeit gehen kann.[196]

Menstruationsschmerzen kommen dadurch zustande, dass die Gebärmutter sich zusammenzieht. Gegen Ende eines jeden Zyklus verkrampft sich das kleine, hohle Muskelpaket, um das Endometrium, also die innere Schleimhautschicht der Gebärmutter, auszustoßen und als Menstruation abbluten zu lassen.

Die Gebärmutter ist kräftig, ja, vielleicht sogar kräftiger, als gut für sie ist. Sie zieht sich so stark zusammen, dass sie keine Luft mehr bekommt, und das tut weh! Nun sind ja eigentlich die Lungen fürs Luftholen zuständig und nicht die Gebärmutter, aber alle Zellen in unserem Körper brauchen Sauerstoff. Wenn der fehlt, ersticken sie. Die Sauerstoffversorgung erfolgt über das Blut, und was nun bei den Menstruationsschmerzen geschieht, ist Folgendes: Im Bestreben, das Endometrium restlos abzustoßen, drückt sich die Gebärmutter ihre eigene Blutzufuhr ab. Der Sauerstoffmangel ist der eigentliche Grund für die Schmerzen, nicht die Krämpfe an sich.

Aber Moment mal, kommt uns das nicht bekannt vor? Wer im Gesundheitswesen arbeitet oder zum Beispiel einen Großvater mit Angina Pectoris hat, horcht jetzt vielleicht auf. Schmerzen aufgrund von Sauerstoffmangel – genau das passiert doch auch, wenn die Herzkranzgefäße verengt sind! Wer davon betroffen ist, kann bei körperlicher Anstrengung Brustschmerzen bekommen. Steigt der Opa die Treppe hoch, braucht sein Herz mehr Sauerstoff, aber die engen Blutgefäße drumherum können das sauerstoffreiche Blut nicht schnell genug transportieren. Also bekommt er »Sauerstoffmangelherzschmerz«. Etwas ganz Ähnliches passiert in der Gebärmutter, wenn sie vor sich hin krampft.

Auch bei einem Herzinfarkt kann man Brustschmerzen bekommen. Dann ist der Sauerstoffmangel so groß, dass ein Teil des Herzens erstickt und abstirbt. Aber keine Sorge, Menstruationsschmerzen sind nicht mit einem Herzinfarkt zu vergleichen: Sie sind nicht gefährlich! Die Krämpfe führen nicht dazu, dass Teile der Gebärmutter absterben, aber es ist schon kurios, dass in beiden Fällen Sauerstoffmangel der Grund für die Schmerzen ist.

Wie kommt es nun aber, dass manche von uns so sehr leiden, während andere die Menstruation auf der linken Pobacke absitzen?

Womöglich hat es damit zu tun, wie aktiv die Enzyme sind, mit denen wir ausgestattet sind. Enzyme sind kleine Proteine, die all die chemischen Prozesse in unserem Körper in Gang halten. Eine Enzymgruppe namens COX ist an der Herstellung des Stoffes *Prostaglandin* beteiligt, und der wird unter anderem Schwangeren verabreicht, um die Geburt einzuleiten. Prostaglandine bewirken, dass die Gebärmutter sich zusammenzieht, wodurch wiederum der bereits erwähnte Sauerstoffmangel zustande kommt.

Manche Experten gehen davon aus, dass Frauen, die während der Menstruation sehr starke Schmerzen haben, über besonders aktive COX-Enzyme verfügen.[197] Dadurch haben sie mehr Prostaglandin als andere, und das wiederum hat zur Folge, dass die Gebärmutter sich stärker zusammenzieht und sich zwischen den Krämpfen nicht so gut entspannen kann. Die Prostaglandine machen die Nerven im Unterleib auch schmerzempfindlicher.

Für Frauen, die sich hin und wieder fragen, ob sie einfach nur extrem empfindlich sind, oder die immer auf Ungläubigkeit stoßen, wenn sie anderen ihre Schmerzen beschreiben, haben wir hier einen kleinen Vergleich parat, der die meisten Skeptiker zum Schweigen bringen dürfte. Bei Frauen mit Dysmenorrhoe hat man beobachtet, dass die Gebärmutterkontraktionen einen Druck von 150 bis 180 mmHg aufbauen können.[198] Das sagt Ihnen jetzt vielleicht nicht so viel, aber mal zum Vergleich: Bei Presswehen liegt der Druck bei etwa 120 mmHg. Während einer Geburt kommt es alle zehn Minuten zu drei bis vier Kontraktionsphasen. Frauen mit Dysmenorrhoe hingegen haben während der Menstruation fünf bis sechs solcher Phasen. Bei richtig fiesen Menstruationsschmerzen ist der Druck mit anderen Worten mindestens genauso groß wie bei Presswehen, und die Schmerzen folgen in kürzeren Abständen aufeinander. Da ist es nur verständlich, dass das verdammt weh tut. Zum Glück werden die Schmerzen aber mit den Jahren normalerweise etwas schwächer.

Um mit Schmerzmitteln dagegenzuhalten, muss man wissen, wie man sie richtig einnimmt. Ibuprofen, ein Wirkstoff, der beispielsweise in IbuHEXAL enthalten ist, hemmt die COX-Enzyme direkt und sorgt dafür, dass weniger Prostaglandine produziert werden. Damit ist er das effektivste Mittel gegen Menstruationsschmerzen! Wenn Ihre Periode stets mit starken Schmerzen verbunden ist, sollten Sie am besten einen Tag vorher oder spätestens beim ersten Anzeichen von Schmerzen Ibuprofen einnehmen. Von da an nehmen Sie in den ersten Tagen der Menstruation alle sechs bis acht Stunden eine neue Tablette. Viel zu viele Frauen warten mit dem Schmerzmittel bis es richtig weh tut, und dann ist der Effekt leider nicht mehr so groß, weil die Prostaglandine bereits da sind.[199]

Ansonsten wirken auch die meisten hormonellen Verhütungsmittel gut gegen Menstruationsschmerzen. Zudem sind sie eine längerfristige Lösung, weil man sie durchgehend verwenden kann.

Zum Schluss müssen wir noch erwähnen, dass es auch andere, tieferliegende Ursachen für die Schmerzen geben kann. Vor allem, wenn sie über einen längeren Zeitraum schleichend zunehmen, sollten Sie aufmerksam werden. *So schlimm war es noch nie.* In dem Fall handelt es sich möglicherweise um Muskelknoten in der Gebärmutter, sogenannte *Myome*, oder um Endometriose, bei der auch außerhalb der Gebärmutter Stellen mit Gebärmutterschleimhaut vorzufinden sind. Die Kupferspirale kann ebenfalls stärkere Menstruationsschmerzen verursachen. Gilt das für Sie? Dann sollten Sie lieber zu einem anderen Verhütungsmittel wechseln.

Wenn plötzlich heftige Schmerzen auftreten, könnte dies ein Hinweis auf ein ernsteres und akutes Problem sein. Unter anderem kann eine Schwangerschaft außerhalb der Gebärmutter vorliegen. Das passiert, wenn es eine befruchtete Eizelle nicht bis in die Gebärmutter schafft, wo sie hingehört, und der Fötus zum Beispiel im Eileiter zu wachsen beginnt, wo er nicht genug Platz hat. Eine Schwangerschaft außerhalb der Gebärmutter kann sich durch starke Menstruationsschmerzen bemerkbar machen, die oft einseitig auftreten. Dann heißt es, nichts wie ins Krankenhaus.

Unregelmäßige Menstruation

In den ersten und letzten Jahren der Menstruation sowie in Verbindung mit hormonellen Verhütungsmitteln ist es normal, dass die Periode etwas unregelmäßig ist. Nach der ersten Monatsblutung braucht der Zyklus erst einmal eine Weile, um sich zu stabilisieren, und wer hormonell verhütet, hat keine normale Menstruation, der Zyklus ist dann ein anderer. In allen übrigen Fällen sollte der Menstruationszyklus sich auf eine gleichmäßige Länge von 21 bis 35 Tagen einpendeln. Ungefähr zumindest.

Liegt das erste Auftreten der Menstruation allerdings schon mehrere Jahre zurück, und die Blutung ist immer noch (oder auf einmal) so unvorhersehbar wie die Handlung des Thrillers *Gone Girl* (2012), sollte man sich Gedanken machen. Unregelmäßige Blutungen können ganz unterschiedlich in Erscheinung treten. Als Schmierblutungen, als kleine Tröpfchen zwischen der letzten und der nächsten Menstruation, als Blutungen zu ungewohnter Zeit, als Blutungen beim Sex oder danach.

Genau wie ein Ausbleiben der Menstruation kann auch ein verspätetes oder völlig unerwartetes Auftreten der Monatsblutung auf Stress, Gewichtsänderungen oder übermäßigen Sport zurückzuführen sein. Diese Dinge beeinflussen unseren Hormonhaushalt. Andere mögliche Ursachen sind Krankheiten wie das polyzystische Ovar-Syndrom oder Stoffwechselstörungen.

Gebärmutterhalskrebs oder sexuell übertragbare Infektionen können dazu führen, dass der Gebärmutterhals wund ist und leicht blutet. Geschlechtsverkehr kann dann kleine Blutungen auslösen, die während des Akts oder danach auftreten. Deshalb sollten Blutungen in Verbindung mit Geschlechtsverkehr auf jeden Fall ärztlich untersucht werden.

Wer Kombinationspräparate (Pille, Hormonpflaster oder Vaginalring) verwendet und unregelmäßige Blutungen hat, sollte das Problem mit einer Ärztin oder einem Arzt besprechen. Manchmal hilft es, zu einem Präparat mit etwas mehr Östrogen zu wechseln. Bei der Pille gibt es unterschiedliche Östrogendosierungen. Miranova zum Beispiel ist eher niedrig dosiert, während Microgynon etwas mehr Östrogen enthält. Ansonsten sind diese Präparate gleich. Bei vielen Frauen pendelt sich die Menstruation wieder ein, wenn sie zu einer Pille mit etwas mehr Östrogen greifen.

Zu viel Blut!

Wie man an den verschiedenen Größen im Tampon-Regal erkennen kann, bluten nicht alle Frauen gleich viel oder gleich wenig. Bei manchen wäre schon der Gedanke an die kleinen Minitampons übertrieben. Die Wenigbluterinnen unter uns brauchen nur ein Stück Papier im Höschen, und das Problem ist gelöst. Andere wechseln fast im Stundentakt die großen Super-Plus-Tampons, und die ständige Angst davor, dass etwas durchsickert, lässt bei ihnen Sehnsucht nach einem noch saugfähigeren Modell der Größe Super Plus Plus Plus Plus Plus aufkommen. Das Bild ist klar.

Der Blutverlust im Laufe eines normalen Zyklus variiert enorm, aber im Durchschnitt beträgt er zwischen 25 und 30 Milliliter, was etwa einem einfachen Espresso entspricht. Auch ein doppelter Espresso ist durchaus noch normal.[200]

Was?, denken Sie jetzt vielleicht. *Ein einfacher Espresso? Im Laufe der ganzen Periode? Da kann ich ja nur lachen! Ein doppelter pro Tag, mindestens!*

Manche Frauen fühlen sich bei ihrer Menstruation weniger an Espressotässchen erinnert, sondern eher an die Badewanne der

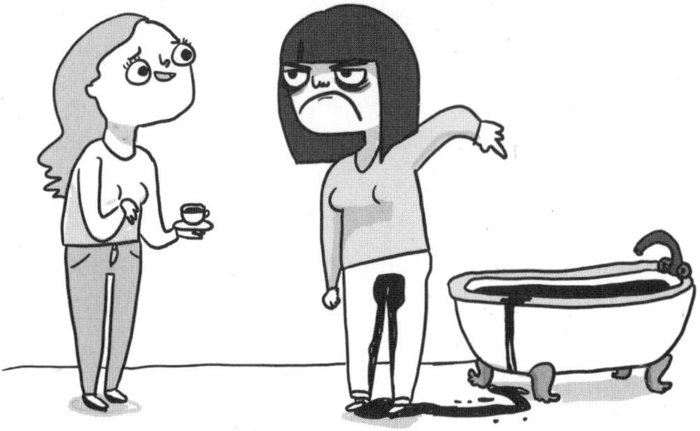

Gräfin Bárthory. Sie wissen schon, diese transsilvanische Serienmörderin, die in Jungfrauenblut gebadet haben soll, um sich jung und schön zu halten. Keine Bange! Niemand blutet im Laufe eines Zyklus eine ganze Badewanne voll, aber es kann sich schon mal so anfühlen, wenn das Blut einfach immer weiterläuft und sich am Tampon vorbei durch Schlüpfer und Hose auf Schwiegermutters weißes Sofa mogelt. Viele Frauen verlieren monatlich so viel Blut, dass sie Eisenmangel bekommen. Sie sind schlapp und blass, haben oft Kopfschmerzen und kaum Lust auf Dinge, die ihnen sonst Spaß machen. Die Menstruation kann uns wirklich die Lebensfreude rauben!

Als überdurchschnittlich starke Menstruation gelten Blutungen, die länger als acht Tage pro Zyklus anhalten oder mehr als 80 Milliliter Blut umfassen,[201] also mehr als zweieinhalb einfache Espressi. Weit entfernt vom Inhalt einer Badewanne, aber trotzdem ganz schön viel Blut.

Junge Mädchen, die gerade ihre erste Periode bekommen haben, bluten anfangs meist noch relativ kräftig. Das kann sich aber mit der Zeit legen und ist selten ein Grund zur Sorge. Einige wenige Mädchen haben allerdings so starke Blutungen, dass man unter Umständen besser abklärt, ob hier nicht eine Krankheit zugrunde liegt. Bei bestimmten Bluterkrankheiten kann es nämlich vorkommen, dass man schneller und auch mehr blutet als andere, aber das ist selten.

Die Kupferspirale dagegen ist ein typischer Übeltäter, wenn es um starke Blutungen geht. Viele kommen mit diesem Verhütungsmittel gut zurecht, aber bei manchen führt es zu stärkeren Blutungen und Schmerzen während der Menstruation. Vor allem Frauen, die vorher schon verhältnismäßig viel geblutet haben, sind davon betroffen. Kombinationspräparate können da ein gutes Gegenmittel sein, weil sich mit ihnen die Menstruation besser in Schach halten lässt. Auch Gestagenpräparate, die die Menstruation entweder ganz verschwinden lassen oder die Anzahl an Blutungen zumindest deutlich reduzieren, sind hier eine echte Alternative.

Bei Frauen, die ihre Menstruation schon eine Weile haben und irgendwann kräftigere Blutungen bekommen, kann eine Krankheit wie das polyzystische Ovar-Syndrom vorliegen, das den Hormonhaushalt durcheinanderbringt. Eine andere mögliche Ursache sind Myome, also Muskelknoten in der Gebärmutterwand. Auf diese Erkrankungen gehen wir später noch näher ein.

Endometriose – Gebärmutterschleimhaut im Charterurlaub

Dass die Menstruation weh tut, ist für uns Frauen nichts Neues, aber manche haben so starke Schmerzen, dass ihr Leben ganz und gar zum Erliegen kommt. Mehrere Tage pro Monat liegen sie dann wie ein Häufchen Elend mit der Wärmflasche auf dem Sofa und werfen Schmerztabletten ein, als wären es Gummibärchen. Das sollte nicht so sein. Wenn Ihnen das jedoch bekannt vorkommt, haben Sie möglicherweise Endometriose, eine Erkrankung, von der etwa jede zehnte Frau betroffen ist. Bei ungefähr einem Drittel der Frauen, die derart heftige Schmerzen im unteren Bauch und Genitalbereich haben, ist Endometriose die Ursache.[202]* Schmerzen in der Vulva gehören in ein anderes Krankheitsbild, aber darauf kommen wir später noch zurück.

Wie man sich schon denken kann, hat Endometriose etwas mit dem Endometrium zu tun, also der Schleimhaut auf der Innenseite der Gebärmutter. Hier baut sich das Gewebe in jedem Zyklus aufs Neue auf, um sich auf eine befruchtete Eizelle vorzubereiten. Kommt es nicht zu einer Schwangerschaft, wird die Schleimhaut abgestoßen, und das ist dann bekanntlich die Menstruation. Endometriose bedeutet nun, dass sich auch *außerhalb* der Gebärmutter Gebärmutterschleimhaut befindet. Bei manchen hat sich die Schleimhaut einfach in die Gebärmuttermuskulatur verirrt, in diesem Fall spricht man von *Adenomyose*.

Wie es dazu kommt, dass sich Gebärmutterschleimhaut außerhalb der Gebärmutter ansiedelt, weiß man nicht genau. Eine der gängigsten Theorien geht davon aus, dass das abgestoßene Endometrium auch in die falsche Richtung wandern kann, nicht den Gebärmutterhals hinunter, sondern die Eileiter hinauf, wodurch das Blut im Bauchraum landet. Bis zu einem gewissen Grad passiert das während der Menstruation bei allen Frauen, aber bei manchen scheint der Körper nicht wieder für Ordnung sorgen zu können. Kleine Grüppchen verwirrter Schleimhautzellen wissen dann plötzlich nicht mehr, wo sie hingehören, und lassen sich zum Beispiel an den Eierstöcken, im Becken, am Darm oder irgendwo anders im Bauch nieder.

Meistens findet man diese Endometriumzellen in der Nähe der inneren Geschlechtsorgane, in extrem seltenen Fällen tauchen sie aber auch viel weiter oben am Lungenfell auf. Daher überlegt

* Wie viele genau betroffen sind, ist schwer zu sagen, weil nicht alle Betroffenen Symptome haben und die Diagnose nur mit Hilfe einer Operation gestellt werden kann.

man, ob nicht vielleicht doch noch andere Mechanismen als eine auf Abwege geratene Menstruation Endometriose verursachen können. Handelt es sich womöglich um Stammzellen, also Zellen, die sich zu jeder beliebigen Zelle weiterentwickeln können und die sich in diesem Fall einfach am falschen Ort zu Endometriumzellen entwickelt haben? Oder wurden lose Zellen aus der Gebärmutterschleimhaut über das Blut an andere Körperstellen »verschleppt«? Eine endgültige Antwort liegt uns vielleicht in ein paar Jahren vor.

Die ausgewanderten Kolonien haben jedenfalls nicht vergessen, wo sie herkommen, auch wenn sie sich woanders niedergelassen haben, genau wie nordeuropäische Rentner an der Costa del Sol. Sie benehmen sich so, als wären sie immer noch in der Gebärmutter, und reagieren genau wie das normale Endometrium auf die Hormone des Menstruationszyklus. Man kann es kaum glauben, aber dadurch haben die betroffenen Frauen jeden Monat auch außerhalb der Gebärmutter eine kleine Menstruation.

Eine Menstruation am falschen Ort ist nicht gern gesehen. Vor allem die Immunabwehr stellt sich auf die Hinterbeine, wenn sich Endometriumzellen in einer ansonsten friedlichen Nachbarschaft ansiedeln. In unserem Körper gibt es nämlich strenge Regeln, was wo zu passieren hat. Wenn die ausgewanderten Schleimhautzellen nun auch noch anfangen zu bluten, gibt es Ärger. Die neuen Nachbarn verstehen die Welt nicht mehr, wenn plötzlich eine unerwartete Blutdusche über sie hereinbricht, und rufen verständlicherweise die Polizei, also unsere Immunzellen. Die kommen dann umgehend angesaust, um für Ordnung zu sorgen. Das Ergebnis ist eine Entzündung im Gewebe rund um die Endometriumkolonie. Und Entzündungen tun weh.

Für die meisten Frauen sind diese Schmerzen kaum von starken, aber noch normalen Menstruationsschmerzen zu unterscheiden, weil die Endometriose sehr oft in der Nähe der Gebärmutter angesiedelt ist. Bei manchen treten die Schmerzen aber auch

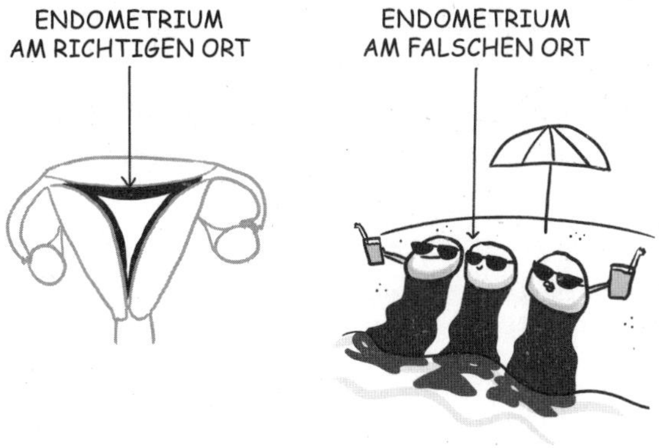

an eigenartigen Stellen auf. Wenn die Auswanderer sich in der Nähe der Harnwege niedergelassen haben, kann es beispielsweise beim Pinkeln weh tun, und wenn sie den Enddarm bevorzugen, schmerzt es beim Stuhlgang.

Was aber all diese Schmerzen gemeinsam haben, ist ihr zyklisches Auftreten, das heißt, sie folgen einem bestimmten Rhythmus. Oft machen sie sich vierundzwanzig Stunden *vor* der Menstruation bemerkbar und halten zum Teil bis mehrere Tage nach der Menstruation an. Von normalen Menstruationsschmerzen unterscheidet sie außerdem, dass sie sich oft über mehrere Jahre hinweg entwickeln. Manche Frauen spüren schon in der frühen Jugend etwas, aber das ist eher selten. In den meisten Fällen wird eine Endometriose deshalb erst nach dem 19. Lebensjahr diagnostiziert.

Mit der Zeit können die monatlichen Entzündungen um die Kolonien herum zu Narben und Verwachsungen führen. Die Blase kann zum Beispiel mit ihrer Nachbarin, der Gebärmutter, verkleben. Solche inneren Narben können unterschiedliche Probleme verursachen, unter anderem chronische Schmerzen. Dumpfe chronische Schmerzen im Genitalbereich sind ein verbreitetes Problem bei Frauen mit Endometriose. Viele klagen auch über große Druckschmerzen beim Geschlechtsverkehr, und zwar im unteren Bauch, nicht in der Vagina oder der Vulva.

Darüber hinaus haben viele Frauen mit Endometriose Probleme, schwanger zu werden. In jedem vierten Fall von unfreiwilliger Kinderlosigkeit ist Endometriose die Ursache.[203] Warum die Fruchtbarkeit bei dieser Krankheit beeinträchtigt ist, weiß man nicht genau. Vernarbungen und Verwachsungen können die Eileiter und Eierstöcke schädigen, aber es scheinen noch weitere Mechanismen eine Rolle zu spielen. Allem Anschein nach haben sowohl die Immunabwehr als auch die Hormone etwas damit zu tun. Wer Endometriose hat und nicht auf natürlichem Wege schwanger wird, kann Hilfe durch eine künstliche Befruchtung bekommen. Zusätzlich oder stattdessen gibt es die Möglichkeit, sich operieren zu lassen. Durch chirurgisches Entfernen der Endometriumkolonien kann tatsächlich mehr Frauen zu einer Schwangerschaft verholfen werden, sowohl auf natürlichem Wege als auch durch künstliche Befruchtung.[204] Eine solche Operation sollte man nur einmal im Leben durchführen lassen, und zwar erst dann, wenn man bereit für Kinder ist.

Warum manche Frauen Endometriose bekommen, wissen wir nicht. Zu einem gewissen Grad ist sie erblich, aber es spielen noch viele weitere Faktoren mit rein. Soweit man weiß, lässt sich einer Endometriose nicht vorbeugen. Bekommt man eine, hat man einfach Pech. Manche Großeltern fühlen sich nun mal an der Costa del Sol am wohlsten, während andere im Sommer wie im Winter gern durch den heimatlichen Wald spazieren. Entsprechend haben eben manche von uns eine Gebärmutterschleimhaut mit Fernweh.

Dummerweise lässt sich nicht mit Hilfe einfacher Tests herausfinden, ob man Endometriose hat oder nicht. Blutproben, gynäkologische Untersuchungen oder MRT-Aufnahmen geben leider keinen oder nur wenig Aufschluss über das Vorhandensein reisefreudiger Endometriumzellen. Wenn man eine Endometriose definitiv ausschließen oder bestätigen will, muss man schlicht und einfach den Bauch öffnen und nachsehen. Das geschieht heutzutage mittels einer Endoskopie, bei der man mit Kameras durch kleine Löcher in den Bauch schaut. Wie bei allen Operationen kann es dabei zu Komplikationen kommen, weshalb so ein Eingriff nur bei starken Beschwerden durchgeführt wird, nachdem andere Ursachen für die Schmerzen bereits ausgeschlossen werden konnten.

Bevor die Ärzte operieren, versuchen sie in der Regel, die Endometriose anderweitig zu behandeln. Zum Glück ist das in den meisten Fällen nicht schwer. Und noch dazu ungefährlich: Man verwendet die Pille ohne Hormonpausen oder eine Hormonspirale und nimmt zusätzlich entzündungshemmende Schmerzmittel ein, zum Beispiel Ibuprofen. Die ununterbrochene Einnahme der Pille hindert die Endometriumkolonien daran zu bluten und bewirkt möglicherweise auch, dass sie im Laufe der Zeit schrumpfen.[205] Das Ibuprofen wirkt gegen die Schmerzen und reduziert gleichzeitig die Entzündungen. Die Kolonien werden dadurch zwar nicht beseitigt, aber die Beschwerden sind nicht mehr so schlimm.

Wenn diese Art der Behandlung nicht hilft, greift man zu stärkeren Mittel wie beispielsweise Chirurgie oder kräftigeren Hormonbehandlungen. Aber das ist was für Spezialisten. Leider ist die Endometriose eine chronische Krankheit, die erst mit den Wechseljahren verschwindet. Eine Behandlung ist in diesem Fall also keine Heilung, sondern nur Symptombekämpfung. Selbst eine operative Entfernung von Endometriumkolonien kann nicht dauerhaft Abhilfe schaffen, nach einer Weile kommen sie wieder zurück. Trotzdem sollten alle Betroffenen wissen, dass es zumindest die Möglichkeit gibt, die Schmerzen zu reduzieren.

Polyzystisches Ovar-Syndrom – Die unbekannte Frauenkrankheit

»Nur eins ist schlimmer als die Menstruation: keine Menstruation«, pflegt eine Freundin von uns zu sagen. Viele machen sich Sorgen, wenn die Periode gar nicht mehr oder nicht mehr jeden Monat kommt. Eine häufige Ursache für unregelmäßige oder seltene Monatsblutungen ist das sogenannte Polyzystische Ovar-Syndrom, PCOS. Nie davon gehört? Da sind Sie nicht die Einzige, aber es gibt gute Gründe, warum wir uns mehr für diese Krankheit interessieren sollten. Dabei handelt es sich nämlich um die häufigste hormonelle Störung bei Frauen im gebärfähigen Alter, und etwa vier bis zwölf Prozent sind davon betroffen, oft ohne es zu wissen.[206]

Der Name der Krankheit geht auf die Zysten zurück, die beim PCOS für gewöhnlich an den Eierstöcken auftreten. Sie sehen aus wie kleine Brandblasen, die mit einer klaren Flüssigkeit gefüllt sind und sich wie Trauben um die Eierstöcke legen. Im Unterschied zu anderen Eierstockzysten sind sie so klein, dass sie nicht platzen, deshalb machen sie sich auch nicht weiter bemerkbar.

Das ist zwar die bekannteste Seite des PCOS, aber noch längst nicht alles. Das PCOS ist ein Syndrom, das heißt, es besteht aus einer Fülle von Krankheitssymptomen, die oft, aber nicht immer, gemeinsam auftreten. Verursacht werden sie durch eine Reihe von Störungen im Hormonhaushalt. Nicht nur in den Eierstöcken herrscht dann Chaos, sondern auch in der Bauchspeicheldrüse, im Verdauungssystem und in der Hypophyse, dieser kleinen, hodensackförmigen Drüse im Gehirn.

Die Eierstöcke dienen als Lager für unsere Eizellen und sorgen dafür, dass jeden Monat ein Eisprung stattfindet. Beim PCOS kann es dabei zu Problemen kommen, weil die für den Menstruationszyklus zuständigen Hormone weder von der Hypophyse noch von den Eierstöcken in der richtigen Menge ausgeschüttet werden. Die Folge ist ein selten oder gar nicht mehr stattfindender Eisprung, was sich im Alltag entsprechend durch eine teilweise oder ganz ausbleibende Menstruation bemerkbar macht.

Da der Eisprung Voraussetzung für eine Schwangerschaft ist, brauchen viele PCOS-Patientinnen länger als normal, um schwanger zu werden, zum Teil sind sie auch auf Hilfe angewiesen.[207] PCOS ist eine der häufigsten Ursachen für Unfruchtbarkeit bei Frauen.[208] Außerdem kommt es in Verbindung mit dieser Krankheit öfter zu Komplikationen wie beispielsweise Fehlgeburten oder Schwangerschaftsdiabetes.

Bei unbehandeltem PCOS besteht auch der Verdacht, dass sich später im Leben mit größerer Wahrscheinlichkeit ein Karzinom in der Gebärmutterschleimhaut bildet, die häufigste Art von Unterleibskrebs bei Frauen in der westlichen Welt.[209] Einer Review zufolge beträgt das Lebenszeitrisiko für ein Endometriumkarzinom bei gesunden Frauen etwa drei Prozent, während es bei Frauen mit unbehandeltem PCOS bei neun Prozent zu liegen scheint.[210]

Von diesem erhöhten Krebsrisiko bei unbehandeltem PCOS geht man unter anderem deshalb aus, weil die Gebärmutterschleimhaut bei PCOS-Patientinnen ununterbrochen aufgebaut und nicht in regelmäßigen Abständen durch die Menstruation ausgestoßen und erneuert wird. »Alte« Schleimhautzellen, die sich auf diese Weise ansammeln, können mit der Zeit ein unnormales Verhalten aufweisen. Durch die Verwendung der Pille oder einer anderen Hormonkur kann man im Laufe eines Jahres drei bis vier Menstruationsblutungen sicherstellen und so dem Krebsrisiko ganz leicht vorbeugen.

Eine Ansammlung alter Schleimhautzellen in der Gebärmutter braucht man beim Überspringen der Menstruation mit Hilfe von hormonellen Verhütungsmitteln übrigens nicht zu befürchten, nur damit das klar ist. Beim PCOS erhält die Gebärmutterschleimhaut kontinuierlich das Signal zu wachsen, während sie durch hormonelle Verhütungsmittel daran gehindert wird. Auch wenn das Ergebnis in beiden Fällen weniger Menstruation ist, sind die zugrundeliegenden Mechanismen vollkommen unterschiedlich.

Neben dem gestörten Eisprung kann es außerdem in den Eierstöcken, aber auch im Fettgewebe und in den Nebennieren zu einer übermäßigen Produktion männlicher Geschlechtshormone, sogenannter Androgene, kommen. Alle Frauen produzieren in gewissen Mengen auch männliche Hormone, aber normalerweise herrscht ein Übergewicht an weiblichen. Gewinnen die Androgene die Überhand, kann man an ungewohnten Körperstellen stärkeren Haarwuchs entwickeln und beispielsweise einen Bart oder einen kräftigen »Wegweiser« bekommen, also einen breiten Streifen Schamhaare, die sich den Bauch hinauf in Richtung Nabel ziehen. Das wird als Hirsutismus bezeichnet, und über die Hälfte aller Frauen mit PCOS sind davon betroffen.[211] Hier ist nicht einfach nur von etwas zusätzlichem Flaum die Rede, sondern von richtig dicken, dunklen Haaren. Viele haben außerdem mit Pickeln zu kämpfen, auch weit über die Pubertät hinaus. Die Art und Weise, wie man beim Zunehmen Fett ansetzt, verändert sich ebenfalls. Frauen nehmen oft am Po und an den Hüften zu, wodurch sich eine birnenförmige Figur ergibt, aber beim PCOS bewirken die männlichen Geschlechtshormone, dass es eher in Richtung Apfel geht, weil sich zusätzliches Fett vor allem am Bauch ansammelt. Man kann eine regelrechte Wampe entwickeln, was im Hinblick auf unsere Gesundheit am allerungünstigsten ist. Androgene haben jedoch auch Effekte, die sich nicht unmittelbar bemerkbar machen. Der Cholesterol- und Fettsäurespiegel im Blut kann beispielsweise stark ansteigen, was für die Innenwände unserer Blutgefäße nicht gut ist.

Die dritte Körperstelle, die sich beim PCOS oft auffällig verhält, ist die Bauchspeicheldrüse. Dieses Organ des Verdauungssystems produziert sowohl Stoffe, die für das Spalten von Nahrung zuständig sind, als auch das Hormon Insulin. Nach einer Mahlzeit signalisiert Insulin den Körperzellen, dass sie Blutzucker aufnehmen und verbrennen sollen. Bei 50 bis 70 Prozent aller Frauen mit PCOS reagieren die Zellen allerdings nicht, wie sie sollen, auf die Insulinsignale der Bauchspeicheldrüse.[212] Es liegt eine regelrechte Insulinresistenz vor, die die Bauchspeicheldrüse durch das Produzieren von noch mehr Insulin kompensiert, in der Hoffnung, dass die Botschaft dann vielleicht ankommt. Die Leute lachen nicht über meinen Witz? Dann muss ich eben lauter reden!

Der hohe Insulinspiegel ist nicht gut für den Körper. Wer die Insulinresistenz nicht unter Kontrolle bekommt, kann mit der Zeit einen Diabetes Typ II entwickeln. PCOS-Patientinnen sind deutlich anfälliger für Diabetes als andere Frauen mit demselben Gewicht und Lebensstil.[213] Amerikanische Studien haben gezeigt, dass 20 bis 40 Prozent der PCOS-Patientinnen ab dem vierzigsten Lebensjahr entweder Diabetesvorstadien oder einen vollausgebildeten Diabetes Typ II aufweisen.[214] Insulinresistenz in Kombination mit einem erhöhten Fettgehalt des Blutes und mehr Fett am Bauch sind die Hauptzutaten für potentielle Herz-Kreislauf-Erkrankungen. All diese Veränderungen tragen zu einem gesteigerten Risiko für Herz-Kreislauf-Erkrankungen in fortgeschrittenem Alter bei.

Sie sehen also: Mit dem PCOS ist nicht zu spaßen. Wer eine unregelmäßige Menstruation hat, könnte unter Umständen von dieser Krankheit betroffen sein. Um das zu überprüfen, untersucht die Ärztin oder der Arzt den Hormonhaushalt und sieht per Ultraschall nach, ob sich an den Eierstöcken Zysten befinden. Sollte sich herausstellen, dass Sie das polyzystische Ovar-Syndrom haben, gibt es ein paar Dinge zu beachten, damit Ihre Gesundheit in Zukunft gewährleistet ist.

Der mit Abstand wichtigste Rat an Frauen mit PCOS lautet: Gewichtskontrolle und Lebensstiländerung. Übergewichtige PCOS-Patientinnen haben oft weniger Beschwerden, wenn sie ein paar Kilo abnehmen. Wer normalgewichtig ist, braucht sich darüber natürlich keine Gedanken zu machen. Abnehmen ist immer leichter gesagt als getan, aber jegliche Art von Bewegung und eine gesunde Ernährung sind für die körperliche Verfassung in jedem Fall von Vorteil! Für bis zu vier von fünf übergewichtigen Frauen ist eine Reduzierung des Körpergewichts um fünf Prozent schon ausreichend, um wieder einen normalen Eisprung zu bekommen,[215] das entspricht einem Gewichtsverlust von beispielsweise 80 auf 76 Kilo. Zusätzlich können sich dadurch die Insulinresistenz und das Risiko für Diabetes und Herz-Kreislauf-Erkrankungen verringern. Auch der Haarwuchs und die Bildung von Pickeln gehen zurück, denn allein das Übergewicht regt schon eine gesteigerte Produktion männlicher Geschlechtshormone an.

Außerdem würden wir empfehlen, gemeinsam mit einem Arzt, der Erfahrung mit dem PCOS hat, die Verwendung eines Kombinationspräparats wie Pille, Hormonpflaster oder Vaginalring in Erwägung zu ziehen. Das gehört zu den wichtigsten Schritten bei der Behandlung von PCOS. Das in der Pille enthaltene Östrogen wirkt der Produktion und Aktivität männlicher Geschlechtshormone entgegen, was sowohl gegen den Haarwuchs als auch gegen die Pickel hilft. Zusätzlich kann es die Entwicklung weiterer Zysten und das Risiko für ein Endometriumkarzinom reduzieren. Frauen, die aufgrund eines erhöhten Thromboserisikos kein Östrogen einnehmen dürfen, können auf östrogenfreie Verhütungsmittel wie die Hormonspirale oder das Verhütungsstäbchen zurückgreifen, die aber leider keinen Effekt auf die männlichen Geschlechtshormone haben.

Überlegen Sie sich auch, ob Sie Kinder bekommen möchten. Falls ja, sollten Sie nicht allzu lange damit warten. Viele PCOS-Patienten brauchen Hilfe, um schwanger zu werden, und dieser Prozess kann eine gewisse Zeit in Anspruch nehmen. Es ist sicher von Vorteil, wenn man darauf eingestellt ist.

Myome – Perlen der Gebärmutter

Gab es beim letzten Frauenarzttermin eine etwas unangenehme Überraschung? Einige von uns haben gutartige Tumore, sogenannte *Myome*, in der Gebärmutter. Dass man bei dem Wort *Tumor* in Bezug auf den eigenen Körper leicht ins Schwitzen gerät, ist kein Wunder, aber in diesem Fall können Sie sich entspannen. Lehnen Sie sich im Frauenarztstuhl zurück und atmen Sie tief durch. Myome sind freundlich gesinnte Geschwüre, die aus Zellen der Gebärmuttermuskulatur hervorgehen. Sie haben nichts mit Krebs zu tun, jetzt nicht und auch später nicht. Ärzte bezeichnen sie oft als Muskelknoten, um den Unterschied zu weniger freundlich gesinnten Geschwüren deutlich zu machen.

Myome bestehen aus sogenannter glatter Muskulatur, also aus Muskeln, die wir nicht bewusst steuern können, wie sie unter anderem auch im Darm und im Magen vorkommen. Oft sind diese Geschwüre kugelrund und haben eine gummiartige Konsistenz. Wenn Sie eins vor sich auf dem Tisch liegen hätten, könnten Sie es mit einem Messer zerteilen und würden sehen, dass es von innen weiß wie eine Perle ist und nicht rot, wie man vielleicht vermuten würde. Im Grunde erinnern Myome ein bisschen an echte Perlen, die in Muscheln auf dem Meeresboden heranwachsen.

Myome können sich an mehreren Stellen in der Gebärmutter bilden, an der inneren oder äußeren Gebärmutterwand, sie können aber auch in die Gebärmutterhöhle hineinwachsen. Manche betroffene Frauen haben nur ein Myom, aber in der Regel treten sechs bis sieben Stück gleichzeitig auf.[216] Sie können winzig klein sein oder im schlimmsten Fall die Größe einer Grapefruit annehmen. Auch findet ihr Wachstum nicht gleichmäßig über einen bestimmten Zeitraum statt. Manche wachsen innerhalb kürzester Zeit sehr stark an, manche werden nicht größer als einen Zentimeter, und wieder andere schrumpfen und verschwinden ganz von selbst.

Bis zu den Wechseljahren sind Myome bei Frauen sehr verbreitet. Wie so vieles andere im Unterleib reagieren auch Muskelknoten auf das Hormon Östrogen, weshalb sie erst nach der Pubertät auftreten und oft nach den Wechseljahren wieder verschwinden. Bei etwa einer von vier Frauen werden solche Muskelknoten entdeckt.[217] Vorhanden sind sie wahrscheinlich bei einigen mehr, nur sind sie oft so klein, dass man sie gar nicht bemerkt. Und weil es sich um freundlich gesinnte Kugeln handelt, braucht man auch nicht gezielt danach zu suchen. Solange sie keine Beschwerden bereiten, kann man gut damit leben.

Die allermeisten Myome lösen keinerlei Symptome aus, aber vor allem wenn sie sich in die Gebärmutterhöhle hineinwölben, kann es zu starken oder langwierigen Menstruationsblutungen kommen. Zwischenblutungen treten bei Muskelknoten nicht so oft auf. Auch Schmerzen sind kein klassisches Anzeichen für Myome, nur wenn die Knoten sehr groß werden, klagen manche Frauen über Druckschmerzen im Unterleib. Sehr deutlich zu spüren ist ein Myom dagegen, wenn es sich auflöst und abstirbt, weil zum Beispiel die Blutversorgung unterbrochen ist. Das kann extreme Schmerzen hervorrufen und durchaus beängstigend sein, vor allem wenn es während einer Schwangerschaft geschieht, aber gefährlich ist es nicht.

Stellt man sich eine Gebärmutter mit sechs bis sieben tennisballgroßen Kugeln vor, ist klar, dass Myome noch anderweitig Probleme verursachen können. Beispielsweise können sie auf die Blase drücken, die direkt vor der Gebärmutter liegt, und dadurch Harndrang hervorrufen. Sie können auch für ein Völlegefühl sorgen, wie es ähnlich bei einer Schwangerschaft auftritt, und der Bauch kann sich tatsächlich etwas vorwölben, so dass man aussieht, als erwarte man ein Kind.

Dass die Muskelknoten im schlimmsten Fall eine Schwangerschaft sogar erschweren können, ist eine grausame Ironie des Schicksals.[218] Zum Glück sind davon nur wenige Frauen mit Muskelknoten betroffen, aber Myome sind trotzdem bei ein bis zwei Prozent der ungewollt kinderlosen Frauen für die Unfruchtbarkeit verantwortlich.[219] Wie genau sie eine Schwangerschaft verhindern, weiß man nicht, aber der entscheidende Faktor scheint nicht ihre Größe, sondern ihre Lage zu sein.[220] Muskelknoten, die sich in die Gebärmutter hineinwölben, können der befruchteten Eizelle das Einnisten erschweren, denn die soll ja genau an der Innenseite der Gebärmutter haften bleiben. Außerdem können die Knoten die Öffnung zu den Eileitern verschließen, so dass die Spermien nicht zur Eizelle gelangen, die schon ungeduldig auf ein nettes Date zum Verschmelzen wartet. Besteht der Verdacht, dass Myome der Grund für die Unfruchtbarkeit sind, kann man sie entfernen lassen, allerdings ist unklar, wie groß der Effekt eines solchen Eingriffs tatsächlich ist.[221]

Worüber noch mehr Unsicherheit herrscht, ist der Einfluss von Muskelknoten auf eine bereits vorliegende Schwangerschaft. Auch hier sieht es so aus, als würden ins Gebärmutterinnere wachsende Knoten am meisten Probleme verursachen. Manche Studien haben bei solchen nach innen gewölbten Myomen ein erhöhtes Risiko für Fehlgeburten festgestellt, das bei 22 bis 47 Prozent liegt.[222] Darüber hinaus scheinen die Knoten keinen besonders negativen Effekt auf eine Schwangerschaft zu haben. Nur wenn sie dem Kind im Geburtskanal im Weg liegen, wird etwas öfter als sonst ein Kaiserschnitt gemacht. Es besteht also kein Grund, die Muskelknoten vor einer Schwangerschaft operativ entfernen zu lassen.[223]

Das Wachstum der Myome lässt sich begrenzen, aber wie? Ein einfaches Mittel sind Gestagenpräparate mit Langzeitwirkung wie beispielsweise das Verhütungsstäbchen oder die Hormonspirale.[224] Auch bei starken Blutungen können hormonelle Verhütungsmittel helfen. Präparate mit niedriger Östrogendosis regen das Wachstum der Muskelknoten nicht an, es gibt also keine Einwände dagegen, falls Sie lieber darauf zurückgreifen möchten.

In den meisten Fällen sind Myome wie Sommersprossen: Man kann wenige oder viele, große oder kleine haben, und sie sind überhaupt nicht schlimm. Sie brauchen nicht entfernt zu werden. Erst wenn sie Probleme bereiten, nimmt man sie weg. Und nur zur Erinnerung: Myome führen nie zu Krebs.

Vulvodynie – Unerklärliche Schmerzen im Bereich der Vulva

Leiden Sie unter Schmerzen im Intimbereich, ohne dass Ihnen Ärzte einen Grund dafür nennen können? Wie Sie sicher wissen, sind Sie damit nicht allein, und der Mangel an Fakten ist ziemlich frustrierend. Die Schmerzen sind da, gar keine Frage. Sie stellen eine Behinderung im Alltag dar und stören beim Sex, aber woher kommen sie? Was man darüber weiß, ist vorläufig begrenzt.

Alles in allem gibt es für Schmerzen im Intimbereich eine ganze Reihe möglicher Ursachen. Weh tun kann hier so manches. Pilzinfektionen und andere Unterleibsbeschwerden können beharrlich jucken, und sexuell übertragbare Krankheiten können zu Koitalschmerz führen. Es gibt schmerzhafte Hauterkrankungen, die auch an der Vulva auftreten können, und in selteneren Fällen lassen sich die Beschwerden auf Unterleibskrebs zurückführen. Die Bartholin-Drüsen können ebenfalls entzündet sein und extrem weh tun, und so geht es immer weiter, die Liste ist lang.

Was all diese Auffälligkeiten gemeinsam haben, ist ihre Nachweisbarkeit. Geht man mit Schmerzen zum Arzt, wird man untersucht, und anhand von Proben und Tests kann in der Regel dann die Ursache für die Beschwerden festgestellt werden. Bei wiederkehrenden Herpesausbrüchen ist es wenig verwunderlich, dass man Schmerzen im Unterleib hat, aber was, wenn die Ärztin sucht und sucht, ohne etwas zu finden?

Schmerzen im Genitalbereich ohne auffindbaren Grund werden oft als *Vulvodynie* bezeichnet. Dynie kommt von dem griechischen Wort für Schmerz. Vulvodynie bedeutet somit Vulvaschmerzen.

Eins wollen wir gleich zu Anfang klarstellen: Die Schmerzen bei Vulvodynie sind real, auch wenn der Arzt oder die Ärztin keine Ursache dafür findet. Viele Betroffene haben das Gefühl, nicht ernst genommen zu werden, wenn ihnen niemand sagen kann, was ihnen eigentlich fehlt. Sie haben vielleicht schon diverse Untersuchungen über sich ergehen lassen und sind von einem Arzt zum nächsten gerannt, ohne Ergebnis. Sind die Schmerzen also nur Einbildung? Keineswegs, die Schmerzen sind echt. Wir nehmen Sie ernst.

Die Diagnose Vulvodynie kann zweierlei bedeuten. Erstens: Es gibt mehrere unbekannte Erkrankungen, die zu Schmerzen im Bereich der Vulva führen, aber da wir noch nichts Genaues wissen, werden sie vorerst alle unter dem Begriff Vulvodynie zusammengefasst. Zweitens: Die verschiedenen Arten unerklärlicher Vulvaschmerzen lassen sich auf eine einzige Krankheit zurückführen, deren Symptome aber von Frau zu Frau variieren.

Welche Alternative richtig ist und nicht zuletzt was die Schmerzen genau verursacht, wissen wir nicht. Es wird spannend, die Forschung auf diesem Gebiet weiterzuverfolgen, denn die Medizin macht zum Glück unentwegt Fortschritte. Im Mittelalter glaubte man, sämtlichen Krankheiten läge ein Ungleichgewicht der Körperflüssigkeiten zugrunde, und Aderlass, also das Abzapfen von Blut, galt als super Idee und Wunderkur gegen alles von Depressionen bis Krebs. Um ein etwas aktuelleres Beispiel zu nennen, hat man Magengeschwüre bis vor kurzem noch auf Lebensstilfaktoren wie Stress und Kaffeegenuss zurückgeführt. Wie sich aber herausgestellt hat, werden diese in einer Vielzahl der Fälle durch ein Bakterium namens *Helicobacter pylori* verursacht.

Etwas Ähnliches kann bei der Vulvodynie auch der Fall sein. Handelt es sich vielleicht um eine neurologische Erkrankung?

Um ein Bakterium oder Virus, das eine Infektion auslöst? Oder um eine Reaktion auf irgendein Medikament? Wir werden sehen.

Vulvodynie ist mit spontanen brennenden Schmerzen im Intimbereich oder mit *Allodynie* und *Hyperalgesie* verbunden, wie es in der Fachsprache heißt. Die Allodynie betrifft Schmerzempfindungen durch Reize, die normalerweise keinen Schmerz auslösen, wie Druck oder Berührungen. Allein das Berühren mit einem Finger kann zum Beispiel brennende Schmerzen im Intimbereich verursachen. Allodynie tritt oft an Körperstellen auf, die in irgendeiner Weise geschädigt sind. Ob das auch für die Allodynie im Intimbereich zutrifft, wissen wir nicht mit Sicherheit. Bei der Hyperalgesie lösen Reize, die auch sonst für Schmerzempfindungen sorgen, noch stärkere Schmerzen aus. Ein leichter Nadelstich, über den man normalerweise nur die Schulter zucken würde, kann zum Beispiels extrem weh tun. Sowohl bei der Hyperalgesie als auch bei der Allodynie spricht man von neuropathischen Schmerzen, das heißt, sie rühren von einer Verletzung oder Erkrankung der peripheren Nerven her, also jener Nerven, die sich außerhalb des Gehirns und des Rückenmarks befinden.

Brennen und neuropathische Schmerzen treten oft bei Vulvodynie auf, aber wir können nicht mit Sicherheit ausschließen, dass noch andere Arten von Schmerz vorkommen können. Möglicherweise variieren die Schmerzen von Frau zu Frau, und wie schon erwähnt wissen wir auch nicht, ob in allen Fällen von Vulvodynie dieselbe Krankheit zugrunde liegt. Ein weiterer wichtiger Faktor ist die Subjektivität des Schmerzempfindens. Das betrifft alle Schmerzen, nicht nur die im Bereich der Vulva. Manche nehmen das Unbehagen eher als Jucken wahr und halten es für etwas, womit sie schon mal zu tun hatten, beispielsweise eine Pilzinfektion. Das kann dann zu Pilzbehandlungen führen, obwohl gar keine Infektion vorliegt.[225]

Wo die Schmerzen auftreten, kann ebenfalls variieren, und unter anderem anhand dieses Faktors unterteilt man die Vulvodynie in verschiedene Gruppen. Manche haben Schmerzen im ganzen Bereich der Vulva, also sowohl an der Vaginalöffnung, an der Klitoris als auch rund um die Schamlippen. Hier spricht man von einer *generalisierten Vulvodynie,* einem Untertypus, der häufig bei etwas älteren Frauen auftritt. Bei anderen beschränkt sich der Schmerz auf eine bestimmte Stelle im Bereich der Vulva, was entsprechend als *lokale Vulvodynie* bezeichnet wird. Davon sind vor allem jüngere Frauen betroffen. Am häufigsten treten die Schmerzen an der Klitoris oder genau an der Vaginalöffnung auf, im sogenannten *Vestibulum,* weshalb diese Untertypen der lokalen Vulvodynie auch eigene Namen haben, nämlich *Klitorodynie* und *Vestibulodynie.*

Vulvodynie und vor allem Vestibulodynie wurden früher als *Vestibulitis* bezeichnet. Dieses Wort ist Ihnen vielleicht schon mal in den Medien begegnet. Medizinische Begriffe, die auf -itis enden, betreffen Entzündungen. Eine Vaginitis ist somit eine Entzündung der Vagina. Da bisher aber niemand beweisen konnte, dass bei einer Vulvodynie eine Entzündung im Genitalbereich vorliegt, hat man den Begriff Vestibulitis mit der Zeit wieder verworfen. Korrekter ist es, von Vulvodynie oder einfach von Vulvaschmerzen zu sprechen.[226]

Die verschiedenen Schmerzen können auch auf unterschiedliche Weise auftreten. Manche haben sogenannte *provozierte Schmerzen,* andere haben *spontane Schmerzen.* Bei provozierten Schmerzen handelt es sich in der Regel um neuropathische Schmerzen, also Hyperalgesie oder Allodynie. Dann tut es weh, wenn etwas in direkten Kontakt mit dem Genitalbereich kommt. Das kann ganz unterschiedlich aussehen. Druck oder Berührungen, die normalerweise nicht weh tun, können mit einem Mal extrem unangenehm sein. Beispiele dafür sind der Druck eines Fahrradsattels, Geschlechtsverkehr, das Einführen eines Tampons und direkte Berührungen der Klitoris. Manche Frauen sind sogar so sensibel, dass selbst der Kontakt mit locker sitzender Kleidung oder Unterwäsche Schmerzen auslösen kann. Um zu testen, ob provozierte Schmerzen vorliegen, verwenden Ärzte für gewöhnlich ein Wattestäbchen, mit dem sie vorsichtig auf den schmerzhaften Bereich, zum Beispiel auf die Vaginalöffnung, drücken.

Spontane Schmerzen treten ganz unvermittelt auf, ohne dass es einen konkreten Auslöser dafür zu geben scheint. Diese Art von Schmerz fühlt sich oft brennend an. Auch eine Mischung aus provoziertem und spontanem Schmerz kann vorkommen. Manche Frauen spüren die ganze Zeit ein ununterbrochenes Brennen, während andere nur hin und wieder Schmerzen haben.[227] Typischerweise kommt es bei lokaler Vulvodynie, zum Beispiel bei der Vestibulodynie, eher zu provozierten Schmerzen, während bei generalisierter Vulvodynie meistens spontane und durch Kontakt mit Kleidung hervorgerufene Schmerzen auftreten.[228]

Bisher wurde kein eindeutiger Zusammenhang zwischen der Vulvodynie und anderen Unterleibsbeschwerden wie beispielsweise sexuell übertragbaren Infektionen nachgewiesen. Einer beliebten Theorie zufolge steht die Vulvodynie jedoch in Relation zu häufig durchgeführten Pilzbehandlungen im Genitalbereich. Das heißt nicht unbedingt, dass man von einer solchen Behandlung Vulvodynie bekommt. Wie schon erwähnt, glauben viele, dass die Vulvaschmerzen von einer Pilzinfektion herrühren, und verwenden entsprechend Antipilzmittel, um die Beschwerden loszuwerden. In der Folge lässt sich schwer sagen, ob die Pilzbehandlung die Schmerzen auslöst oder ob die Schmerzen zur Pilzbehandlung führen.

Eine Studie hat einen Zusammenhang zwischen wiederholten Pilzinfektionen und Vulvodynie gefunden, doch der Versuch wurde mit Mäusen durchgeführt, weshalb sich kaum Schlüsse daraus ziehen lassen, die auch für uns Zweibeiner gelten.[229] Die Mäuse in der Studie bekamen Allodynie. Darüber hinaus fand man Anzeichen dafür, dass die schmerzempfindlichen Bereiche besonders sensibel geworden waren. Die Anzahl der Nervenenden, die auf die Wahrnehmung von Schmerz ausgerichtet sind, hatte zugenommen. Ausgehend von dieser Studie scheinen wiederholte Pilzinfektionen einen Einfluss auf die rein neurologische Fähigkeit der Mäuse zur Schmerzwahrnehmung ausgeübt zu haben.

Andere Studien haben eine veränderte Nervenversorgung bei Frauen mit Vulvodynie nachgewiesen. Es scheint, als hätten manche Frauen mit Schmerzen im Bereich der Vulva mehr schmerzsensible Nervenfasern ausgebildet.[230] Worauf diese Veränderungen beruhen, ist jedoch unklar.

Typisches Syndrom für Verbissene?

Wem die Vulvodynie schon mal in den Medien begegnet ist, hat sicher mitbekommen, dass großes Interesse an dem möglichen psychischen Aspekt der Krankheit herrscht. Viele Mediziner, vielleicht vor allem Sexologen, deren Augenmerk auf das Zusammenspiel von Psyche und Sexualität gerichtet ist, heben dies auch in ihrer Arbeit mit Patienten hervor. Treffen die Vulvaschmerzen möglicherweise Frauen, die gegen ihren eigentlichen Willen Sex haben? Sind vielleicht vor allem »die fleißigen Bienchen« betroffen oder Frauen, die negative oder schmerzhafte sexuelle Erfahrungen gemacht haben? Was ist mit Opfern von sexuellen Übergriffen oder Missbrauch? All diese Spekulationen findet man in Verbindung mit unerklärlichen Schmerzen im Bereich der Vulva, aber ist da auch was dran?

Beschwerden, für die nicht unmittelbar eine körperliche Ursache auffindbar ist, bekommen schnell den Stempel »psychisch bedingt« aufgedrückt, aber damit sollte man vorsichtig sein. Wenn die Betroffenen sich in den angeführten Beschreibungen nicht wiedererkennen, kann das Verwirrung und Wut auslösen. Vor allem der Ausdruck »fleißige Bienchen« kann zu der irreführenden Vorstellung führen, die Frauen selbst oder ihre Persönlichkeit

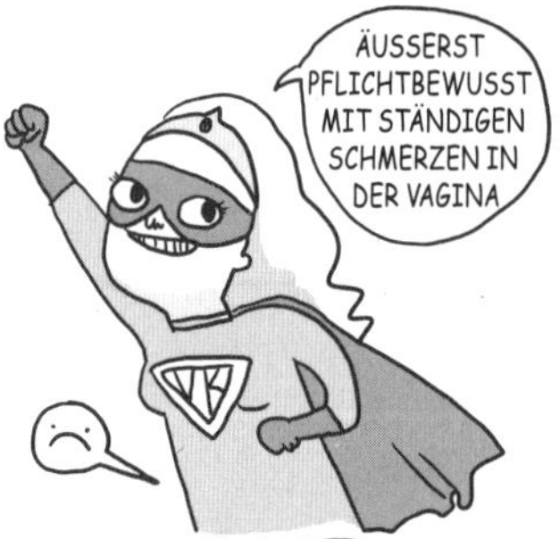

DIE VULVODYNIEFRAU

seien schuld an den Schmerzen. Fleiß und Pflichtbewusstsein sollen also die Ursache von einschränkenden körperlichen Beschwerden sein? Dieser Ansatz ist nicht sehr konstruktiv. Trotzdem kann es natürlich sein, dass die Unterleibsschmerzen in manchen Fällen psychische Ursachen haben, und dafür sollte sich niemand schämen müssen.

Viele Vulvodyniepatientinnen machen als Teil ihrer Behandlung eine Gesprächstherapie. Das kann insofern wirkungsvoll sein, als dass eventuelle psychische Aspekte der Schmerzen aufgearbeitet werden können, aber gleichzeitig stellt die Vulvodynie an sich eine so starke psychische Belastung dar, dass man durchaus Hilfe im Umgang damit gebrauchen kann.

Wir wissen, dass alle Arten von Schmerz eng mit unserer Psyche zusammenhängen. Menschen, die unter Schmerzen leiden, entwickeln mit der Zeit oft Vermeidungsstrategien und Verspannungen, die das ursprüngliche Problem verschlimmern können, so dass man schließlich in einem Teufelskreis gefangen ist. Allein die Erwartung, dass der Geschlechtsverkehr schmerzhaft wird, kann zum Beispiel dazu führen, dass man unbewusst verkrampft, um sich zu schützen, und dann tut es nur noch mehr weh.

Aus der Schmerzforschung ist außerdem bekannt, dass das Gehirn mit der Zeit sensibler für neue Schmerzimpulse wird, wenn man über einen längeren Zeitraum mit Schmerzen lebt. Schmerz führt also zu neuem Schmerz. In beiden Fällen können Entspannungstechniken und Psychotherapie dabei helfen, den Teufelskreis zu durchbrechen. Die Vulvodynie selbst muss deshalb aber noch lange nicht psychischen Ursprungs sein.

Soweit wir wissen, gibt es bisher keine eindeutigen wissenschaftlichen Belege dafür, dass Vulvodynie in Zusammenhang mit Übergriffen oder sexuellem Missbrauch in der Vergangenheit steht. Trotzdem kann so ein Erlebnis bei manchen durchaus ein zugrundeliegender Faktor für Vulvodynie sein. Studien, die das psychologische Profil von Frauen mit und ohne Vulvodynie beleuchten, kommen zu unterschiedlichen Ergebnissen. Eine Studie, in der 240 Frauen mit Vulvodynie und eine ebenso große Gruppe Frauen ohne Beschwerden miteinander verglichen wurde, kam zu dem Schluss, dass Frauen mit einer früheren Angststörung viel eher eine Vulvodynie entwickelten.[231] Eine andere Studie, in der zwei kleinere Gruppen miteinander verglichen wurden, konnte keinen Unterschied im Hinblick auf das psychologische Profil von Frauen mit und ohne Vulvodynie feststellen.[232] Inwiefern es sich bei der Vulvodynie um eine psychisch bedingte Krankheit handelt, ist umstritten. Auch ohne psychische Vorbelastung oder schlimme sexuelle Erfahrungen kann man daran leiden.

Da man so wenig über die Ursachen der Vulvodynie weiß, sind die Behandlungsansätze eher uneinheitlich und vorsichtige Versuche. Man probiert verschiedene Methoden aus, die sich bei anderen Schmerzsyndromen als hilfreich erwiesen haben, und hofft, dass sie auch hier wirken. Zunächst einmal muss man so oder so einen Arzt finden, der sich auf dem Gebiet auskennt. Es gibt Gynäkologen und Hausärzte mit Spezialisierung auf Vulvaschmerzen. In Deutschland werden zum Teil auch an Unikliniken Spezialsprechstunden für Frauen mit Vulvodynie angeboten, beispielsweise am Dysplasiezentrum der Uniklinik Düsseldorf.

Wie schon erwähnt treten bei manchen Formen von Vulvodynie neuropathische Schmerzen auf, und die kann man ganz gut behandeln, zum Beispiel mit bestimmten Antidepressiva und Epilepsiemedikamenten. Solche Mittel, die gegen Nervenschmerzen helfen, haben sich bei manchen Vulvodynie-Patientinnen als effektiv erwiesen.[233] Bei anderen kann Östrogen Wirkung zeigen, zum Beispiel in Form von Verhütungsmitteln wie dem Vaginalring. Das Östrogen macht die Schleimhaut in der Vagina dicker. Schmerzstillende Gels können ebenfalls helfen, und wer unter provozierten Schmerzen leidet und trotzdem Sex haben möchte, kann während des Geschlechtsverkehrs gut ein solches Gel verwenden. Neben einer Gesprächstherapie ist für viele auch eine physiotherapeutische Behandlung von Nutzen, bei der man bestimmte Übungen zur Entspannung der Beckenbodenmuskulatur erlernen kann. Frauen mit provozierter Vulvodynie haben zudem oft noch andere Beschwerden, bei denen verspannte Muskeln eine Rolle spielen, beispielsweise Nacken- und Schulterschmerzen oder Spannungskopfschmerzen.

Generell wird Frauen mit Vulvodynie geraten, die Dinge zu vermeiden, die ihnen Schmerzen bereiten. Ist das in Ihrem Fall zum Beispiel Geschlechtsverkehr, sollten Sie sich auf keinen Fall dazu zwingen. Wenn Sie trotzdem nicht auf Sex verzichten möchten, können Sie Alternativen ausprobieren, bei denen Sie keine Schmerzen haben, alleine oder mit Ihrem Partner. Hier können Sexologen nützliche Tipps und Ratschläge geben, und viele Patientinnen haben gute Erfahrungen damit gemacht, wenn ein eventueller Partner sie zu diesen Sprechstunden begleitet. Von therapeutischer Seite wird übrigens auch zu Vorsicht im Umgang mit Parfüm, Seife oder Cremes im Genitalbereich geraten, da man annimmt, dass die Schmerzen dadurch im schlimmsten Fall stärker werden.

Vaginismus

Eine ebenfalls schwierige und etwas umstrittene Diagnose, die oft in einem Atemzug mit Vulvodynie genannt wird, ist der sogenannte *Vaginismus*. Dabei handelt es sich um eine unwillkürliche Verkrampfung oder Verspannung der Beckenbodenmuskeln um die Vaginalöffnung herum. Oft wehrt sich die Frau gegen eine Penetration der Vagina, sowohl beim Sex als auch bei gynäkologischen Untersuchungen, weil sie dabei Schmerzen hat oder welche erwartet. Vaginismus kann mit anderen Worten eine echte Herausforderung darstellen, die Sex, den Einsatz von Tampons und medizinische Untersuchungen erschwert.

Manche stellen sich Vaginismus als einen unwillkürlichen Spasmus vor, der die Vagina physisch verengt, weshalb unter anderem auch das Wort *Scheidenkrampf* dafür verwendet wird. Wissenschaftliche Messungen mit Geräten, die die Muskelaktivität registrieren, konnten allerdings keine eindeutigen Beweise dafür erbringen, dass Frauen mit Vaginismus solche »Muskelkrämpfe« haben, und in Fachkreisen herrscht ohnehin Uneinigkeit darüber, welche Muskeln beim Vaginismus überhaupt eine Rolle spielen.[234]

Die Diagnosen Vestibulodynie und Vaginismus sind nur unscharf voneinander abgegrenzt. Oft werden die Schmerzen beim Vaginismus vergleichbar denen bei der Vestibulodynie beschrieben. Sie treten meistens an der Vaginalöffnung auf und unterscheiden sich dadurch von den tiefersitzenden Schmerzen, die man bei einem entzündeten Gebärmutterhals, bei sexuell übertragbaren Krankheiten oder bei Endometriose bekommt. Ob die beiden Diagnosen nur zwei Seiten einer Medaille oder zwei eigenständige Krankheiten sind, ist schwer zu sagen.[235]

Die Therapie von Vaginismus umfasst vieles, was auch bei Vulvodynie unternommen wird. Zusätzlich versucht man beim Vaginismus oft, die Vagina an das Einführen von Gegenständen zu gewöhnen. Dabei kommen sehr dünne Stäbe, sogenannte Vaginaldilitatoren, zum Einsatz, die die Patientin sich in der Regel zunächst selbst einführt und deren Durchmesser dann nach und nach gesteigert wird. Um die Behandlung schmerzfrei zu gestalten, verwendet man dabei ein schmerzstillendes Gel. Ein entsprechender Behandlungsverlauf kann in Zusammenarbeit mit einer Gynäkologin, einer Sexologin oder einer Physiotherapeutin durchgeführt werden.

Vaginismus und Vulvodynie sind ungeheuer einschränkend und können die Lebensfreude und das Sexualleben der betroffenen Frauen stark beeinträchtigen. Für viele ist ein normales Sexleben ein Ding der Unmöglichkeit, und Beziehungen leiden oder gehen daran in die Brüche. Manche Betroffene machen sich Sorgen, ob sie jemals einen Partner oder Kinder haben werden oder ob sie für den Rest ihres Lebens allein bleiben müssen. Sie fühlen sich unzulänglich. Dass bisher so wenig über diese Krankheiten bekannt ist, kann ziemlich bitter sein, und viele fühlen sich im Kontakt mit dem Gesundheitssystem stigmatisiert. Während wir auf neue Erkenntnisse warten, kann es vielleicht ein schwacher Trost sein, dass sich in den meisten Fällen mit der Zeit eine Besserung einstellt und viele Frauen sogar ganz gesund werden, auch wenn Vulvodynie eine chronische Krankheit mit langem Verlauf sein kann.

Chlamydien, Tripper und entfernte Verwandte

Wir sind große Fans von *Paradise Hotel* und haben schallend gelacht, als einer der männlichen Teilnehmer behauptete, er könne Frauen ansehen, ob sie eine Geschlechtskrankheit haben oder nicht, und würde deshalb nie ein Kondom benutzen.[236] Wir haben keine Ahnung, mit was für übernatürlichen Fähigkeiten der Typ gesegnet ist. Vielleicht hat er ja ein Zeugnis von Hogwarts oder ist mit irgendwelchen Hellsehern verwandt. Eins steht jedenfalls fest: Niemand kann Frauen (oder auch Männern) ansehen, ob sie eine Geschlechtskrankheit haben. Viele wissen nicht mal selbst, dass sie sich etwas eingefangen haben, und genau da liegt das Problem. Auch nach einer Infizierung haben die meisten weiterhin ungeschützten Sex. Und was unbemerkt bleibt, verbreitet sich.

Für Geschlechtskrankheiten verwenden wir gern die Bezeichnung sexuell übertragbare Infektionen, abgekürzt STI (vom englischen *Sexually Transmitted Infections*). STI übertragen sich durch Sex oder sexuellen Kontakt mit jemandem, der bereits infiziert ist. Hervorgerufen werden die Erkrankungen durch verschiedene Mikroorganismen wie Bakterien, Viren und Parasiten. Manche sexuell übertragbaren Infektionen verbreiten sich nur über Körperflüssigkeiten wie Blut und Sperma, andere sind schon bei Haut- und Schleimhautkontakt ansteckend.

Bestimmte STI treten sehr häufig auf, während andere in unseren Breitengraden eher selten sind. Es ist nicht unwahrscheinlich, dass Sie sich im Laufe Ihres Lebens mal mit einer oder mehreren Geschlechtskrankheiten anstecken. Das gehört zu den Nachteilen eines aktiven Sexlebens.

Da Sexualität lange mit Scham und Schuld verbunden war, vor allem für Frauen, waren auch sexuell übertragbare Krankheiten schambehaftet. Noch heute sprechen nur wenige offen über ihre Probleme mit Genitalwarzen und Chlamydien. Obwohl die Krankheiten weitverbreitet sind und man sich zum Teil nur schwer davor schützen kann, plagt viele das Gefühl, sie hätten weniger zufälligen Sex haben sollen, weil ihr Partner dann vielleicht von einer Infektion verschont geblieben wäre. Wir hoffen, mehr Aufklärung und eine Normalisierung von sexuell übertragbaren Infektionen können ein paar dieser nagenden Schuldgefühle vertreiben. Diese Erkrankungen haben allem voran mit nachlässigem Kondomgebrauch zu tun und als Nächstes einfach mit Pech. Die »persönliche Sexualmoral« spielt hier keine Rolle. Manche gehen ohne Kondom mit Hunderten von Leuten ins Bett und kommen auf wundersame Weise ohne Infektion davon, während andere nach einem einzigen One-Night-Stand mit Genitalwarzen gestraft sind. Von dem Ausdruck Sexualmoral halten wir genauso viel wie der Schriftsteller Jens Bjørneboe. Nämlich gar nichts.

Vor der Erfindung moderner Medikamente und Antibiotika waren sexuell übertragbare Krankheiten nicht nur mit Scham verbunden, sondern auch mit ernsten Leiden und im schlimmsten Fall mit dem Tod. Gonorrhoe, im Volksmund auch Tripper, war lange eine verbreitete Ursache von Blindheit bei Kindern, die bei der Geburt von der Mutter infiziert wurden. In Norwegen war die Krankheit sogar so verbreitet, dass sämtliche Neugeborene Augentropfen gegen Gonorrhoe bekamen, sobald sie das Licht der Welt erblickten. In Henrik Ibsens Stück *Gespenster* (1881) kann die Syphilis fast als eigenständige Figur verstanden werden. Am Ende befällt sie Gehirn und zentrales Nervensystem des leidenden Künstlers Osvald. Heute können wir Syphilis mit Penicillin bekämpfen, so dass Betroffene wieder ganz gesund werden. 1881, als *Gespenster* veröffentlicht wurde, war das noch nicht möglich. Viele Menschen litten wie Osvald und starben letztlich an der Krankheit.

Trotz des medizinischen Fortschritts stellen sexuell übertragbare Infektionen nach wie vor ein globales Gesundheitsproblem dar. Seit den 1980ern, als junge homosexuelle Männer zu Tausenden an AIDS starben, ist diese Krankheit in den Medien präsent. Und zwar aus gutem Grund. AIDS, *Acquired Immune Deficiency Syndrome*, ist eine Erkrankung, bei der das Immunsystem, also die körpereigene Abwehr gegen Bakterien, Viren und andere Übeltäter, zusammenbricht. Der dafür verantwortliche Mikroorganismus ist das HI-Virus. 2015 starben 1,1 Millionen Menschen an den Folgen einer HIV-Infektion, und mehr als 36,7 Millionen Menschen leben heute mit dem Virus. Seit dem Ausbruch der Epidemie haben 35 Millionen Menschen ihr Leben verloren.[237] Wer einmal mit HIV infiziert ist, wird das Virus nicht mehr los. Inzwischen haben wir aber so gute Behandlungsmöglichkeiten für

HIV-Patienten, dass ein annähernd normales Leben möglich ist. Bei einer gründlichen Therapie sind infizierte Menschen nicht einmal mehr ansteckend. Es gibt also durchaus Medikamente, die das Virus in Schach halten, aber leider hat nur die Hälfte der weltweit Betroffenen Zugang dazu.

Im Vergleich zu anderen sexuell übertragbaren Krankheiten, die fast schon als Volkskrankheiten betrachtet werden können, sind HIV und Syphilis, die sich beide mittels eines Bluttests nachweisen lassen, nicht besonders verbreitet.

In Norwegen wie in Deutschland sind die häufigsten bakteriellen Erreger sexuell übertragbarer Krankheiten die sogenannten Chlamydien.[238] 2010 gab es in der EU (22 Mitgliedstaaten plus Island und Norwegen) 344491 gemeldete Fälle von Chlamydiose, also einer Infektion durch Chlamydien. Das entspricht einer Rate von 186 Fällen pro 100000 Einwohner. Die Altersgruppe der 20- bis 24-Jährigen war mit 42 Prozent am häufigsten betroffen, dicht gefolgt von den 15- bis 19-Jährigen, die 33 Prozent der gemeldeten Fälle ausmachten. Man rechnet mit einer hohen Dunkelziffer, da sich viele Betroffene nicht testen lassen.

Junge Frauen machen die Mehrheit der gemeldeten Fälle aus. Das heißt allerdings nicht, dass Frauen tatsächlich auch häufiger Chlamydien bekommen als Männer, sie lassen sich nur gewissenhafter testen. In Norwegen hat sich gezeigt, dass Jungs – wenn sie sich erst einmal testen lassen – zu einem höheren Anteil infiziert sind als Mädchen. Mit anderen Worten: Es laufen mehr Jungs als Mädchen mit Chlamydien durch die Gegend, ohne es zu wissen.

Wie es scheint, verlassen sich einige Herren darauf, dass die Mädels sich schon ums Testen kümmern und sich dann melden, wenn das Ergebnis positiv ist. Das ist nicht besonders heldenhaft und außerdem keine sehr wasserdichte Strategie. Man kann durchaus Chlamydien haben, auch wenn der Sexpartner oder die Sexpartnerin negativ getestet wurde. Das Ansteckungsrisiko liegt nicht bei jedem Geschlechtsverkehr bei hundert Prozent, weshalb sich immer beide Beteiligten testen lassen sollten. Der kondomfeindliche *Paradise-Hotel*-Teilnehmer und mit ihm eine ganze Reihe weiterer Männer sollten ihre Taktik also besser ändern. Kondome sind bei jedem neuen Sexualkontakt eine schlaue Maßnahme, auch wenn man sich vorher hat testen lassen, denn es ist nicht sicher, dass der oder die andere genauso klug war. Natürlich kommt es vor, dass man das Kondom mal vergisst, und was passiert ist, ist passiert. In dem Fall sollte man unbedingt hinterher einen Test vornehmen lassen.

Zwei weitere bakterielle Erreger, die den Chlamydien ähneln und vor denen man sich ebenfalls gut mit Kondomen schützen kann, sind die sogenannten Gonokokken, also die Erreger von Gonorrhoe, und Mykoplasmen.[239] Gonorrhoe tritt in Deutschland deutlich seltener auf als Chlamydien-Infektionen. Pro Jahr gibt es etwa 11 bis 25 Neuerkrankungen je 100 000 Einwohner.

Mykoplasmen werden von den Ärzten oft vergessen. Diese Erreger sind ein bisschen wie der kleine Bruder der Chlamydien. Die Infektionen ähneln sich sehr, sie haben dieselben Symptome und vermutlich auch dieselben Spätfolgen, aber dazu kommen wir noch. Trotzdem werden keine routinemäßigen Mykoplasmose-Tests durchgeführt, es sei denn, jemand hat offensichtliche Symptome. Und selbst dann denken viele Ärzte nicht an einen entsprechenden Test. Da die Behandlung jedoch anders ist als bei einer Chlamydien-Infektion, ist es wichtig, dass die Krankheit erkannt wird. Wer Symptome hat und bereits negativ auf Chlamydien getestet wurde, sollte daher ruhig um einen Mykoplasmose-Test bitten.

Die gängigsten Symptome bei Chlamydiose, Mykoplasmose oder Gonorrhoe sind veränderter oder stärkerer Ausfluss, ein Brennen beim Wasserlassen und generelles Unwohlsein oder ein Juckreiz im Genitalbereich, an der Harnröhre oder am Anus, je nachdem, wo sich die Infektion befindet. Oft ist auch der Gebärmutterhals von Bakterien befallen und entzündet, wodurch Geschlechtsverkehr als unangenehm oder sogar schmerzhaft empfunden werden kann. Wegen des Drucks, der beim Sex auf den entzündeten Gebärmutterhals ausgeübt wird, bluten manche Frauen beim oder nach dem Geschlechtsverkehr auch ein wenig. Generell sollte man bei Blutungen aus der Vagina, die man sich nicht ohne weiteres erklären kann, immer aufmerksam werden, ganz besonders, wenn sie in Verbindung mit Sex auftreten. Natürlich kann einfach die Menstruation oder ein hormonelles Verhütungsmittel dahinterstecken, aber unerklärliche Blutungen können auch ein Zeichen für sexuell übertragbare Infektionen oder andere Krankheiten sein, weshalb man sich auf jeden Fall untersuchen lassen sollte.

Nicht bei allen macht sich die Krankheit jedoch unmittelbar bemerkbar. Bei einer Chlamydien-Infektion haben nur die Hälfte aller Männer und gerade einmal ein Drittel aller Frauen Symptome.[240] Auch bei einer Mykoplasmose treten in der Regel keine Symptome auf, und bei Gonorrhoe sind ebenfalls manche Menschen symptomfrei, also warum sollte man sich darum kümmern, wenn man überhaupt nichts merkt? Nun ja, zunächst einmal sind bakterielle Infektionen äußerst ansteckend. Das Risiko, sich durch ungeschützten Geschlechtsverkehr mit Chlamydien anzustecken, liegt bei 20 Prozent.[241] Außerdem besteht die Gefahr, dass man dauerhafte Schäden davonträgt.

Lässt man den Bakterien freien Lauf, können sie den Gebärmutterhals hinaufwandern und zur Gebärmutter und den Eileitern vordringen, wo sie Entzündungen auslösen können. Man spricht dann von einer Unterleibsentzündung, und die kann gleichermaßen durch Chlamydien, Mykoplasmen*[242] oder Gonokok-

---

* Unter den Experten herrscht Uneinigkeit darüber, inwiefern Mykoplasmen eine Unterleibsentzündung verursachen können. Die Forschung in diesem Bereich ist noch sehr dürftig, aber es gibt einzelne kleine Studien,

ken ausgelöst werden. Es wird geschätzt, dass eine unbehandelte Chlamydien-Infektion in 10 bis 15 Prozent der Fälle zu einer akuten Unterleibsentzündung führt.[243] Dabei besteht die Gefahr, dass an den Eileitern Narben zurückbleiben, so dass sie verkleben. In vielen Fällen ist das der Grund für eine spätere Unfruchtbarkeit, außerdem können solche Verklebungen chronische Schmerzen verursachen.

Bei einer Unterleibsentzündung fühlt man sich in der Regel krank und unwohl, und oft treten starke Schmerzen im unteren Bauch, Blutungen aus der Vagina, Fieber und verstärkter Ausfluss auf. Typisch für die Schmerzen ist, dass sie mit der Zeit schlimmer werden. Solche Beschwerden sollte man unbedingt ernst nehmen und so schnell wie möglich untersuchen lassen, falls nötig auch in der Notaufnahme.

Auch symptomfreie Unterleibsentzündungen sind durchaus möglich und werden vielleicht erst beim Ergründen einer Unfruchtbarkeit entdeckt[244] – ein weiterer Grund, sich regelmäßig nach einem Partnerwechsel testen zu lassen.

Wie alle bakteriellen Infektionen können Chlamydiosen, Mykoplasmosen und Gonorrhoe mit Antibiotika behandelt werden. Die meisten Patienten werden danach wieder vollkommen gesund und tragen keine dauerhaften Schäden davon, allerdings ist vor allem bei Mykoplasmosen und Gonorrhoe eine besorgniserregende Tendenz zur Resistenzentwicklung zu beobachten. Das heißt, dass die Bakterien gegen bestimmte Antibiotikasorten immun werden, so dass man ihnen nur mit stärkeren Mitteln beikommen kann. Am besten versucht man also, sich gar nicht erst anzustecken, indem man bei einem neuen Partner grundsätzlich ein Kondom verwendet.

---

die auf einen Zusammenhang hindeuten. Wir finden, hier sollte man lieber etwas vorsichtiger sein, als womöglich hinterher das Nachsehen zu haben.

Es gibt auch sexuell übertragbare Infektionen, die noch verbreiteter sind als Chlamydiosen, nämlich die Viruskrankheiten Herpes und HPV. HPV steht für *Humane Papillomviren*, zu denen viele verschiedene Virustypen gehören. Manche davon rufen Geschlechtswarzen hervor, andere steigern das Risiko für Gebärmutterhalskrebs. Dem Genitalherpes liegt derselbe Virus wie dem Lippenherpes zugrunde, hier bilden sich kleine Bläschen auf der Haut.

Herpes und HPV werden durch Haut- und Schleimhautkontakt übertragen. Wie viele Menschen damit infiziert sind, wissen wir nicht genau, aber beides ist sehr verbreitet, und in der Regel merkt man gar nicht, dass man die Erreger in sich trägt.

Aufgrund der Tatsache, dass nicht unbedingt Symptome auftreten, stecken sich viele bei jemandem an, der selbst nicht weiß, dass er ansteckend ist. Das macht es schwierig, sich vor einer Infektion zu schützen. Nicht einmal ein Kondom kann in jedem Fall ausreichend Schutz bieten. Bei Geschlechtswarzen oder Herpes an der Peniswurzel beispielsweise kann es trotz Gummi zu einer Übertragung kommen, denn die ansteckenden Stellen sind schlicht und ergreifend nicht vom Kondom bedeckt.

Gegen HPV kann man sich impfen lassen, und viele Impfstoffe schützen sowohl vor den Viren, die Geschlechtswarzen hervorrufen, als auch vor denen, die zu Gebärmutterhalskrebs führen. Einmal ausgebrochene Geschlechtswarzen können vereist oder mit unterschiedlichen Tinkturen beseitigt werden. Die Behandlung ist mit anderen Worten ganz ähnlich wie bei Fußwarzen, die man sich in der Dusche im Schwimmbad einfängt. Geschlechtswarzen sind nicht gefährlich, und sie haben auch nichts mit Krebs zu tun. Dafür sind andere HPV-Typen verantwortlich.

HPV-Infektionen gehen oft von ganz allein vorüber. Das gilt auch für die Warzen, aber bei manchen Betroffenen kehren sie immer wieder zurück.

Herpes hingegen ist ein Virus, das man nicht mehr loswird.

Hat man sich einmal damit angesteckt, ruht es für den Rest des Lebens in den Nervenzellen. Danach kann es immer wieder zu Ausbrüchen kommen, die sich durch verschreibungspflichtige Tabletten jedoch verkürzen lassen. Herpes ist nicht gefährlich, und die Beschwerden werden mit der Zeit immer geringer.

Wie kann ich mich vor sexuell übertragbaren Infektionen schützen?

Kondome schützen vor HIV, Chlamydien, Mykoplasmen und Gonokokken. HPV und Herpes dagegen werden durch Hautkontakt übertragen, deshalb kann man sich auch über Hautstellen anstecken, die nicht vom Kondom bedeckt sind.

Für Oralsex bei Frauen gibt es sogenannte Lecktücher. Das sind dünne, durchsichtige Folien aus Gummi, die man über die Vulva legt. So kann beispielsweise eine Herpesübertragung vom Mund auf den Genitalbereich oder umgekehrt vermieden werden. Lecktücher sind nicht besonders praktisch und nicht wie Kondome einfach in der Drogerie erhältlich, so dass sie eher selten zum Einsatz kommen. Möchten Sie trotzdem eins verwenden, können Sie sich auch ganz leicht selbst eins machen, indem sie einem Kondom die Spitze abschneiden, es seitlich auftrennen und zu einem durchsichtigen Rechteck ausbreiten.

Wann sollte ich mich testen lassen?

Ein Chlamydien-Test empfiehlt sich nach jedem ungeschützten Geschlechtsverkehr mit einem neuen Partner, auch wenn man zunächst einmal keine Symptome hat. Gut ist auch, wenn Pärchen sich möglichst früh in der Beziehung untersuchen lassen. Da sich Geschlechtskrankheiten zum Teil erst sehr spät bemerkbar machen, kann es sein, dass beide bereits Chlamydien haben, ohne es zu wissen. Ist man symptomfrei, reicht in den meisten Fällen ein einfacher Test bei der Hausärztin oder Gynäkologin aus. Dazu wird eine Urinprobe oder ein Abstrich von der Vagina oder vom Anus gemacht.

Nach ungeschütztem Analsex kann eine Infektion nicht unbedingt erkannt werden, wenn nicht zusätzlich eine Analprobe entnommen wird. Deshalb sollte man gegebenenfalls gezielt darum bitten.

Herpes- oder HPV-Tests werden normalerweise nicht durchgeführt, außer bei bestimmten Beschwerden.

Was man unbedingt bedenken sollte: Ein Chlamydien-Test gilt erst dann als sicher, wenn er zwei Wochen nach der möglichen Ansteckung durchgeführt wird. Auf ein negatives Ergebnis kann man sich also nur verlassen, wenn der ungeschützte Sex zwei oder mehr Wochen zurückliegt. Man kann sich natürlich auch schon früher testen lassen. Viele erhalten bereits vor dem Ablauf von zwei Wochen ein positives Ergebnis, und das ist gut, denn umso früher kann mit der Behandlung begonnen werden. Bei einem positiven Ergebnis kann man sich auch früh schon sicher sein, dass man Chlamydien hat. Fällt so ein früher Test dagegen negativ aus, ist eine Infektion erst dann mit Sicherheit auszuschließen, wenn der Test mindestens zwei Wochen nach dem möglichen Ansteckungszeitpunkt noch einmal wiederholt wird und ebenfalls negativ ausfällt. Dieselbe Zwei-Wochen-Regel gilt auch für Mykoplasmose- und Gonorrhoe-Tests.[245]

Risiko und gefährlicher Urlaubssex

Jetzt haben wir über eine ganze Reihe Geschlechtskrankheiten geredet, aber bei den Tests haben wir uns auf die Chlamydien konzentriert. Was ist mit den anderen Krankheiten? Manche Frauen gehen zum Arzt und möchten sich einfach »auf alles« testen lassen, aber das ist nicht jedes Mal nötig. Welche Tests durchgeführt werden, sollte man gemeinsam mit der Ärztin oder dem Arzt entscheiden, und zwar entsprechend dem Risiko, dem man ausgesetzt war.

Für heterosexuelle Frauen, die in Norwegen leben und nur mit heterosexuellen, in Norwegen lebenden Männern Sex haben, besteht ein geringeres Risiko, sich mit ernsteren Krankheiten wie HIV, Syphilis und Gonorrhoe anzustecken, als für Leute, die im Thailandurlaub jede Menge ungeschützten Kontakt mit Sexarbeiter*innen haben. Das versteht sich von selbst. Unter Heterosexuellen in Norwegen sind Chlamydien die mit Abstand häufigste Geschlechtskrankheit, und in der Regel reicht es aus, sich darauf testen zu lassen.

Hatte man allerdings während eines Auslandaufenthalts ungeschützten Sex, ist es wichtig, die Ärztin oder den Arzt darauf hinzuweisen. Ärzte vergessen oft, sich danach zu erkundigen, also ergreifen Sie ruhig selbst die Initiative. Lassen Sie sich testen, auch wenn Sie auf der Full Moon Party nur mit süßen schwedischen Jungs Sex hatten. Sie haben keine Ahnung, mit wem die auf ihrer Backpacker-Tour sonst noch geschlafen haben. Dasselbe gilt, wenn Sie mit jemandem Sex hatten, der gerade durch Länder mit einem hohen Vorkommen von Geschlechtskrankheiten gereist ist. Der Ordnung halber sollten wir vielleicht darauf hinweisen, dass das nicht nur Thailand betrifft – viele Norweger stecken sich beispielsweise in Deutschland, Spanien und Polen an, wo die Häufigkeit von Geschlechtskrankheiten eine ganz andere ist.

Wer sich prostituiert oder Dienste von Prostituierten in Anspruch genommen hat, sollte sich unbedingt breiter testen lassen. Das gilt auch nach Drogenkonsum durch Spritzen oder nach Sex mit jemandem, der auf diese Weise Drogen konsumiert.

In Norwegen sind ernste Geschlechtskrankheiten vor allem unter Männern, die Sex mit Männern haben (MSM)*, verbreitet. Sie

---

* Wir verwenden lieber den Ausdruck »Männer, die Sex mit Männern haben« als den Begriff »Homosexuelle«. Männer können durchaus Sex mit

infizieren sich viel häufiger mit Gonorrhoe und Syphilis als der heterosexuelle Teil der Bevölkerung. Für diese Gruppe ist es daher besonders wichtig, sich testen zu lassen. Dasselbe gilt natürlich für Frauen, die Sex mit MSM haben. Wenn Ihr letzter männlicher One-Night-Stand auch mit Männern ins Bett geht, ist das Infektionsrisiko größer, als wenn er nur Sex mit anderen Frauen hat. Dieser Fokus auf MSM soll niemanden stigmatisieren, hier geht es um reine Statistik.

Man kann Glück oder Pech haben, ob man nun mit Frauen, mit Männern oder mit Männern, die Sex mit Männern haben, schläft. Es schadet nicht, sich auch auf seltenere Geschlechtskrankheiten testen zu lassen, aber bei einem eher geringen Risiko ist das nicht jedes Mal notwendig. Lassen Sie sich regelmäßig testen, entsprechend dem bestehenden Risiko, und verwenden Sie so oft wie möglich ein Kondom.

Herpes – War's das jetzt mit dem Sexleben?

Kleine, schmerzhafte Bläschen an der Lippe oder im Genitalbereich klingen nicht besonders lustig, aber Herpesinfektionen sind verbreiteter, als man meint. Sie sind ansteckend, lästig und so gut wie unabwendbar, aber zum Glück ungefährlich. Trotzdem scheint Genitalherpes die Geschlechtskrankheit zu sein, die viele am allermeisten fürchten.

Vielen macht vor allem die Tatsache Angst, dass man Herpes nicht mehr loswird. Ist man einmal damit infiziert, bleibt der Virus für den Rest des Lebens im Körper. Das lässt allerlei Fragen aufkommen. Heißt das zum Beispiel, dass man jetzt immer anste-

---

anderen Männern haben, ohne dass sie sich als homosexuell identifizieren. Die sexuelle Identität hat nicht unbedingt etwas damit zu tun, mit wem man ins Bett geht.

ckend ist und nie wieder mit irgendwem ohne Kondom Sex haben kann?

Wenn Herpes plötzlich in einer Paarbeziehung auftaucht, kann das für viel Misstrauen und Unsicherheit sorgen. Wer hat hier wen angesteckt? War der Liebste etwa die letzten drei Jahre untreu?

Zu Herpes gibt es viele Mythen. Viele Missverständnisse. Die Angst vor einer Ansteckung ist weitverbreitet, sowohl unter denen, die schon infiziert sind, als auch unter denen, die noch infiziert werden könnten.

Herpes ist eine Viruserkrankung, die Haut und Schleimhäute befällt. Dahinter stecken zwei verschiedene Erreger, nämlich das Herpes-simplex-Virus 1 (HSV-1) und das Herpes-simplex-Virus 2 (HSV-2). Übertragen werden die Viren durch Haut- oder Schleimhautkontakt wie beim Küssen oder beim Sex, aber auch eine indirekte Ansteckung ist möglich. Das klassische Beispiel ist das Kindergartenkind, das am selben Plastikdinosaurier lutscht wie alle anderen Kinder und sich auf diese Weise ansteckt. Über die Hälfte der Bevölkerung infiziert sich vermutlich in der Kindheit über den Mund mit dem HSV-1.[246]

Wie viele Menschen mit Herpes infiziert sind, wissen wir nicht genau, denn es gibt kein Melderegister. Zur Abwechslung ist hier aber mal die Feststellung, dass *alle* es haben, so gut wie richtig, anders als damals, als man seinen Vater noch davon überzeugen wollte, dass aber *alle anderen* auch einen GameBoy haben und man deshalb unbedingt einen braucht. Es wird angenommen, dass in Norwegen volle 70 Prozent mit dem HSV-1 und 40 Prozent mit dem HSV-2 infiziert sind. In Deutschland sieht es ganz ähnlich aus. Man kann entweder beide Virustypen im Körper tragen oder nur einen. Zu allem Überfluss ist es gut möglich, dass der Anteil der infizierten Bevölkerung sogar noch größer ist. Viele wissen nämlich gar nicht, dass sie den Erreger in sich tragen, denn nicht alle haben Beschwerden.

Jetzt halten wir mal einen Moment inne und lassen uns diese

Zahlen auf der Zunge zergehen. Im Grunde heißt das doch, dass es normaler ist, mit dem Virus infiziert zu sein, als nicht. Trotzdem stellen sich viele eine Herpesinfektion als den totalen Weltuntergang vor! Dabei ist es doch eher unwahrscheinlich, dass mehr als 70 Prozent der Bevölkerung nun völlig zugrunde gerichtet sind und nie wieder Sex haben können.

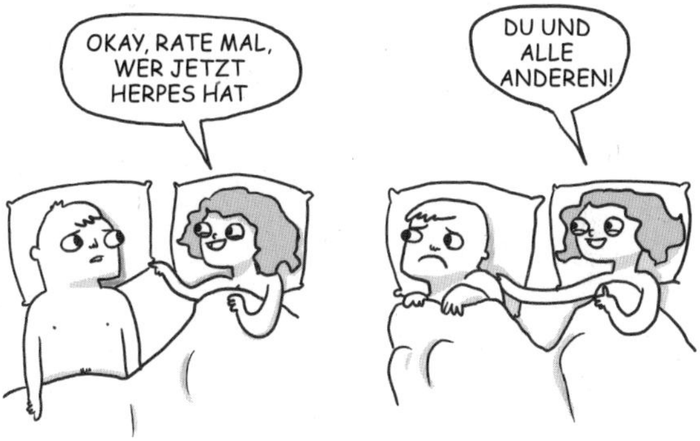

Aber Sekunde mal. Lippenherpes und Genitalherpes sind doch zwei verschiedene Krankheiten, also warum schreiben wir hier darüber, als würde es sich um ein und dieselbe handeln? Eine sexuell übertragbare Infektion ist doch wohl ein bisschen was anderes als Lippenbläschen, oder ...?

Herpes ist tatsächlich immer dasselbe, egal, wo am Körper er auftrifft. Früher ging man davon aus, HSV-1 stehe vor allem in Zusammenhang mit Mundherpes, während HSV-2 in erster Linie für Genitalherpes verantwortlich sei, aber HSV-1 kann durchaus auch Ausbrüche im Genitalbereich und HSV-2 auch Ausbrüche an der Lippe hervorrufen, vorausgesetzt, man hat sich an der jeweiligen Stelle infiziert. Auch um den Anus, an den Fingern oder (wenn man so richtig Pech hat) im Auge kann man Herpes bekommen. HSV-1 sorgt im Genitalbereich jedoch in der Regel für weniger und mildere Symptome als HSV-2.[247]

So gesehen ist Genitalherpes im Prinzip nichts anderes als Lippenbläschen, und Mundherpes wiederum kann eine sexuell übertragbare Infektion sein. Man kann sich mit den Lippen an einem infizierten Genital anstecken, häufiger ist aber der umgekehrte Weg. Die meisten jungen Frauen, die heutzutage Genitalherpes bekommen, werden beim Oralsex von ihrem Partner mit dem HSV-1 infiziert. Bei vollen 80 Prozent ist das der Fall.[248]

Da es so häufig vorkommt, dass Herpes völlig unbemerkt bleibt, stecken sich viele junge Frauen bei einem Partner oder einer Partnerin an, der oder die gar nichts von der eigenen Infektion weiß. Wie soll man sich da schützen?

Hat man sich das Virus eingefangen, kann es nach ein paar Tagen zum Ausbruch kommen, man kann aber auch erst einmal symptomfrei bleiben. Nach der Infektion bewegt sich ein Grüppchen Herpesviren von der infizierten Hautstelle die Nerven hinauf. In einer Nervenzelle etwas tiefer im Körper legen sie sich dann schlafen, wie ein Bär, der zum Winterschlaf übergeht. Dort bleiben sie das ganze restliche Leben. Ab und zu kommen immer wieder mal Viren die Nerven herunter und zurück an die Hautoberfläche. Dann entstehen neue Ausbrüche in Form von Bläschen, und zwar an derselben Stelle wie beim letzten Mal. Es kann auch zu *verborgenen Ausbrüchen* kommen, wenn nämlich Viren zurück an die Hautoberfläche treten, ohne dass man irgendwas davon merkt. Eine Art unsichtbarer Bär, der aus dem Winterschlaf erwacht.

Ein sichtbarer Herpesausbruch beginnt mit einem unangenehm prickelnden, brennenden Gefühl im Genitalbereich oder an der Lippe. Dann kommen die Bläschen, die sich dicht an dicht ausbreiten, wie kleine Trauben. Nach ein paar Tagen trocknen sie ein und bilden Krusten, die schließlich abfallen.

Der erste Ausbruch ist normalerweise der schlimmste. Man spricht hier auch vom Primärausbruch, bei dem manche Betroffene sehr krank werden. Sie können Fieber bekommen und

Probleme beim Wasserlassen haben, weil der ganze Genitalbereich stark brennt. Wie bei allem anderen auch sollten Sie eine Ärztin oder einen Arzt aufsuchen, wenn Sie heftige Symptome bekommen, die Sie sich nicht erklären können. Der Primärausbruch dauert länger als folgende Ausbrüche. Über ein bis zwei Wochen hinweg können sich immer wieder neue Bläschen bilden. Erst nach drei bis vier Wochen sind die Krusten vollkommen verschwunden.[249] Bei einem so heftigen Ausbruch hilft vielleicht der Gedanke, dass es beim nächsten Mal auf keinen Fall genauso schlimm wird – wenn es überhaupt ein nächstes Mal gibt. Viele haben nämlich nach dem Primärausbruch nie wieder Beschwerden.

Neue Ausbrüche treten stets an derselben Stelle auf, an der man sich infiziert hat. Mit den Jahren kommt das normalerweise immer seltener vor. Es gibt keine Medikamente, mit denen man Herpes beseitigen könnte, dafür aber eine Tablettenkur, mit der sich die Ausbrüche abmildern und verkürzen lassen. In besonders schweren Fällen mit vielen Ausbrüchen pro Jahr kann auch ein abmilderndes Mittel verschrieben werden, das man über einen längeren Zeitraum hinweg einnehmen kann.

Zu neuen Ausbrüchen kommt es oft in Phasen, in denen das Immunsystem geschwächt ist. Aus diesem Grund werden Lippenbläschen im norwegischen Volksmund auch als »Erkältungswunden« bezeichnet. Oft gehen sie mit einer Krankheit, zum Beispiel einer Erkältung, einher. Auch Stress, die Menstruation oder Sonneneinstrahlung können einen Ausbruch triggern. Gleiches gilt für Hautreizungen, zum Beispiel durch scheuernde Unterwäsche und Haarentfernung durch Wachsen oder Rasieren.

Anders als gegen HPV kann man sich gegen Herpes nicht impfen lassen, aber das ist auch eigentlich gar nicht nötig. Im Grunde funktioniert Herpes wie eine Impfung gegen sich selbst. Wer sich einmal damit angesteckt hat, zum Beispiel als Kind, kann sich später im Leben nicht an weiteren Körperstellen mit demselben Virus infizieren. Es aktiviert die Immunabwehr, so dass der Körper das Virus wiedererkennt und es daran hindert, neue Nervenzellen zu befallen. So kommt es, dass man sich mit jedem Virus nur an jeweils einer Körperstelle infizieren kann. Hat man es schon am Mund, ist man gegen eine Infektion im Genitalbereich geschützt und umgekehrt.

Aber wie wir ja bereits gesehen haben, gibt es zwei Herpesviren. Wer mit HSV-1 infiziert ist, kann sich immer noch mit HSV-2 anstecken. *Rein theoretisch* kann man an zwei Körperstellen Herpes bekommen, sofern jeweils unterschiedliche Viren die Auslöser sind. Eine gewisse Kreuzimmunität besteht aber trotzdem. Wenn Sie sich nach Virus Nummer eins zusätzlich mit Virus Nummer zwei anstecken, fallen die Symptome oft milder aus, zum Teil treten gar keine mehr auf.[250]

Weil Herpes gewissermaßen wie eine Impfung funktioniert, kann man sich auch nicht an sich selbst anstecken. Hat man bereits Genitalherpes, kann das Virus nicht noch an andere Körperstellen wandern. Aber aufgepasst! Das gilt nur bei aktiviertem Immunsystem. Die Immunabwehr braucht eine Weile, um sich aufzubauen, erst dann kann sie das Herpesvirus wiedererkennen. Mit anderen Worten: Beim ersten Ausbruch kann man sehr wohl noch andere Körperstellen mit dem Virus infizieren. Deshalb sollte man beim Primärausbruch besonders gut auf Hygiene achten und sich immer sorgfältig die Hände waschen. Reiben Sie sich nicht mit Viren an den Fingern die Augen. Auf keinen Fall!

Auch wenn man sich nach dem ersten Ausbruch nicht mehr an sich selbst anstecken kann, besteht weiterhin Ansteckungsgefahr für andere. Die häufigste Frage, die wir zu Herpes bekommen, lautet: Wann bin ich eigentlich ansteckend? Wer Genitalherpes hat, möchte andere natürlich nicht damit infizieren, also woher weiß man, wie man das umgeht? Kann eine Tablettenbehandlung die Ansteckung unterbinden oder gibt es bestimmte Zeiten, zu denen man auf Sex verzichten sollte?

Zunächst einmal muss sich das Virus an der Haut- oder Schleimhautoberfläche befinden, damit es durch Haut- bzw. Schleimhautkontakt übertragen werden kann. Weil Herpes aber die meiste Zeit tief im Körper in den Nervenzellen schlummert, ist man normalerweise nicht ansteckend. Dazu muss sich das Virus erst einmal von den Nerven an die Hautoberfläche bewegen, was bekanntlich bei einem Ausbruch passiert. Am ansteckendsten ist man eine Woche vor dem Ausbruch, wenn sich die Viren auf der Haut ansammeln, und während des Ausbruchs, denn die Bläschen strotzen nur so von Viren. Es ist sicher nicht schlecht, auf Sex zu verzichten, wenn man spürt, dass ein neuer Ausbruch im Anmarsch ist. Das ist oft schon mehrere Tage vor dem Auftreten der ersten Bläschen der Fall. Aber es kann natürlich etwas schwierig sein, einen Ausbruch immer auf eine Woche genau vorherzusagen.

Und dann sind da ja noch die verborgenen Ausbrüche. Das Virus kann bekanntlich an die Hautoberfläche wandern, ohne dass man das Geringste davon spürt und ohne dass sich im Folgenden Bläschen bilden. Trotzdem ist man ansteckend. In der Praxis heißt das also, dass normalerweise keine Ansteckungsgefahr besteht, aber dass man prinzipiell jederzeit ansteckend sein *könnte.* Sicher sein kann man sich nie. Das ist ja furchtbar, denken Sie jetzt vielleicht. Man kann also nie mit Sicherheit wissen, ob man nun eine Gefahr für den anderen darstellt oder nicht, und genau das macht eine Infektion wohl auch so unerfreulich. Aber betrachten Sie das Ganze doch mal aus einer anderen Perspektive.

Sagen wir mal, Sie sind durch HSV-1 mit Genitalherpes infiziert und möchten mit einem neuen Partner ins Bett. Dann besteht eine siebzigprozentige Chance, dass dieser potentielle Partner das Virus auch bereits im Körper trägt und somit immun gegen eine neue Infektion ist. Allein das reduziert die Ansteckungsgefahr beträchtlich. Hatte Ihr Partner noch dazu schon einmal Lippenbläschen, können Sie sich so gut wie sicher sein, dass Sie für ihn nicht ansteckend sind, denn Lippenherpes wird normalerweise durch HSV-1 hervorgerufen. Wenn Ihr Partner diesen Virustyp in sich trägt, ist er vor einer neuen Infektion geschützt.

Außerdem kann man es auch so sehen, dass sich die allermeisten sowieso früher oder später anstecken. Wenn nicht bei Ihnen, dann bei irgendwem anders. Herpes ist vollkommen ungefährlich, und viele haben bei einer Infektion nicht einmal Symptome.

Zum Schluss müssen wir noch auf einen etwas schwierigen Punkt eingehen: Herpes in der Paarbeziehung. Angenommen, weder Sie noch Ihr Freund hatten schon einmal Herpesbläschen. Nicht am Mund und nicht im Genitalbereich. Sie sind seit drei Jahren zusammen und verstehen sich blendend. Und dann kommt es. Sie haben einen heftigen Herpesausbruch im Schritt und vermuten das Schlimmste. Von einem Seitensprung kann bei Ihnen keine Rede sein, also muss das wohl Ihr Freund angeschleppt haben?

Wie wir inzwischen wissen, bekommt man nicht unbedingt etwas davon mit, dass man Herpes hat. Es ist nicht gesagt, dass es bei der Infektion sofort auch zum ersten Ausbruch kommt. Das Virus kann lange ganz unbemerkt im Körper schlummern. Es kann auch durchaus sein, dass man sich durch einen verborgenen Ausbruch beim Liebsten angesteckt hat. Mit anderen Worten: Hier muss nicht unbedingt jemand untreu gewesen sein! Herpes ist sehr verbreitet und macht sich nicht immer bemerkbar. Wegen unbegründeter Untreuevorwürfe nach einem Herpesausbruch haben wir schon Beziehungen in die Brüche gehen sehen. Ganz ausschließen lässt sich ein Seitensprung natürlich nicht, aber Herpes ist auf keinen Fall ein verlässlicher Beweis dafür. Solange man nicht noch andere Gründe hat, an seinem Partner zu zweifeln, sollte man dem Ausbruch nicht zu viel Bedeutung beimessen.

Grundsätzlich ist es ja toll, dass die Leute so viel Verantwortung zeigen und ihre Partner nicht mit Geschlechtskrankheiten anstecken wollen. Ginge es hier um Chlamydien, würden wir laut applaudieren, aber bei Herpes werden wir oft einfach nur traurig. Hier ist die Angst vor einer Ansteckung vollkommen überflüssig. Herpes ist nicht HIV, auch wenn es in beiden Fällen um ein Virus geht, das man nicht mehr loswird. Im Gegensatz zu HIV ist Herpes allerdings ungefährlich. Eine Infektion im Genitalbereich ist kein Weltuntergang. Damit ist man nur einer von vielen. Ja, sogar einer der allermeisten. Mit großer Wahrscheinlichkeit bereitet uns das Virus im Laufe des Lebens nicht einmal Beschwerden. Treten doch welche auf, werden sie höchstwahrscheinlich immer schwächer. Und für die wenigen Pechvögel unter uns, die einen Ausbruch nach dem nächsten bekommen, gibt es Medikamente.

Heftiges Jucken und Fischgeruch – Unterleibsbeschwerden, die uns allen mal begegnen

Irgendwas ist faul zwischen den Beinen. Alles ist gerötet, es riecht komisch oder es juckt so sehr, dass man nachts kein Auge zutut. Pilzinfektionen und bakterielle Vaginosen sind ganz normale Unterleibsbeschwerden, die nichts mit sexuell übertragbaren Infektionen zu tun haben. Die meisten Frauen sind irgendwann im Laufe ihres Lebens einmal von dem einen oder dem anderen oder auch von beidem betroffen. So ungefährlich diese Erkrankungen sind, so unglaublich lästig sind sie dennoch. Da Sie sehr wahrscheinlich selbst noch Bekanntschaft damit schließen werden, kann es sich lohnen, schon einmal ein bisschen darüber zu erfahren.

Mikroorganismen wie Bakterien und Pilze wecken in der Regel negative Assoziationen und lassen ein unmittelbares Verlangen nach Seife und Putzmittel aufkommen. Wer hat nicht schon davon gehört, wie rasant sich Bakterien auf einem Küchenschwamm vermehren, oder gesehen, wie sich an einer feuchten Kellerwand der Schimmel ausbreitet? Richtig widerlich ist das, aber nicht alle Mikroorganismen sind schädlich.

Manche Bakterien sind für unser Wohlbefinden absolut notwendig, zum Beispiel Darmbakterien, die unsere Verdauung unterstützen. Wir haben ungefähr zehnmal so viele Bakterien wie Zellen im Körper, und das heißt keineswegs, dass wir krank sind.

Die Schleimhaut an der Vulva und in der Vagina ist voller Mikroorganismen, die zusammen die sogenannte *Normalflora* unseres Genitalbereichs bilden. Diese Flora unterstützt unser Immunsystem im Kampf gegen fremde Mikroorganismen und hält die Vagina gesund, indem sie für ein ausbalanciertes Milieu im Genitalbereich sorgt. Wie Sie vielleicht noch wissen, reinigt die Vagina sich selbst; Seife und vor allem ein Ausspülen der Vagina gefährden nur den natürlichen Schutz, über den wir verfügen.

Je nachdem, in welcher Lebensphase wir uns gerade befinden, ist die Normalflora der Vagina ein bisschen anders. Vor der Pubertät und nach den Wechseljahren besteht sie hauptsächlich aus Haut- und Darmbakterien, aber im fruchtbaren Alter steht unser Körper unter dem Einfluss von Östrogen. Dieses Hormon sorgt dafür, dass die Schleimhäute dick und aktiv sind und dass im Genitalbereich eine ganz besondere Normalflora herrscht, die sich von anderen Körperstellen unterscheidet.

Die Normalflora fruchtbarer Frauen besteht in erster Linie aus unterschiedlichen Sorten Milchsäurebakterien, die ohne Östrogen nicht überleben können. Die Milchsäurebakterien produzieren eine Säure, die so ähnlich auch im Joghurt vorkommt. Sie sorgt für einen niedrigen pH-Wert in der Vagina, ungefähr 4,5, und der wiederum ist die Grundlage für das saure Milieu, in dem sich schädliche Bakterien nicht besonders wohlfühlen. Darüber hinaus befinden sich hier noch ein paar andere Bakteriensorten sowie ein paar Pilze und Viren.[251] All diese Mikroorganismen kämpfen um dieselbe Nahrung und denselben Platz, und da es so viele verschiedene sind, gewinnt keiner von ihnen die Oberhand. Sie halten sich gegenseitig in Schach, unterstützt von der körpereigenen Immunabwehr. Wenn die schützende Normalflora aus dem Gleichgewicht gerät, ist unser Genitalbereich anfällig für Beschwerden.

Vaginale Pilzinfektionen

Beginnen wir mit Pilzinfektionen. Bei etwa zwanzig Prozent aller Frauen besteht die natürliche Flora der Vagina unter anderem auch aus einem Hefepilz namens *Candida albicans*.[252] Bei einigen befindet sich dieser Pilz im Darm und wandert von da aus in die Vagina, vor allem, wenn dort gute Wachstumsbedingungen für ihn herrschen. 50 Prozent aller Schwangeren haben den Pilz in der Vagina.[253] Das mag daran liegen, dass *Candida albicans* ein großer Fan von Östrogen ist, und während einer Schwangerschaft ist der Körper bekanntlich voll von Östrogen. Die allermeisten Pilzinfektionen werden durch *Candida albicans* verursacht.

Aber Sekunde mal. *Hefepilz*, also das, was in den Brötchen- oder Brotteig kommt? Fast! Es ist nicht exakt dieselbe Sorte, die man in der Backabteilung im Supermarkt findet, aber so ähnlich. Im November 2015 gelang einer Frau mit Pilzinfektion eine echte Sensation, als sie mit Hilfe von Hefepilz aus ihrer Vagina tatsächlich einen Sauerteig ansetzte.[254] Sie hat einfach zum Dildo gegriffen und sich damit etwas Ausfluss herausgeholt. Der Teig wurde was, sie hat ein Brot daraus gebacken und es anschließend verspeist. Und es hat »pretty damn nice« geschmeckt, wie sie hinterher kundtat.

Wer zu den zwanzig Prozent Frauen gehört, die immer Pilze in der Vagina haben, hat noch lange keine *Pilzinfektion*. Bei einer Infektion liegt eine Entzündung der Schleimhaut vor, mit anderen Worten: Man spürt, wenn man eine hat.

Eine Pilzinfektion kann sowohl die Innenseite der Vagina als auch die inneren Schamlippen befallen. Der damit einhergehende Juckreiz kann heftig sein, manche empfinden auch ein unangenehmes Brennen, was zu Schmerzen beim Geschlechtsverkehr oder beim Wasserlassen führt. Die infizierte Schleimhaut rötet sich schnell und schwillt an. Manche bekommen einen weißlichen, bröckeligen Ausfluss, der ein bisschen an Cottage Cheese erinnert, bei anderen ist der Ausfluss eher dünnflüssig.

In manchen Fällen treten am Penis des Partners ebenfalls Symptome in Form von Juckreiz und Brennen auf. Trotzdem wollen wir an dieser Stelle noch einmal betonen, dass eine Pilzinfektion keine sexuell übertragbare Krankheit ist. Weder ein Pilz an sich noch eine Pilzbehandlung sind ein Ausschlusskriterium für Sex. Die Beschwerden des Mannes erfordern in der Regel keine Behandlung. Es reicht, dass die Frau ihre Infektion loswird, dann verschwinden auch seine Symptome.

Weil Pilzinfektionen so normal sind, gibt es gute Gegenmittel rezeptfrei in jeder Apotheke zu kaufen. Das Angebot ist vielfältig, und alle Präparate sind gleichermaßen wirkungsvoll. Sie bestehen entweder aus einer Salbe und Zäpfchen, die in die Vagina eingeführt werden, oder aus pilzabtötenden Tabletten, die man oral einnimmt. Vaginalzäpfchen sollten am besten abends vor dem Schlafengehen eingeführt werden, damit sie über Nacht wirken können. Ansonsten löst sich das Präparat schnell auf und sickert in die Unterhose. Die Salbe trägt man dünn auf den inneren Schamlippen auf, von der Klitoris bis zum Anus. Während der Menstruation sollte man auf Vaginalzäpfchen besser verzichten, aber nicht etwa, weil das gefährlich wäre, sondern weil das Präparat mit dem Blut aus der Vagina geschwemmt wird und dann nicht mehr richtig wirken kann.

Die leichte Zugänglichkeit von wirkungsvollen Gegenmitteln führt dazu, dass Frauen sich beim Auftreten entsprechender Symptome schnell selbst die Diagnose stellen und behandeln.

Das Problem ist nur: *Nicht alles, was juckt, ist eine Pilzinfektion!* Ein Jucken im Genitalbereich lässt sich nur in 50 Prozent der Fälle auf einen Pilz zurückführen.[255] Die verschiedenen Unterleibsbeschwerden können sich zum Teil sehr ähneln. Deshalb würden wir dringend empfehlen, mit neuen Symptomen immer zuerst zum Arzt zu gehen. Jucken und ein veränderter Ausfluss sind diffuse Symptome, die auf alles Mögliche hindeuten können, zum Beispiel auf sexuell übertragbare Krankheiten wie Chlamydien und Gonorrhoe, und solche Infektionen sollten so früh wie möglich erkannt werden. Ekzeme und Hautreizungen im Genitalbereich, die durch Waschmittelreste in der Unterwäsche oder parfümierte Seifen und Intimpflegetücher hervorgerufen werden, sind auch sehr verbreitet.

Wie sich gezeigt hat, fällt es Frauen relativ schwer, eine Pilzinfektion von anderen Unterleibsbeschwerden zu unterscheiden, auch wenn sie nicht zum ersten Mal einen Vaginalpilz haben. Nur in einem von drei Fällen liegen sie mit ihrer Diagnose richtig.[256] Wenn aber jedes Mal die rezeptfreie Behandlung einem Arztbesuch vorgezogen wird, kommt es zu einer Vielzahl überflüssiger Fehlbehandlungen, die gegen die Beschwerden rein gar nichts ausrichten. Darüber hinaus kann die unnötige Verwendung von Pilzmitteln das Ergründen des eigentlichen Problems erschweren und nur zu neuen Beschwerden führen. Eine übermäßige Anwendung pilzabtötender Mittel kann die Schleimhäute derart reizen, dass es so aussehen kann, als würde tatsächlich eine Pilzinfektion dahinterstecken. Es ist also keine schlechte Idee, sicherheitshalber ärztlichen Rat einzuholen, zumindest, wenn die Beschwerden zum ersten Mal auftreten oder immer wieder zurückkehren.

Wurde ein Pilz diagnostiziert und eine Pilzbehandlung empfohlen, ist es wichtig, dass Sie bei der Verwendung des Mittels die Anweisungen des Arztes oder der Apotheke befolgen. Eine Kur muss auf jeden Fall zu Ende geführt werden, auch wenn die Symptome schon verschwunden sind. Verwenden Sie die Salbe noch mindestens zwei Tage weiter, sonst kann der Pilz leicht zurückkommen. Durch vorzeitiges Beenden der Pilzbehandlung riskieren Sie, dass die Übeltäter nicht restlos beseitigt wurden, und dann kann die Infektion erneut ausbrechen.

Pilzinfektionen sind weitverbreitet. Wir wissen, dass bis zu drei von vier Frauen im Laufe ihres Lebens einmal eine bekommen, aber was ist die Ursache? Das ist gar nicht so leicht zu beantworten. Es gibt mehrere begünstigende Faktoren, von denen man weiß. Bekannt ist zum Beispiel, dass Pilzinfektionen oft nach einer Antibiotikabehandlung oder bei übertriebener Genitalhygiene auftreten. Seife und Antibiotika beeinträchtigen schließlich die Normalflora, die unseren Genitalbereich gesund hält. Außerdem wissen wir, dass Östrogen einen gewissen Einfluss hat. Vor der Pubertät und nach den Wechseljahren haben Frauen selten Probleme mit Pilzinfektionen, da ihr Unterleib nicht so stark von Geschlechtshormonen beeinflusst wird. Schwangere dagegen haben zum Teil häufig Last damit. Man weiß, dass es oft zu bestimmten Zeitpunkten innerhalb des Menstruationszyklus zu Pilzinfektionen kommt. Sie treten häufig vor der Monatsblutung auf, anders als bakterielle Vaginosen, auf die wir gleich noch eingehen werden.

Diabetikerinnen sind besonders betroffen, vor allem, wenn sie ihren Blutzuckerspiegel nicht so gut im Blick haben. Auch bei Mädchen, die gerade zum ersten Mal Geschlechtsverkehr hatten, und bei Frauen, die mehrmals im Monat Sex haben, beobachtet man ein häufigeres Auftreten von Pilzinfektionen.

Manche Frauen haben dauerhaft Last mit Pilzinfektionen, die nie richtig verschwinden. So etwas kann ungemein einschränkend sein. Drei bis fünf Prozent aller Frauen haben mehr als viermal im Jahr einen Vaginalpilz.[257] Wer zu den besonders Geplagten gehört, sollte unbedingt mit einer Ärztin oder einem Arzt sprechen, denn in dem Fall können umfassendere Untersuchungen und eine stärkere Pilzbehandlung notwendig sein, die nicht rezeptfrei in der Apotheke erhältlich ist.

Zur Vorbeugung von Pilzinfektionen gibt es leider noch keine wirksame Methode, dafür aber so manche Hausmittelchen, die sowohl im Internet als auch in den Arztpraxen kursieren. Einem verbreiteten Rat zufolge soll es helfen, der Vagina Milchsäurebakterien zuzuführen, wie sie auch in Joghurt enthalten sind, entweder in Form von Pillen oder durch ausgiebiges Trinken von Buttermilch. Für die Wirksamkeit dieser Art von Behandlung gibt es allerdings keinen Nachweis, deshalb wirft man sein Geld womöglich zum Fenster raus, es sei denn, man trinkt sehr gerne Buttermilch.[258]

Ansonsten gilt der allgemeine Rat, die Feuchtigkeit im Genitalbereich möglichst gering zu halten, denn Pilze mögen es feucht und warm. Synthetische Unterwäsche und enge Hosen sollten also vermieden werden, genauso wie Slipeinlagen, wenn sie nicht unbedingt notwendig sind. Am besten trägt man Baumwollunterwäsche, da die am atmungsaktivsten ist, und schläft nackt, damit der Genitalbereich über Nacht mal so richtig auslüften kann. Eine Wirksamkeit ist für keine dieser Strategien wissenschaftlich dokumentiert, aber wer häufig Beschwerden hat, kann es ruhig auf einen Versuch ankommen lassen. All das ist immerhin umsonst und hat keinerlei Nebenwirkungen.

Bakterielle Vaginose

Weiter geht es mit einer anderen Störung des weiblichen Intimbereichs, die ebenfalls normal ist, nämlich der bakteriellen Vaginose, abgekürzt BV. Vielleicht haben Sie schon mal gehört, dass weibliche Geschlechtsorgane mit etwas Fischartigem verglichen wurden. Unpassende Ausdrücke wollen wir uns an dieser Stelle verkneifen. Tatsache ist, dass eine gesunde Vagina nicht nach Fisch riecht, aber aufgrund der bakteriellen Vaginose tut sie es gelegentlich eben doch.

Eine bakterielle Vaginose lässt sich auf ein Ungleichgewicht der Normalflora zurückführen. Die Anzahl der schützenden Milchsäurebakterien geht zurück, und dadurch haben andere Bakterienarten freie Bahn, die im Intimbereich Trouble machen. Die Milchsäurebakterien sorgen für ein saures Milieu in der Vagina, und sauer ist gut. Bei einer bakteriellen Vaginose kippt das Milieu eher in Richtung basisch, weshalb der pH-Wert ein gutes Indiz für die Ärztin ist, wenn sie herausfinden möchte, ob eine bakterielle Vaginose vorliegt.

An einer bakteriellen Vaginose ist nicht ein bestimmter Bakterientyp allein schuld, sondern ein ganzer Cocktail aus Bakterien. Manche davon sind als natürlicher Bestandteil der Normalflora auch sonst in der Vagina oder an anderen Körperstellen vorhanden. Das Problem ist nur, dass sie jetzt den Ort gewechselt haben oder dass es auf einmal zu viele sind.

Die meisten Experten sind der Meinung, dass das Problem nur bei Frauen auftritt, die schon Sex hatten, und dass das Risiko für eine BV mit der Anzahl an Sexualpartnern steigt und durch gewissenhaften Kondomgebrauch sinkt. Das gilt sowohl für Frauen, die mit Frauen schlafen, als auch für Frauen, die mit Männern schlafen. Je mehr Partner, desto mehr BV.[259] Es liegt daher nahe, dass ein Teil der Bakterien vom Sexualpartner stammt, aber BV gilt deshalb noch lange nicht als sexuell übertragbare Infektion. Wie schon erwähnt, sind hier viele verschiedene Bakterien involviert, bei denen es sich keinesfalls um schädliche Krankheitserreger wie die Chlamydien handelt. Man kann es sich eher so vorstellen, dass die Normalflora mehrerer Menschen vermischt wird, und die ist immerhin bei jedem ein bisschen anders zusammengesetzt. Viele Köche verderben den Brei oder, wie in diesem Fall, die Normalflora.

Auch Frauen mit nur einem Sexualpartner können BV bekommen, aber Sex ist auf jeden Fall eine Voraussetzung. BV gilt als ungefährlich, weshalb es keinen Grund gibt, den festen Partner mit Kondom vor einer möglichen Ansteckung zu schützen oder während der Behandlung auf Sex zu verzichten. Bei mehreren Sexualpartnern ist es allerdings trotzdem immer ratsam, ein Kondom zu verwenden, nicht wegen einer möglichen Ansteckung mit BV, sondern zum Schutz vor sexuell übertragbaren Infektionen.

Neben dem charakteristischen Geruch, der oft mit fauligem Fisch verglichen wird, kommt es bei einer BV auch zu mehr Ausfluss als üblich. Viele beschreiben ihn als gräulich und sehr dünnflüssig und klagen darüber, dass sie mehrmals am Tag die Unterhose wechseln müssen. Der Geruch kann zum Teil so stark werden, dass man ihn durch die Kleidung wahrnimmt.

Bei vielen Frauen tritt der Fischgeruch sporadisch nach vaginalem Geschlechtsverkehr oder während der Menstruation auf oder verschlimmert sich dann. Heißt das, Menstruation und Sex können eine BV hervorrufen? Nein, aber Blutungen und Sperma können die Symptome einer bereits vorhandenen BV verstärken.

Der Geruch wird nämlich intensiver, je basischer das Milieu im Genitalbereich wird. Das heißt, wenn die Anzahl der Milchsäurebakterien sinkt oder wenn der Vagina etwas Basisches zugeführt wird, riecht es mehr. Sowohl Blut als auch Sperma sind basischer als das natürliche Milieu in der Vagina und tragen deshalb zu einer Verstärkung des Fischgeruchs bei. Wer nach der Menstruation oder nach dem Sex einen solchen Geruch an sich bemerkt, hat möglicherweise eine BV mit eher schwachen Symptomen, die auflodert, sobald das Milieu weniger sauer wird.

Klingt eigentlich alles ganz easy, aber genau wie bei einem Pilz, erkennt man eine BV nicht unbedingt an den Symptomen. Oft treten nämlich zusätzlich Jucken oder andere Beschwerden auf, die Ähnlichkeit mit einer Pilzinfektion haben. Auffälliger Ausfluss ist bei diversen sexuell übertragbaren Infektionen ein typisches Symptom, außerdem kann man natürlich auch mehrere Erkrankungen auf einmal haben! Unterleibsbeschwerden lassen sich nur schwer voneinander abgrenzen, deshalb lautet die Moral von der Geschicht': Tanzt im Intimbereich irgendwas aus der Reihe, sollte man immer einen Arzt aufsuchen. Veränderter Ausfluss, Jucken oder Brennen? Ab zum Arzt.

Im Übrigen ist eine bakterielle Vaginose kein Zeichen von mangelnder Hygiene, auch wenn viele das denken, sobald der üble Geruch auftritt. Versucht man, das Problem durch zusätzliches Waschen zu beseitigen, macht man aber alles nur schlimmer, denn dadurch werden die guten Bakterien weggewaschen, die die Vagina sauer halten. Eine BV kann von ganz allein wieder abklingen, aber das Beste ist eine Behandlung beim Arzt. Da die Ursache bakterieller Natur ist, helfen hier Antibiotika. Milchsäurezäpfchen sollen sich auch bei einer BV günstig auf das Milieu in der Vagina auswirken, aber wissenschaftlich erwiesen ist das bisher leider noch nicht.

Wenn das Wasserlassen weh tut

Ein Harnwegsinfekt wird oft beschrieben als das Gefühl, man würde *Stacheldraht pinkeln*, und das kommt nicht von ungefähr. Harnwegsinfekte sind der letzte Mist, und Frauen sind davon leider besonders betroffen.

Schuld daran sind unsere relativ kurze Harnröhre und der Umstand, dass sich in unmittelbarer Nachbarschaft der Anus befindet. Darmbakterien funktionieren am besten, wenn sie bleiben, wo sie hingehören, aber Bakterien lassen sich nun mal nur schwer im Zaum halten. Ehe man sich's versieht, sind sie zur Harnröhrenöffnung hineingeklettert und wandern dann hoch zur Harnröhren- und Blasenschleimhaut. Dort setzen sie sich fest und verursachen eine Entzündung.

Ein Harnwegsinfekt macht sich durch Schmerzen beim Wasserlassen bemerkbar. Es brennt wie die Hölle und kann sich in der Tat so anfühlen, als käme beim Pinkeln Stacheldraht heraus. Vor allem zum Ende hin tut es weh, wenn die Blasenwände sich zusammenziehen, um auch den letzten Rest hinauszudrücken. Außerdem muss man viel öfter als sonst zur Toilette, obwohl jedes Mal nur ein kleines bisschen Pipi kommt. Der Urin kann auch eigenartig riechen oder etwas Blut enthalten.

Bei jüngeren Frauen nehmen die allerallermeisten Harnwegsinfekte – volle 95 Prozent – einen *unkomplizierten* Verlauf, wie es in der Fachsprache heißt.[260] Das bedeutet, dass der Infekt als relativ ungefährlich gilt und nur eine einfache oder gar keine Behandlung erfordert. Früher wurden alle Harnwegsinfekte mit Antibiotika behandelt, weil man dachte, die Infektion würde sonst weiter zu den Nieren aufsteigen und eine Nierenbeckenentzündung verursachen. Das hat sich aber inzwischen als übertrieben erwiesen. Wenn man sich ein paar Tage geduldet und bei Bedarf eine Schmerztablette einnimmt, klingen die meisten Harnwegsinfekte von ganz allein wieder ab, ohne Antibiotika.

Man muss natürlich immer darauf achten, ob die Symptome schlimmer werden. Wenn Sie Fieber und starke Schmerzen bekommen, und vor allem, wenn die Schmerzen den Rücken hochwandern, sollten Sie so schnell wie möglich zum Arzt, gegebenenfalls auch zur Notaufnahme. Das kann ein Zeichen für eine beginnende Nierenbeckenentzündung sein, und die kann im schlimmsten Fall mit einer beschädigten Niere enden.

Bei einer Schwangerschaft müssen Harnwegsinfekte immer ernst genommen werden. Hier gelten sie automatisch als kompliziert, und zur Behandlung sind besondere Antibiotika notwendig. Auch häufig wiederkehrende Harnwegsinfekte werden als kompliziert eingestuft. Oft muss dann näher untersucht werden, welche Bakterien genau der Auslöser sind, und manchmal wird zusätzlich überprüft, ob womöglich eine tieferliegende Krankheit für die Infekte verantwortlich ist. Es gibt aber auch Frauen, die ohne ersichtlichen Grund einen Harnwegsinfekt nach dem anderen bekommen. Man vermutet, dass diese Frauen über eine etwas andere Immunabwehr in den Harnwegsschleimhäuten verfügen, so dass sich die Bakterien dort leichter einnisten können.

Einige Frauen sind verzweifelt auf der Suche nach wirksamen Methoden zur Vorbeugung eines Harnwegsinfekts. Cranberrysaft wird seit Jahrhunderten als Hausmittel verwendet, in neuerer Zeit auch in Kapselform. Angeblich enthalten die Beeren einen Stoff, der Bakterien daran hindert, sich in der Blasenschleimhaut festzusetzen. Eine große Überblicksstudie des renommierten Cochrane-Instituts hat jedoch ergeben, dass Cranberrys keinen vorbeugenden Effekt haben.[261] Aber auch hier gilt: Wer sowieso gern Cranberrysaft trinkt, kann es ruhig auf einen Versuch ankommen lassen. Cranberrysaft hat keinerlei Nebenwirkungen. Ansonsten kann man nur dazu raten, möglichst viel Wasser zu trinken, so dass die Harnwege gut durchgespült werden, bei Harndrang sofort die Blase zu entleeren und sich nach dem Stuhlgang immer von vorne nach hinten den Po abzuwischen.

Im Übrigen wissen wir, dass Sex das Risiko für einen Harnwegsinfekt erhöht. Beim Liebesspiel ist der Intimbereich oft sehr feucht, so dass Bakterien leichter von A nach B gelangen, und durch das Reiben und Stoßen von Unterleib gegen Unterleib können sie schnell mal in der falschen Körperöffnung landen. Es ist erwiesen, dass das Risiko für einen Harnwegsinfekt bei Frauen unter dreißig in den ersten 48 Stunden nach einem Geschlechtsverkehr sechzigmal höher ist als sonst.[262]

Sie haben sicher auch schon den Tipp gehört: »Nach dem Sex unbedingt Pinkeln gehen, dann bekommt man nicht so schnell eine Blasenentzündung.« Das ist tatsächlich ein guter Rat. Durch das Wasserlassen nach dem Sex kann man Darmbakterien, die sich möglicherweise in die Harnröhre verirrt haben, ausspülen und sie so loswerden, bevor sie auf die Schleimhaut losgehen und dort Unruhe stiften.

Auch wenn Sex also durchaus eine Rolle spielt, ist ein Harnwegsinfekt keine sexuell übertragbare Infektion – hier dreht es sich einfach um ganz normale Darmbakterien, die nur am falschen Ort gelandet sind. Doch auch Chlamydien, Gonorrhoe und Mykoplasmen können ein Brennen beim Wasserlassen hervorrufen. Deshalb muss man ein bisschen aufpassen. Sexuell übertragbare Bakterien verhalten sich ein wenig anders. Sie fühlen sich ebenfalls in der Harnröhre wohl, aber nicht in der Blase wie die Darmbakterien. Beim Pinkeln spürt man hier nicht den typischen Schmerz zum Ende hin, und in der Regel muss man auch nicht so oft zur Toilette. Trotzdem ist es nicht leicht, den Unterschied zu spüren. Ein Harnwegsinfekt kann sich wie Chlamydien anfühlen, und Chlamydien können sich wie ein Harnwegsinfekt anfühlen. Hat man so richtig Pech, kann man sogar beides auf einmal haben.

Tropf, tropf, tropf – Alles über Blasenschwäche

Für Neunzehneinhalbjährige ohne Kinder ist es nicht besonders cool, mit einer großen Packung Maxi-Binden im Supermarkt an der Kasse zu stehen, aber Blasenschwäche trifft nicht nur ältere Damen und mehrfache Mütter. In der Fachsprache wird das Problem als Harninkontinenz bezeichnet, und unter Frauen ist es sehr verbreitet.

Die wichtigsten Risikofaktoren für eine Blasenschwäche sind Alter, Geburten und ein hoher BMI. So kommt es, dass mit zunehmendem Alter immer mehr Frauen betroffen sind. Das ist wohl auch der Grund, warum viele glauben, eine Blasenschwäche vor der ersten Geburt sei unwahrscheinlich, aber prinzipiell kann es Frauen jeden Alters treffen.

Wie viele das Problem tatsächlich haben, ist schwierig zu beurteilen. Die Studienergebnisse gehen sehr weit auseinander, und man nimmt an, dass weniger als die Hälfte der inkontinenten Frauen überhaupt zum Arzt geht, wodurch sich eine hohe Dunkelziffer ergibt.[263] Eine Studie mit norwegischen Frauen fand heraus, dass 30 Prozent eine Blasenschwäche hatten,[264] während eine Studie mit Frauen, die drei Monate zuvor ein Kind zur Welt gebracht hatten, zu einer Rate von 20 bis 30 Prozent kam.[265] Bei verschiedenen ausländischen Studien kam alles von 10 bis 60 Prozent heraus, je nachdem, wie ernst die jeweils untersuchte Form der Blasenschwäche war.[266]

Zu jüngeren, kinderlosen Frauen wissen wir noch weniger, und die bisher vorliegenden Zahlen variieren hier sehr stark. Eine Studie, in der kinderlose Australierinnen im Alter von 16 bis 30 Jahren untersucht wurden, stellte bei vollen 12,6 Prozent eine Blasenschwäche fest.[267] Eine schwedische Studie kam dagegen zu einem ganz anderen Ergebnis. Hier hatten nur drei Prozent aller untersuchten Frauen im Alter von 20 bis 29 Jahren eine Harninkontinenz.[268]

Ganz egal, welche der erwähnten Studien der Wahrheit nun am nächsten kommt, ist es wohl nicht falsch zu sagen, dass Blasenschwächen auch bei jungen, kinderlosen Frauen nichts Ungewöhnliches sind.

Es gibt verschiedene Arten von Inkontinenz. Wir unterscheiden zwischen der sogenannten Stressinkontinenz, der Dranginkontinenz und einer Mischinkontinenz, bei der Stress- und Dranginkontinenz kombiniert auftreten.

Die Stressinkontinenz kommt am häufigsten vor, nämlich bei rund 50 Prozent der von Blasenschwäche betroffenen Frauen.[269] Bei dieser Form kommt es zu unfreiwilligem Urinverlust, wenn der Druck im Bauch durch irgendetwas steigt, zum Beispiel beim Husten oder Niesen, beim Lachen, Laufen oder Ähnlichem. Im Vergleich zur Dranginkontinenz ist hier von relativ geringen Urinmengen die Rede, aber der Schweregrad variiert enorm. Man kann unterschiedlich oft und unterschiedlich viel Urin verlieren.

Bei der Dranginkontinenz ist, wie der Name schon sagt, der Harndrang das Problem. Frauen mit dieser Art der Blasenschwäche überkommt aus heiterem Himmel der unbändige Drang, JETZT zu pinkeln, gefolgt von einem größeren Urinverlust. 10 bis 15 Prozent aller inkontinenten Frauen haben ausschließlich damit Last.[270] Oft ist ihre Blase überaktiv, das heißt, sie bekommen häufig einen kräftigen Harndrang, ohne dass unbedingt etwas danebengeht. Frauen mit einer überaktiven Blase müssen in der Regel öfter zur Toilette als andere, auch nachts.[271]

Zwischen 35 und 50 Prozent aller inkontinenten Frauen haben eine Mischform, also sowohl Stress- als auch Dranginkontinenz. Bei ihnen kann die Art des Urinverlusts mit anderen Worten variieren. Manchmal entweicht nur beim Hüpfen oder Niesen ein Tropfen, manchmal stellt sich ein kräftiger Harndrang ein, und es wird eine größere Menge Urin ausgeschieden.

Unwillkürlicher Harnverlust kann verschiedene Ursachen haben. Trinkt man deutlich mehr als eigentlich notwendig, könnte man zunächst einmal dort ansetzen und die Flüssigkeitszufuhr etwas einschränken. Viele glauben, es sei gesund, so viel Wasser wie möglich zu trinken, aber mehr als rund zwei Liter am Tag sind nicht nötig, es sei denn, man treibt viel Sport oder befindet sich in einem sehr warmen Klima. Einen Teil der benötigten Flüssigkeit nimmt man über die Nahrung auf, deshalb reicht es in der Regel, wenn man 1,5 bis 2 Liter am Tag trinkt. Eine Reduzierung harntreibender Getränke wie Kaffee und Tee kann sich ebenfalls positiv auswirken.

Manchmal ist Inkontinenz auch ein Symptom für andere Krankheiten. Sie kann eine Begleiterscheinung von Harnwegsinfekten sein, und es gibt auch neurologische Erkrankungen, mit denen sie einhergeht. Wenn Sie also keinen unmittelbaren Grund für Ihre Blasenschwäche sehen, zum Beispiel eine gerade überstandene Geburt oder die Tatsache, dass sie seit neustem fünf Liter Wasser am Tag trinken, ist es sicher keine schlechte Idee, das Problem mal mit einer Ärztin oder einem Arzt zu besprechen. So können Sie Rat und Hilfe bei der Lösung des Problems bekommen.

Eine Blasenschwäche muss nicht unbedingt heißen, dass man ab sofort nur noch schwarze Kleidung tragen kann, um den Urinverlust, so gut es geht, zu verbergen, oder dass man für den Rest seines Lebens auf Laufen und Lachen verzichten muss. Zum

Glück gibt es Dinge, die man tun kann. Das Erste, was zur Behebung des Problems versucht wird, erfordert etwas Eigeneinsatz. Viele, die an Stressinkontinenz leiden, haben eine zu schwache Beckenbodenmuskulatur, zum Beispiel infolge einer Geburt. Die Beckenbodenmuskulatur umfasst die Muskeln, mit denen wir unter anderem beim Wasserlassen den Urinstrahl unterbrechen oder die Vagina zudrücken. Sind diese Muskeln etwas trainierter, lässt sich ein unfreiwilliger Urinverlust bei erhöhtem Bauchinnendruck unter Umständen leichter verhindern. Es gibt mehrere Möglichkeiten, die Beckenbodenmuskulatur zu trainieren, aber in erster Linie geht es darum, die Muskeln im Unterleib in Intervallen anzuspannen, wie man es beim Fitnesstraining auch mit anderen Muskeln macht. Oft sind Hausärzte oder Physiotherapeuten dabei behilflich. Man kann speziellen Trainingsprogrammen folgen, unter anderem in Form von Apps, die extra für das Beckenbodentraining entwickelt wurden. Auch Vaginalkugeln oder ähnliche Hilfsmittel können zur Stärkung der entsprechenden Muskeln verwendet werden. Hier geht es darum, die Vaginalkugeln so lange wie möglich mit Hilfe der Beckenbodenmuskulatur festzuhalten. Ganz egal, wie Sie trainieren, werden Sie nach einer Weile hoffentlich feststellen, dass Sie stärker werden und nicht mehr so oft Urin verlieren.

Beckenbodentraining hat auch bei Dranginkontinenz einen gewissen Effekt, aber noch wichtiger ist hier das sogenannte Blasentraining. Das Problem sitzt in diesem Fall nämlich woanders als in den Muskeln selbst. Die Blasenentleerungsmuskeln ziehen sich einfach zur falschen Zeit zusammen, ohne dass man einen Einfluss darauf hat. Aus diesem Grund werden bei einer Dranginkontinenz auch so große Mengen Urin ausgeschieden. Beim Blasentraining soll man nach und nach lernen, die Blase seltener zu entleeren. Dazu orientiert man sich an einem vorgegebenen Zeitplan und nicht am Drang. Man beginnt zum Beispiel damit, dass man im Abstand von einer Stunde zur Toilette gehen darf.

Kommt zwischen diesen zugelassenen Klogängen nun plötzlich Harndrang auf, soll man versuchen einzuhalten. Nach und nach steigert man den Abstand dann auf zwei Stunden, drei Stunden, vier Stunden und so weiter. Mit dieser Methode kann sich eine Dranginkontinenz mit der Zeit oft etwas bessern.

In manchen Fällen kann eine Inkontinenz auch medikamentös oder durch einen chirurgischen Eingriff behandelt werden. Zum Teil kann schon eine einfache ambulante Operation einen himmelweiten Unterschied ausmachen, zum Teil hilft aber nichts anderes als Training. Was im Einzelfall am wirksamsten ist, hängt davon ab, was man selbst möchte und um welchen Schweregrad es geht.

Hämorrhoiden und Marisken

Wenn Sie sich mal Ihren Anus anschauen, stellen Sie schnell fest, dass er ziemlich runzlig ist. Er hat ein bisschen Ähnlichkeit mit einem Luftballonknoten, und so wird er auf Norwegisch auch oft genannt. Die Falten entstehen, weil die Schließmuskeln den Darmausgang zusammenpressen. Er muss sich immerhin ein ganzes Stück dehnen können, und der erweiterte Durchmesser versteckt sich in einer Art Faltenrock. Normalerweise sind die Falten gleichmäßig um das Loch in der Mitte verteilt und bilden eine relativ ebenförmige Oberfläche. Das Entsetzen kann daher groß sein, wenn man plötzlich einen Fremdkörper am Anus entdeckt. Der neu entstandene Zipfel schreit geradezu nach Aufmerksamkeit und rückt eine Körperöffnung in den Fokus, die viele Frauen am liebsten vergessen würden. Mit großer Wahrscheinlichkeit handelt es sich um eine *Mariske* oder eine *Hämorrhoide* – beides ist vollkommen harmlos.

Hämorrhoiden sind überraschend weitverbreitet, sowohl unter Frauen als auch unter Männern. Etwa ein Drittel aller Erwachsenen hat welche, aber das macht sie noch lange nicht zum Gesprächsthema am Mittagstisch.[272] Hämorrhoiden können sich sowohl innerhalb des Enddarms als auch außen am Darmausgang befinden, aber konzentrieren wir uns auf die äußeren. Eine Hämorrhoide ist eine Hämorrhoide, so oder so.

Konkret handelt es sich um einen Aderknoten im Darm, der als ballonartige, blauviolette Ausstülpung zutage tritt. Fast immer ist es möglich, ihn wieder zurückzudrücken, im Gegensatz zu Marisken, aber beim nächsten Stuhlgang oder nach einer tiefen Kniebeuge ist er wieder da. Oft juckt die Stelle und ist empfindlich. Zum Teil bekommt man aber nicht mehr davon mit als ein bisschen frisches Blut auf dem Toilettenpapier, nachdem man sein Geschäft gemacht hat. Das hat ganz einfach damit zu tun, dass eine Hämorrhoide ein auf Abwege geratenes Blutgefäß ist. Normalerweise werden die Adern um den Darmausgang durch Bindegewebe und Schleimhäute im Inneren festgehalten, so dass wir sie nicht zu sehen bekommen. Mit zunehmendem Alter werden diese stützenden Strukturen jedoch ein wenig schlapper, und dann kann ein erhöhter Druck im Becken, zum Beispiel durch kräftiges Drücken auf dem Klo, schweres Heben oder eine Schwangerschaft und Geburt, dazu führen, dass ein Stück Ader aus ihrer natürlichen Position gepresst wird, wie eine Schlinge im Gartenschlauch. An der Wurzel dieser Schlinge kann schnell Druck entstehen, so dass sich im Inneren Blut ansammelt und einen kleinen Ballon bildet. Diesen Ballon bezeichnen wir als Hämorrhoide.

Hämorrhoiden am Anus sind nicht gefährlich, aber sie können extrem lästig sein. Blutgefäße mögen es nicht, wenn sie derart aus der Bahn geworfen werden, deshalb entstehen um eine Hämorrhoide herum schnell kleine Entzündungen. Schleimaustritt, Schmerzen und ein unangenehmes Jucken können die Folgen sein und das Sitzen zu einer unerfreulichen Angelegenheit machen, vom Kacken ganz zu schweigen. Bei manchen blutet es auch, zum Teil nur ein bisschen, zum Teil ziemlich viel.

Glücklicherweise kann aber Abhilfe geschaffen werden. Die wichtigste Gegenstrategie ist etwas so Banales wie eine gute Toilettenroutine. Man sollte ausreichend Wasser trinken, damit der Kot schön weich bleibt, und nur bei starkem Druck zur Toilette gehen, damit man nicht unnötig pressen muss. Außerdem würden wir allen empfehlen, die Zeitung lieber auf dem Küchentisch liegen zu lassen. Langes Sitzen auf dem Klo erhöht den Druck um die Hämorrhoiden, was die Beschwerden verschlimmern kann. Oft reicht schon das Befolgen dieser simplen Regeln, damit die lästigen Aderknoten von ganz allein wieder verschwinden. Was auch hilft: Die Hämorrhoide mit dem Finger zurück in den Darm schieben, wenn sie hervortritt, so dass sie ihren ursprünglichen Platz wiederfinden kann. Es mag vielleicht erst mal ein wenig ungewohnt sein, sich den Finger auf diese Weise in den Po zu stecken, aber falls es Sie tröstet: Ärzte machen das Tag für Tag, und zwar bei wildfremden Menschen.

In der Apotheke gibt es außerdem diverse Hämorrhoidensalben, die gut wirken. Falls alles nichts hilft, gibt es noch jede Menge Behandlungsmöglichkeiten, mit denen ein Arzt weiterhelfen kann, unter anderem Chirurgie. Und wie Ihnen inzwischen klar sein dürfte, sind Ärzte an so etwas gewöhnt!

Handelt es sich bei dem Fremdkörper am Anus nicht um eine Hämorrhoide, dann ist es vermutlich eine Mariske. Das ist ganz einfach eine etwas größere Hautfalte, die nach dem Verschwinden einer Hämorrhoide zurückbleibt. Beim Hervortreten aus dem Darm kann eine Hämorrhoide nämlich ein paar der Hautfalten um den Anus aus ihrer ursprünglichen Position herauslösen. Zieht sich die Hämorrhoide dann wieder zurück, vereinen sich die Falten zu einer größeren, die ein bisschen von der Oberfläche abstehen kann. Ein oder zwei Marisken sorgen selten für starke Beschwerden, auch wenn sie bei Reizungen durch einen scheuernden String, häufigen Stuhlgang oder Ähnliches kurzfristig jucken und nässen können. Zum Teil erschweren sie auch die Analhygiene.

Manche fühlen sich durch solche ausgebeulten Hautfalten am Anus regelrecht verunstaltet. Es ist zwar durchaus möglich, Marisken operativ zu entfernen, aber das sollte man sich gut überlegen, denn ein chirurgischer Eingriff ist stets mit Risiken verbunden. Außerdem sollte man sich darüber im Klaren sein, dass so ein Eingriff weh tut, und der Darm will immerhin regelmäßig entleert werden, auch wenn man frisch operiert ist. Unser Rat an dieser Stelle lautet: Entspannen Sie sich ein bisschen und lassen Sie die Marisken Marisken sein. Es sei denn, sie sorgen für ernsthafte Beschwerden.

Gebärmutterhalskrebs und wie man ihn vermeidet

Der Gebärmutterhals, oder auch die Cervix uteri, bildet das Tor zwischen Gebärmutter und Vagina. Er lässt sich als kleine hervorstehende Wölbung ganz oben in der Vagina ertasten, vergleichbar mit einer Nasenspitze mit einem klitzekleinen Loch in der Mitte. Diesen engen Tunnel müssen die Spermien passieren, um in die Gebärmutter zu gelangen. Bei der Menstruation kommt hier das Blut heraus, und bei einer Geburt kann sich der Gebärmutterhals so weit dehnen, dass ein ganzes Baby hindurchpasst. Darüber hinaus ist das aber auch die Stelle, an der man Gebärmutterhalskrebs bekommen kann.

Verglichen mit anderen Krebsarten ist Gebärmutterhalskrebs ziemlich einzigartig. Schon im 19. Jahrhundert hat man entdeckt, dass diese Krebserkrankung nicht so ist wie andere. Bei Prostituierten war sie viel verbreiteter als bei verheirateten Frauen, und Nonnen waren vor ihr so gut wie sicher. Handelte es sich womöglich um eine göttliche Strafe für promiskuitive Frauen?

Heute wissen wir, dass Gott und irgendwelche Strafen nichts damit zu tun haben. Gebärmutterhalskrebs wird schlicht und ergreifend durch eine Viruserkrankung hervorgerufen, die beim Sex übertragen wird! Das verantwortliche Virus haben wir bereits im

Zusammenhang mit sexuell übertragbaren Infektionen erwähnt, nämlich das humane Papillomvirus (HPV).

Eigentlich handelt es sich bei HPV um eine große Familie verschiedener Virustypen, von denen viele einfach nur Warzen beim Menschen hervorrufen. Die meisten sind vollkommen ungefährlich – ein Virustyp verursacht zum Beispiel normale Hautwarzen. Manche HPV-Typen fühlen sich im Genitalbereich am wohlsten. Sie werden durch sexuellen Kontakt übertragen, und die allermeisten sexuell aktiven Frauen werden im Laufe ihres Lebens mit einem oder mehreren Typen infiziert. Mehr als 80 Prozent bekommen das Virus vor dem fünfzigsten Lebensjahr. Damit gilt HPV als die am weitesten verbreitete Geschlechtskrankheit, und fast die Hälfte aller Frauen zwischen 20 und 24 Jahren läuft durchgehend mit einer Infektion herum.[273]

In der Regel besteht kein Grund zur Sorge. Anders als bei einer Herpesinfektion gelingt es dem Körper oft ganz von allein, das Virus wieder loszuwerden, genau wie bei einer Erkältung. Das wissen wir, weil Frauen, die sich wiederholt auf HPV testen lassen, im Laufe der Zeit oft verschiedene Virustypen in sich tragen. Das deutet darauf hin, dass die Infektionen jeweils nur von kurzer Dauer sind und die Frauen sich bei einem Partnerwechsel mit neuen Virustypen anstecken.

Einzelne HPV-Typen haben jedoch die Besonderheit, dass sie eine langfristige Entzündung am Gebärmutterhals auslösen können. Sie werden auch als Hochrisikoviren bezeichnet, und die häufigsten davon sind HPV-16 und -18. Wenn man Pech hat, kann sich eine Infektion mit diesen Virustypen im Laufe der Zeit zu Krebs entwickeln. Allein Nummer 16 ist für über die Hälfte aller Krebserkrankungen am Gebärmutterhals verantwortlich und kann darüber hinaus in Mund und Rachen sowie in der Vagina, an der Vulva und am Anus Krebs auslösen. Dazu ist allerdings mehr als nur die Infektion mit dem entsprechenden Virus nötig. HPV-16 ist ausgesprochen weitverbreitet, aber nur die wenigsten Trägerinnen erkranken tatsächlich auch an Krebs. Das heißt, es müssen noch weitere Faktoren gegeben sein, zum Beispiel eine besondere Disposition oder Umweltfaktoren wie beispielsweise Rauchen. Welche Faktoren im Einzelnen dazugehören, wissen wir noch nicht.

Etwas anders ausgedrückt haben fast alle mit Gebärmutterhalskrebs eine HPV-Infektion, aber nur die wenigsten Infizierten bekommen auch Krebs.

Ein weiter Weg von Sex bis Krebs

Krebs entsteht zum Glück nicht über Nacht. Zunächst einmal führt das Virus zu Zellveränderungen, sogenannten Dysplasien, am Gebärmutterhals. Das sind Zellen mit kleinen Makeln und Defekten, die dazu führen, dass sich die Zellen nicht ganz normal verhalten. Anfangs sind sie nur ein bisschen verändert, aber wenn solche kranken Zellen von der Immunabwehr in Ruhe gelassen werden, können sie sich mehr und mehr von ihrer Umgebung unterscheiden, bis sie irgendwann nicht mehr wiederzuerkennen sind und auch an Stellen zu wachsen beginnen, wo sie nicht hingehören. Erst dann sind sie zu Krebszellen geworden.

In den meisten Fällen dauert es mindestens 10 bis 15 Jahre, bis sich die ersten, harmlosen Zellveränderungen zu fertig ausgebildetem Gebärmutterhalskrebs entwickelt haben. Bis dahin durchlaufen die Zellen schätzungsweise mehrere Stadien, und in jedem davon können sie es sich auch noch mal anders überlegen oder von der Immunabwehr beseitigt werden.

Solche Zellveränderung *können* also Vorstadien von Krebs sein, und deshalb will man sie so früh wie möglich erkennen. Durch regelmäßige Vorsorgeuntersuchungen können Veränderungen rechtzeitig entdeckt und entfernt werden, bevor sie eine ernsthafte Gefahr darstellen. So lässt sich Gebärmutterhalskrebs effektiv vorbeugen.

Bei Zellveränderungen oder Gebärmutterhalskrebs treten selten Symptome oder Anzeichen für eine Krankheit auf, bevor die Entwicklung schon weit vorangeschritten ist. Deshalb sind regelmäßige Untersuchungen des Gebärmutterhalses auch so wichtig. Gebärmutterhalskrebs kann sich durch Blutungen bemerkbar machen, die außerhalb des normalen Menstruationszyklus oder in Verbindung mit Sex auftreten. Manche Frauen haben auch Schmerzen im Unterleib oder Bauch, entweder beim Sex oder einfach im Alltag. Andere bekommen einen übelriechenden Ausfluss, der Blutspuren enthält.

Die Anzeichen für Gebärmutterhalskrebs sind mit anderen Worten sehr unspezifisch: Sie treten auch bei einer ganzen Reihe anderer Unterleibsbeschwerden auf, die viel normaler und ungefährlicher sind. Wer solche Symptome bekommt, sollte sich unbedingt untersuchen lassen, aber Angst vor Krebs braucht man erst mal nicht zu haben. Höchstwahrscheinlich handelt es sich eher um eine Geschlechtskrankheit, Nebenwirkungen des verwendeten Verhütungsmittels oder durch Sex hervorgerufene Schmerzen, aber es ist wichtig, das abzuklären.

#Krebsvorsoge

Werden Sie bald 20? Von da an steht Ihnen in Deutschland einmal im Jahr eine kostenlose Vorsorgeuntersuchung zu, und dieses Angebot sollten Sie unbedingt wahrnehmen. Frauen, die regelmäßig einen Abstrich vom Gebärmutterhals, auch bekannt als Pap-Test*,

---

* Neben dem Pap-Test wird im Moment weltweit der Nutzen eines HPV-Tests für die Krebsvorsorge diskutiert. In Deutschland wird diese Untersuchung bisher nur in Ausnahmefällen von den gesetzlichen Krankenkassen übernommen, und auch private Kassen übernehmen die Kosten des Tests nicht unbedingt. Es kann jedoch gut sein, dass der HPV-Test in Zukunft den standardmäßigen Pap-Test ablöst und nur noch Frauen, die mit HPV-16 oder -18 infiziert sind, einen Abstrich machen lassen müssen.

machen lassen, haben ein um 70 Prozent geringeres Risiko, im Laufe ihres Lebens an Gebärmutterhalskrebs zu erkranken. Das ist doch mal eine günstige Lebensversicherung!

In Norwegen werden Frauen ab dem 25. Lebensjahr per Brief zur Durchführung eines Pap-Tests aufgefordert, doch bei fast der Hälfte aller Norwegerinnen zwischen 25 und 34 Jahren wandert der Brief einfach in den Müll. Die Teilnahme an der Vorsorgeuntersuchung ist in dieser Altersgruppe von 71 auf 57 Prozent gesunken. Junge Frauen gehen also nicht zur Vorsorge, obwohl sie heute viel gefährdeter sind. Das bleibt nicht ohne Folgen. In Norwegen erkranken inzwischen mehr junge Frauen denn je an Gebärmutterhalskrebs. Dem nationalen Krebsregister zufolge ist die Anzahl der Krebsfälle bei Norwegerinnen unter 40 in den letzten Jahren um 30 Prozent gestiegen. Das liegt einerseits an der Nachlässigkeit in Hinblick auf die Vorsorgeuntersuchung und andererseits an der Tatsache, dass heute mehr junge Frauen mit krebserregenden HPV-Viren infiziert sind.

Der Pap-Test ist also eine einfache Möglichkeit, um Gebärmutterhalskrebs vorzubeugen.

Während der Menstruation kann dieser nicht einwandfrei durchgeführt werden, und idealerweise sollte man die letzten beiden Tage vor der Untersuchung auch keinen vaginalen Geschlechtsverkehr gehabt haben. Die gynäkologische Untersuchung dauert nur ein paar Minuten. Die Ärztin oder der Arzt öffnet die Vagina mit einer Art Trichter, dem sogenannten Spekulum, schaut sich den Gebärmutterhals an und entnimmt mit einer kleinen Bürste eine Zellprobe vom Gebärmutterhals, die dann im Labor unter dem Mikroskop geprüft werden kann. Weisen die Zellen Veränderungen auf, bekommt man in der Regel nach ein paar Tagen Bescheid. Ist alles normal, wird man meistens nicht mehr benachrichtigt.

Zellveränderungen bedeuten nicht unbedingt Krebs

Nach einer Vorsorgeuntersuchung kommt möglicherweise ein beunruhigender und vielleicht auch unverständlicher Brief ins Haus geflattert. Es liegt ein Befund vor, aber was zur Hölle bedeutet das?

Uns begegnen immer wieder Frauen, die frustriert und verängstigt sind, weil sie zu den vorgefundenen Zellveränderungen am Gebärmutterhals nicht ausreichend informiert wurden. Die meisten jungen Frauen, bei denen Zellveränderungen gefunden wurden, fühlen sich vollkommen gesund und haben bisher nicht mal im Traum daran gedacht, dass sie Krebs bekommen könnten. Der Brief mit dem Befund löst deshalb vielleicht einen viel größeren Schock aus, als man sich auf medizinischer Seite vorstellen kann.

Viele befürchten, dass sie Krebs haben und sterben werden, wenn ihnen mitgeteilt wird, dass bei ihnen Zellveränderungen vorliegen. All denen wollen wir sagen, dass leichte Zellveränderungen am Gebärmutterhals bei jungen, sexuell aktiven Frauen vollkommen normal sind. Jede HPV-Infektion, auch eine durch Niedrigrisikoviren ausgelöste, kann Veränderungen hervorrufen. Aus diesem Grund werden Frauen unter 25 in Norwegen auch nicht untersucht – dadurch würden sich nur wahnsinnig viele unnötig Sorgen machen und vielleicht überflüssigerweise behandelt, ohne dass dadurch etwas für die Früherkennung gewonnen wäre.

Bei den allerallermeisten verschwinden Zellveränderungen am Gebärmutterhals von allein wieder, ganz ohne Behandlung. Genau wie bei anderen Viren, wird man in der Regel einfach wieder gesund. Die körpereigene Immunabwehr kann nämlich ziemlich gut selbst für Ordnung sorgen! Das weiß Ihr Arzt, und deshalb wirkt er vielleicht nicht besonders besorgt, während Sie nur noch einen Gedanken haben: KREBS.

Um Sie noch etwas mehr zu beruhigen: Bei 25 000 Norwegerinnen werden jedes Jahr auffällige Zellen am Gebärmutterhals vorgefunden, aber nur 3000 von ihnen benötigen eine weitere Behandlung wegen ernstzunehmender Vorstadien von Krebs. Noch weniger, ungefähr 300, entwickeln später tatsächlich Gebärmutterhalskrebs.

Aber zurück zum Brief mit dem Befund. Was ist seit dem Abstrich passiert? Die Zellen, die vom Gebärmutterhals gebürstet wurden, sind ins Labor gekommen. Dort wurden sie eingefärbt und unter dem Mikroskop betrachtet. Man hält dabei Ausschau nach unnormal aussehenden Zellen, und je nachdem, wie sehr die Zellen aus dem Rahmen fallen und wie viele es sind, werden die Auffälligkeiten als leichte, moderate oder hochgradig auffällige Zellveränderungen eingestuft. Selbst deutliche Zellveränderungen können von allein wieder verschwinden, aber es ist trotzdem wichtig, dass sie weiter im Auge behalten werden.

Zusätzlich zur mikroskopischen Untersuchung kann im Labor noch ein HPV-Test durchgeführt werden. Der Grad der Zellveränderungen und das Ergebnis des HPV-Tests entscheiden, wie es dann weitergeht:

Die Zellprobe zeigt unsichere oder leichte Zellveränderungen In dem Fall reicht es, sechs bis zwölf Monate später erneut einen Abstrich machen zu lassen. Bis dahin haben sich die auffälligen Zellen in der Regel vom Virusangriff erholt, oder sie wurden von der Immunabwehr beseitigt. Wenn die Zellveränderungen beim nächsten Test zurückgegangen sind und der HPV-Test negativ ausfällt, sind Sie genauso gesund wie vorher und brauchen sich bis zur nächsten regulären Vorsorgeuntersuchung keine Gedanken zu machen. Wenn aber auch die Kontrollprobe Zellveränderungen aufweist und der HPV-Test positiv ist, fallen weitere gynäkologische Untersuchungen an, wie unten beschrieben.

Die Zellprobe zeigt schwere oder ernste Zellveränderungen Die Gynäkologin unternimmt nun zwei Dinge. Als Erstes schaut sie sich den Gebärmutterhals mit einer Art Speziallupe an. Diese Untersuchung heißt *Kolposkopie* und soll mögliche Veränderungen in der Schleimhaut zutage bringen. Anschließend wird eine Gewebeprobe (*Biopsie*) vom Gebärmutterhals entnommen, die dann in einem spezialisierten Labor von einem Pathologen unter dem Mikroskop begutachtet wird. Bei einem Abstrich werden nur ein paar Zellen von der Oberfläche der Schleimhaut abgebürstet, aber bei der Biopsie entnimmt man ein ganzes Stück Haut, um zu sehen, ob sich auch in den tieferen Schichten veränderte Zellen befinden. Man schaut sich also den Gesamtaufbau der Schleimhaut an.

Vor der Biopsie kann eine örtliche Betäubung gegeben werden, aber da es auch hinterher noch weh tun kann, empfiehlt es sich, vor der Untersuchung zusätzlich eine Schmerztablette einzunehmen. Außerdem kann es anschließend zu leichten Blutungen kommen, so dass viele für den Rest des Tages eine Binde oder Slipeinlage (kein Tampon!) verwenden müssen.

Bei der pathologischen Auswertung der Biopsie werden die vorgefundenen Veränderungen wieder in verschiedene Stadien eingeteilt, von leichten über mittlere bis hin zu gravierenden Auffälligkeiten. Bei keiner davon handelt es sich um Krebs. Erst wenn die kranken Zellen die Schleimhaut komplett durchdrungen haben, ist die Rede von Gebärmutterhalskrebs.

Wenn die Kolposkopie und die Biopsie unauffällig sind oder nur leichte Veränderungen zutage bringen, kann man sich entspannen. Trotzdem müssen innerhalb von sechs bis zwölf Monaten erneut ein Abstrich und ein HPV-Test vorgenommen werden, um zu kontrollieren, ob alles in Ordnung ist. In neun von zehn Fällen sind die Veränderungen verschwunden oder stabil geblieben, eine Verschlimmerung ist jedenfalls ausgeblieben.*[274]

---

* 60 Prozent der leichten Veränderungen bilden sich spontan zurück, während 30 Prozent stabil bleiben. Nur 10 Prozent entwickeln sich weiter zu gravierenden Zellveränderungen, und 1 Prozent wird letztlich zu Krebs.

Stellt sich bei einer der Untersuchungen heraus, dass moderate bis ernste Vorstufen von Krebs vorliegen, wird man in der Regel in eine Klinik überwiesen, wo eine kleine Operation vorgenommen wird. Bei diesem Eingriff, der sogenannten *Konisation*, wird ein Stück des Gebärmutterhalses entfernt, entweder mit dem Skalpell oder mit einer Schlinge. Bei der Skalpellkonisation sieht der entfernte Gewebeteil aus wie ein umgekehrtes Eishörnchen, »ice cream cone« auf Englisch, daher auch der Name des Eingriffs. Bei der Schlingenkonisation dagegen ähnelt das Gewebsstück eher einem flachen Donut.

Bei einer Konisation bekommt man normalerweise eine leichte Narkose. Der Eingriff ist nicht kompliziert, wird aber trotzdem nur durchgeführt, wenn es nicht anders geht. Man hat nämlich festgestellt, dass konisierte Frauen ein leicht erhöhtes Risiko für Früh- und Fehlgeburten bei späteren Schwangerschaften haben.

Die allermeisten Frauen, bei denen eine Konisation vorgenommen wurde, etwa 90 Prozent, sind danach vollständig kuriert. Um absolut sicher zu sein, dass alles in Ordnung ist, werden 6 Monate und noch einmal 12 bis 18 Monate nach der Operation ein Abstrich und ein HPV-Test zur Kontrolle durchgeführt.

Wenn die Zellveränderungen von alleine verschwunden sind oder mit Hilfe einer Konisation entfernt wurden, brauchen Sie sich um Gebärmutterhalskrebs keine Sorgen mehr zu machen. Genau wie beim Leiterspiel sind Sie damit quasi zurück auf Start!

Sie sollten jedoch nicht vergessen, dass Sie sich natürlich erneut mit HPV infizieren können, weshalb eine HPV-Impfung keine schlechte Idee ist. Dazu kommen wir noch. Auch sollten Sie in Zukunft unbedingt regelmäßig zur Vorsorgeuntersuchung gehen. Vor allem aber sollten Sie eins tun: aufatmen und sich entspannen.

Eine Impfung gegen Krebs

Jetzt war sehr viel die Rede davon, was bei HPV-Infektionen und Zellveränderungen zu tun ist, aber man stelle sich mal vor, eine Ansteckung mit dem krebserregenden Virus könnte von vornherein verhindert werden! Ob Sie's glauben oder nicht: Das ist tatsächlich möglich. Noch vor ein paar Jahren wäre es reine Science-Fiction gewesen, aber mittlerweile gibt es eine Impfung, mit der man Krebs wirksam vorbeugen kann. Ein echtes medizinisches Wunder.

Wie wir bereits erklärt haben, gibt es über hundert verschiedene humane Papillomviren (HPV), und nur ein paar davon sind krebserregend. In Deutschland gibt es derzeit zwei verschiedene HPV-Impfstoffe, Gardasil und Cervarix, die beide vor den gefährlichsten HPV-Typen schützen, nämlich Nummer 16 und Nummer 18. Diese Hochrisikoviren sind in 70 Prozent der Fälle für den Ausbruch von Gebärmutterhalskrebs verantwortlich. Lässt man sich dagegen impfen, ist man vor einer Infektion und damit vor Zellveränderungen und durch diese Virustypen hervorgerufenen Gebärmutterhalskrebs zu annähernd hundert Prozent sicher. Erst kürzlich wurde zudem ein neuer HPV-Impfstoff zugelassen, der Schutz vor neun verschiedenen Virustypen bietet. Er kann in 90 Prozent der Fälle Gebärmutterhalskrebs verhindern und wird seit Juli 2017 in Deutschland verwendet.

Die Gardasil-Impfung schützt neben den Nummern 16 und 18 auch vor HPV-6 und -11, den häufigsten Erregern von Genitalwarzen, und neuerdings nun also außerdem vor den Virustypen 31, 33, 45, 52 und 58, die ebenfalls als potentielle Krebsauslöser gelten. Manche Studien zeigen, dass auch Cervarix einen gewissen Schutz vor Genitalwarzen bietet. Wir möchten unbedingt betonen, dass zwischen Genitalwarzen und Unterleibskrebs keinerlei Zusammenhang besteht, aber es ist ja trotzdem ganz schön, dass man um die lästigen Warzen herumkommen kann.

In Deutschland empfiehlt die Ständige Impfkommission (STIKO) am Robert-Koch-Institut, dass Mädchen im Alter von 9 bis 14 Jahren die HPV-Impfung erhalten sollen und dass sie von nicht geimpften Mädchen bis zum Tag vor ihrem 18. Geburtstag nachgeholt werden kann. Die Krankenkassen, gesetzliche wie private, orientieren sich bei der Kostenübernahme an den STIKO-Impfempfehlungen, das heißt, für Mädchen im Alter von 9 bis 17 Jahren ist die HPV-Impfung kostenlos. Bis zum 15. Lebensjahr wird der Impfstoff in zwei Einzelimpfungen im Abstand von einem halben Jahr verabreicht, danach sind insgesamt drei Einzelimpfungen vorgesehen.

Eine Impfung ist keine Kur, sondern verhindert nur, dass sich das Virus bei einer zukünftigen Infektion im Körper einnisten und eine Erkrankung auslösen kann. Der Impfstoff bringt unsere Immunabwehr dazu, dass sie das Virus wiedererkennt und einen Schlachtplan entwirft, wie es schnell und effektiv beseitigt werden kann. Bei einer bereits bestehenden Infektion mit HPV-16 oder –18 kann die Impfung das Virus nicht aus dem Körper beseitigen. Aus diesem Grund werden Mädchen schon in sehr jungem Alter geimpft: Sie sollen geschützt werden, bevor sie zum ersten Mal Sex haben und sich eventuell mit den Viren anstecken.

In Deutschland ist die Impfung auch für ältere Frauen sowie Jungen und Männer zugelassen, und ein Effekt ist bis zum 45. Lebensjahr nachgewiesen. Dafür gibt es zwei Gründe. Erstens sind nur die wenigsten von uns sowohl mit HPV-16 als auch mit HPV-18 infiziert. Wer diese Virustypen noch nicht im Körper trägt, kann mit der Impfung einem Krebsrisiko vorbeugen. Zweitens ist es so, dass die meisten HPV-Infektionen zwar von allein wieder verschwinden, aber leider nur einen schlechten natürlichen Schutz vor neuen Infektionen bieten. Das heißt, auch wenn man schon einmal eine HPV-Infektion hatte, ist man bei einem Partnerwechsel nicht unbedingt vor einer Neuansteckung immun. Eine HPV-Impfung kann davor schützen.

Für Jungen und Männer gibt es in Deutschland noch keine bundesweite Impfempfehlung. Von vielen Experten, darunter dem Berufsverband der Deutschen Urologen, wird die Impfung aber ausdrücklich auch für Jungen empfohlen, und das Bundesland Sachsen hat seine Impfempfehlung bereits entsprechend erweitert. Der Schutz vor Genitalwarzen und HPV-assoziiertem Krebs am Penis und Anus sowie im Hals/Rachen ist bei Männern genauso gegeben wie bei Frauen. Vielleicht hat der eine oder andere ja schon mitbekommen, dass bei Männern ein Anstieg von Hals- und Mundkrebs beobachtet wurde. Man überlegt gerade, ob orale Befriedigungspraktiken heute einfach verbreiteter sind, so dass sich Männer über den Mund mit HPV infizieren. Auch hier kann eine Impfung Infektionen und Krebserkrankungen verhindern. Vor allem homosexuellen Jungen käme das zugute, da sie anders als heterosexuelle Jungen nicht indirekt durch die Impfung der Mädchen mitgeschützt sind, was oft als Herdenimmunität bezeichnet wird.

Volljährige Frauen, Jungen und Männer, die sich impfen lassen möchten, müssen die Kosten meistens leider selbst übernehmen. Aber lohnt es sich, die Impfung aus eigener Tasche zu bezahlen?

Bei jedem Sexualpartner besteht ein ungefähr zehnprozentiges Risiko, dass man sich mit HPV ansteckt. Man kann zwar durchaus schon mit einem oder mehreren Virustypen infiziert sein, aber das heißt nicht unbedingt, dass man auch bereits die gefährlichen Typen HPV-16 und -18 abbekommen hat. Mit einer Impfung kann man sich wirksam gegen zukünftige Infektionen durch neue Sexualpartner schützen. Wie schon erwähnt, ist für Frauen ein Effekt bis zum 45. Lebensjahr nachgewiesen. In Deutschland kostet aber allein der Impfstoff für eine komplette HPV-Impfung mit bis zu drei Einzeldosen ungefähr 470 Euro, und für die ärztliche Beratung, die Verordnung und die Impfung selbst fallen zusätzliche Gebühren an. Man muss sich also überlegen, wie hoch man das eigene, ganz persönliche Ansteckungsrisiko einschätzt, und es dann gegen den finanziellen Aufwand abwägen. Dabei kommt vor allem die Anzahl der bisherigen Sexualpartner zum Tragen. Etwas vereinfacht ausgedrückt, könnte man sagen: je weniger bisherige Sexualpartner, desto höher der wahrscheinliche Effekt der Impfung. Außerdem spielt natürlich eine Rolle, wie viele Sexpartner man in Zukunft noch haben wird. Auch hier gilt: je mehr, desto höher das potentielle Ansteckungsrisiko und damit der Nutzen der Impfung. Darüber hinaus haben Frauen, die bereits wegen Zellveränderungen behandelt werden müssen, ein geringeres Rückfallrisiko, wenn sie sich gegen HPV impfen lassen.

Die Impfung ist sicher und wirksam

In Norwegen, wo die HPV-Impfung für Mädchen ab der 7. Schulklasse kostenlos ist, entscheidet sich eine von vier Siebtklässlerinnen gegen die Impfung.[275] Warum das so ist, wissen wir nicht, aber die Angst vor Nebenwirkungen scheint relativ weitverbreitet zu sein. Einige Eltern sind wohl auch der Meinung, dass ihre zwölfjährige Tochter ja noch lange keinen Sex hat und die HPV-Impfung deshalb überflüssig ist. In Dänemark sind die möglichen Nebenwirkungen groß durch die Medien gegangen, was zu einem drastischen Rückgang der Anzahl geimpfter Mädchen geführt hat.[276] Auch in den norwegischen Medien hat es in letzter Zeit mehrere Schreckensschlagzeilen zu der Impfung gegeben. Dazu besteht allerdings kaum Grund.

In Norwegen wurden fast 500 000 Dosen Impfstoff an 160 000 Mädchen gegeben. In 645 Fällen wurden mögliche Nebenwirkungen gemeldet, von denen 92 Prozent als nicht sehr ernst eingestuft werden. Dabei handelt es sich schlicht und einfach um vorübergehende Beschwerden wie eine Schwellung und Reizung der Einstichstelle, Fieber, Übelkeit und Durchfall.

Unter den wenigen Meldungen schwerwiegender Nebenwirkungen, die seit 2009 eingegangen sind, insgesamt 52 Stück, kam zehnmal das Chronische Erschöpfungssyndrom (CES) und fünfmal das Posturale Orthostatische Tachykardiesyndrom (POTS) vor. Das POTS ist eine Krankheit, bei der es zu hohem Puls beim Aufstehen, einem instabilen Blutdruck, Müdigkeit und Schwindel kommt. Der Norwegischen Arzneimittelbehörde zufolge ist die Anzahl der Erkrankungen nicht höher, als in der entsprechenden Altersgruppe ohnehin zu erwarten wäre, mit oder ohne Impfung.[277] Man glaubt mit anderen Worten nicht, dass die Impfung für die Probleme verantwortlich ist.

Trotzdem werden solche Meldungen, bei denen es um mögliche schwerwiegende Nebenwirkungen geht, überaus ernst genommen. Nachdem in Dänemark eine Reihe Fälle von unter anderem POTS nach durchgeführter Impfung gemeldet wurden, beschloss die Europäische Arzneimittel-Agentur (EMA), die Angelegenheit sicherheitshalber noch einmal zu überprüfen. Im November 2015 legte sie ihr Ergebnis vor. Demnach gab es keine Daten, die auf einen Kausalzusammenhang zwischen der HPV-Impfung und den Syndromen POTS und CRPS (komplexes regionales Schmerzsyndrom) hindeuteten.[278] Das sind sehr seltene Krankheiten, die aber bei geimpften Mädchen nicht öfter vorkommen als in der restlichen Bevölkerung auch. Auch zwischen der Impfung und dem chronischen Erschöpfungssyndrom wurde kein Zusammenhang festgestellt.

Bislang wurden über 180 Millionen Frauen weltweit gegen HPV geimpft, ohne dass schwerwiegende Gesundheitsprobleme in Verbindung mit der Impfung nachgewiesen werden konnten. Trotzdem kann es bei der Verwendung von Arzneimitteln und Impfungen natürlich immer zu Nebenwirkungen kommen, aber im Großen und Ganzen handelt es sich dabei um milde, vorübergehende Beschwerden. Unterleibskrebs ist da schon ein anderes Kaliber.

Fehlgeburt – Von Facebook zur Wirklichkeit

Im Sommer 2015 teilte der Facebook-Gründer Mark Zuckerberg eine etwas ungewöhnliche Statusmeldung mit seinen 33 Millionen Facebook-Freunden.[279] Er und seine Frau konnten berichten, dass sie voller Vorfreude ihr erstes Kind, ein Mädchen, erwarteten und dass sie ihr zuliebe die Welt zu einem besseren Ort machen wollten. Gähn, denken da wohl viele und drücken gleichgültig auf *Gefällt mir.* Solche persönlichen Mitteilungen liest man auf Facebook schließlich Tag für Tag, soziale Netzwerke sind ja mittlerweile der Inbegriff von Selbstinszenierung und schöner Fassade.

Aber Zuckerbergs Statusmeldung hörte dort noch nicht auf. Er erzählte auch von dem leidvollen Weg, der hinter der Schwangerschaft, dem Familienidyll und den 1,6 Millionen Likes dafür lag – eine Geschichte über alles, worüber wir normalerweise nicht reden. Das Paar hatte seit mehreren Jahren versucht, ein Kind zu bekommen, und erlebte im Laufe dieser Zeit drei Fehlgeburten. Aus vier Schwangerschaften ging letztlich nur ein Kind hervor.

Eine Fehlgeburt ist eine Schwangerschaft, die vor der zwanzigsten Woche unwillkürlich endet, weil die befruchtete Eizelle sich nicht weiterentwickelt oder der Fötus im Mutterleib stirbt. Meistens macht sich das durch Schmerzen im Unterleib und Blutungen bemerkbar, wobei Blutungen während der Schwangerschaft nichts Ungewöhnliches sind. Etwa eine von vier Schwangeren blutet im Laufe des ersten Trimesters, aber nur in einem von zehn Fällen steckt eine Fehlgeburt dahinter.[280] Trotzdem sollte man sich bei Blutungen während der Schwangerschaft unbedingt ärztlich untersuchen lassen.

Eine Fehlgeburt ist die gewöhnlichste Komplikation in der frühen Schwangerschaft und kommt bei ungefähr einer von fünf *klinischen* Schwangerschaften vor, also Schwangerschaften, von denen die Frau weiß.[281] Zusätzlich zu berücksichtigen sind die Fehlgeburten, zu denen es kommt, bevor sich die Schwangerschaft durch einen Test nachweisen lässt. Hier spricht man auch von *biochemischen* Schwangerschaften. Rechnen wir die noch mit ein, entwickelt sich nur schätzungsweise die Hälfte aller befruchteten Eizellen zu lebensfähigen Föten.[282] Fehlgeburten sind mit anderen Worten genauso normal wie erfolgreiche Schwangerschaften.

Die heutigen Schwangerschaftstests sind so sensibel, dass sich mit ihnen schon unglaublich früh erkennen lässt, ob eine Schwangerschaft besteht, aber wer von einem positiven Ergebnis träumt, sollte auf diese Möglichkeit vielleicht lieber verzichten. Die allermeisten Fehlgeburten erfolgen nämlich in den ersten Wochen nach der Befruchtung, bis zu dem Zeitpunkt, an dem normalerweise die Menstruation einsetzen würde. Angesichts der Häufigkeit von Fehlgeburten in diesen frühen Schwangerschaften kann man sich viel Enttäuschung ersparen, wenn man mit dem Test bis nach dem erwarteten Beginn der Menstruation wartet. Zwei Wochen später, also in der sechsten Schwangerschaftswoche, ist das Risiko für eine Fehlgeburt bereits auf 10 bis 15 Prozent gesunken. Ein positiver Test zu diesem Zeitpunkt bedeutet höchstwahrscheinlich, dass Sie acht Monate später Mama werden. In der achten Woche beträgt das Risiko nur noch 3 Prozent, und wenn die Dreimonatsgrenze überschritten ist, pendelt es sich schließlich auf einem niedrigen Niveau von rund 0,6 Prozent ein.[283] Mit jeder Woche wird die Wahrscheinlichkeit, dass alles gutgeht, größer und größer.

Die Angst vor einer Fehlgeburt lässt Schwangere oft abwarten, bis drei Monate verstrichen und das erste Trimester überstanden ist. Erst dann erzählen sie ihrem Umfeld von der Schwangerschaft. Das Geheimhalten soll in erster Linie dazu dienen, dass es die Schwangere im Fall einer Fehlgeburt etwas leichter hat. Ein Wunschkind zu verlieren ist schon schwer genug, da soll man nicht zusätzlich im Bekannten- und Verwandtenkreis herumtelefonieren müssen, um die frohe Botschaft wieder zurückzuziehen. Über den Sinn und Unsinn der Dreimonatsgrenze lässt sich diskutieren. Sofern überhaupt eine Grenze notwendig ist, könnte man sie genauso gut einen Monat früher ansetzen, bei Woche acht.

Leider führt das Geheimhalten früher Schwangerschaften dazu, dass eine Fehlgeburt von vielen Paaren als etwas Schamvolles empfunden wird. Nicht selten hört man in solchen Fällen Kommentare wie: »Ihr habt es ja auch schon so früh erzählt«, so als würde allein das Aussprechen das Kind im Mutterleib töten. Das ist vollkommen absurd. Zuckerberg beschreibt eine Fehlgeburt als ein sehr einsames Erlebnis: »Die meisten reden nicht über Fehlgeburten, weil sie nicht in einem schlechten Licht dastehen wollen oder befürchten, ihre Mitmenschen könnten sich von ihnen abwenden – so als hätte man einen Defekt oder als wäre man wegen irgendetwas selbst für die Fehlgeburt verantwortlich. Man muss eben alleine damit klarkommen.«

Zuckerberg ist nicht der Einzige, der das so empfindet. In einer Studie, die in der amerikanischen Zeitschrift *Obstetrics & Gynecology* publiziert wurde, gab etwa die Hälfte der von einer Fehlgeburt Betroffenen an, sie hätten Schuldgefühle oder den Eindruck, dass sie etwas falsch gemacht hätten. Sie fühlten sich einsam und schämten sich.[284] So etwas ist traurig zu lesen, nicht zuletzt deshalb, weil die Vorwürfe, die sich die Betroffenen machen, von relativ weitverbreiteten Missverständnissen über die Ursachen einer Fehlgeburt herrühren. In derselben amerikanischen Studie kam heraus, dass fast ein Viertel der Befragten glaubte, Lebensstilfaktoren wie Rauchen, Alkohol- und Drogenkonsum seien die *häufigsten* Gründe für eine Fehlgeburt. Viele gingen auch davon aus, dass schweres Heben und Stress eine Fehlgeburt verursachen könnten. In verschiedenen Onlineforen zum Thema Schwangerschaft werden außerdem Kaffeekonsum und Baden im Whirlpool als mögliche Ursachen genannt.

In Wirklichkeit beruht eine Fehlgeburt selten auf Fehltritten vonseiten der Mutter (oder des Vaters). Die häufigste Ursache sind vielmehr schwerwiegende Chromosomenabweichungen beim Embryo, also Fehler im genetischen Code, die bereits bei der Empfängnis feststehen. Machen Sie sich nicht verrückt wegen feuchtfröhlicher Partys, ungesunder Ernährung oder der Gelegenheitszigarette, bevor Sie von der Schwangerschaft wussten.

Das Verschmelzen des weiblichen und männlichen Erbguts zu einem gemeinsamen Rezept für einen einzigartigen Menschen, das im Folgenden sklavisch eingehalten wird, ist unwahrscheinlich kompliziert. Kein Wunder, dass dabei ständig Fehler passieren, ganz ohne Grund. Eine Fehlgeburt ist gewissermaßen ein Kontrollmechanismus unseres Körpers, der auf diese Weise dafür sorgt, dass wir gesunde, lebenstüchtige Kinder zur Welt bringen. Es kann zwar furchtbar schmerzhaft sein, so etwas zu erleben, aber im Grunde meint es unser Körper nur gut mit uns.

Erst nach zwei bis drei aufeinanderfolgenden Fehlgeburten sollte man vielleicht untersuchen lassen, ob irgendwelche Faktoren bei der Mutter (oder beim Vater) das Scheitern der Schwangerschaften verursachen. Bis dahin gelten Fehlgeburten als vollkommen normal. Bei den wenigen Frauen, die wieder und wieder eine haben, können die verschiedensten Ursachen von anatomischen Abweichungen über hormonelle Störungen bis hin zu Autoimmunkrankheiten und erblich bedingten Bluterkrankheiten vorliegen. In den seltensten Fällen kann man etwas dafür, und im besten Fall kann man dagegen behandelt werden.

Meistens ist eine Fehlgeburt einfach nur Pech, aber von ein paar wenigen Dingen wissen wir, dass sie das Risiko erhöhen. Der wichtigste Faktor ist das Alter der Mutter. In einer dänischen Studie kam heraus, dass bei 35- bis 39-jährigen Frauen 25 Prozent aller Schwangerschaften mit einer Fehlgeburt endeten, im Vergleich zu 12 Prozent bei 25- bis 29-Jährigen.[285] Bei Frauen ab 40 führte nur noch die Hälfte der Schwangerschaften zu einer Geburt, was unter anderem an der zunehmend schlechten Qualität der Eizellen liegt, durch die es häufig zu Chromosomen- und Genfehlern kommt, so dass das Kind nicht lebensfähig ist.

Dass Rauchen nicht in eine Schwangerschaft gehört, wissen alle. Sobald man herausfindet, dass ein Kind unterwegs ist, sollte man damit aufhören. Aber was ist mit vorher, wenn man noch nichts ahnt? Die größte zusammenfassende Studie, die zu dem Thema durchgeführt wurde, stellte einen klaren Zusammenhang zwischen Zigarettenkonsum und Fehlgeburten fest.[286] Wenn hundert Nichtraucherinnen und hundert Raucherinnen schwanger werden, kommt es bei zwanzig aus der ersten Gruppe zu einer Fehlgeburt gegenüber etwa sechsundzwanzig Raucherinnen.* Man nimmt an, dass ungefähr eine von zehn Fehlgeburten auf Zigarettenkonsum zurückzuführen ist,[287] aber es scheinen relativ viele Zigaretten erforderlich zu sein – mehr als zehn am Tag –, bevor sich das Risiko nennenswert erhöht.[288] Ein bisschen Gelegenheitsrauchen in den ersten Wochen sollte also nicht wer weiß was für Gewissensbisse oder Angst auslösen.

Für Alkohol trifft das nicht in gleichem Maße zu, denn Alkohol ist ausgesprochen schädlich für ein entstehendes Kind. Ab welcher Menge es zu Beeinträchtigungen kommt, weiß man allerdings nicht genau. Es lässt sich nicht so leicht überprüfen, wie viel schwangere Frauen trinken können, bevor ihr Kind Schaden nimmt oder stirbt. Man kann ja schlecht eine Gruppe Frauen bitten, während der Schwangerschaft Alkohol zu trinken, nur um zu sehen, ab welcher Menge es zu einer Fehlgeburt oder einer Schädigung des Kindes kommt. So etwas wäre furchtbar unethisch. Da

* Das Risiko für eine Fehlgeburt war bei Raucherinnen 1,32-mal so hoch wie bei Nichtraucherinnen. In diesem Beispiel haben wir bei den Nichtraucherinnen einfach ein zwanzigprozentiges absolutes Risiko für Fehlgeburten zugrunde gelegt. Das kann durchaus zu hoch gegriffen sein. Wir haben die Zahl nur gewählt, um das relative Risiko möglichst anschaulich zu machen.

wir nicht wissen, wo genau die Grenze verläuft, wird grundsätzlich von Alkoholgenuss während der Schwangerschaft abgeraten. Dann ist man auf der sicheren Seite.

Nicht alle teilen jedoch die Ansicht, dass absolute Abstinenz das einzig Richtige sei, was bei Schwangeren durchaus Verwirrung stiften kann. Nina hat das selbst erfahren, als sie schwanger war und von mehreren Ärzten erzählt bekam, ein gelegentliches Glas Rotwein sei vollkommen in Ordnung. Die weltbekannte Wirtschaftswissenschaftlerin Emily Oster hatte von derlei widersprüchlichen Ansagen die Nase voll und beschloss, sich die Forschung hinter den verschiedenen Behauptungen mal genauer anzusehen. In ihrem Buch *Expecting Better – Why the Conventional Pregnancy Wisdom is Wrong and What You Really Need to Know* (2013) erklärt sie, dass es nur wenige handfeste Gründe für den allgemein erteilten Rat gebe, in der Schwangerschaft *komplett* auf Alkohol zu verzichten.[289] Ihr zufolge weisen bestimmte Forschungsergebnisse darauf hin, dass gegen ein bis zwei Gläser Alkohol pro Woche nichts einzuwenden sei, also ein kleines Glas Wein oder ein Glas Bier an jeweils zwei verschiedenen Wochentagen. Das habe keinen langfristigen Effekt auf Intelligenz oder Verhalten des Kindes. Ihrer Ansicht nach basiert das absolute Alkoholverbot auf der Annahme, Frauen könnten sich nicht zügeln – gönnt man sich ein Glas Wein zum Geburtstag, wird daraus schnell eine ganze Flasche, so der Gedanke. Wir müssen Oster recht darin geben, dass das einer ziemlichen Herabwürdigung der weiblichen Selbstdisziplin gleichkommt – die meisten von uns schaffen es immerhin, neun Monate lang keinen Tropfen anzurühren. Wer jetzt neugierig oder skeptisch geworden ist, kann das Buch ja einfach selbst mal lesen und sich davon überzeugen lassen oder auch nicht.

Zeigt der Schwangerschaftstest ein leuchtendes Positiv an, ist es aber vielleicht nicht das eine Glas Rotwein zum Essen, was uns Kopfzerbrechen bereitet. Viele Frauen sorgen sich eher angesichts einer etwas zu feuchtfröhlichen Party (oder auch zwei) in den vergangenen Wochen, auf der weitaus mehr als ein oder zwei Gläser Alkohol konsumiert wurden. In einer dänischen Bevölkerungsstudie von 2012 fand man heraus, dass sich das Risiko für eine Fehlgeburt verdoppelte, wenn in den ersten drei Monaten der Schwangerschaft vier oder mehr Drinks pro Woche getrunken wurden.[290] Eine gediegene Sauftour in den Wochen vor dem Schwangerschaftstest kann also theoretisch eine Fehlgeburt auslösen, aber dazu muss es keineswegs zwingend kommen. Und erlebt man doch eine, lässt sich unmöglich mit Sicherheit sagen, dass die Sauftour und nichts anderes dafür verantwortlich war. Zu der Fehlgeburt wäre es vielleicht so oder so gekommen. Denken Sie nur daran, wie unglaublich häufig das passiert!

Und nun zu den Gerüchten, die im Internet kursieren: Schweres Heben, Stress und Kaffeegenuss in normalen Mengen lösen keine Fehlgeburt aus. Damit *eventuell* ein Risiko besteht, scheint man schon zehn Tassen Kaffee am Tag trinken zu müssen.[291] Die Skilangläuferin Marit Bjørgen hat während ihrer Schwangerschaft sechs Stunden am Tag trainiert, ohne dass das irgendetwas ausgemacht hat. Es sieht auch nicht so aus, als könnten Vitaminpräparate oder Ähnliches einer Fehlgeburt vorbeugen.[292] Folsäure dagegen, ein Vitamin B, sollte man einnehmen, sobald man weiß, dass man schwanger ist – am besten schon, sobald man versucht, schwanger zu werden. Das kann Schäden des kindlichen Nervensystems verhindern.

Mark Zuckerberg gehört zu den entschiedenen Fürsprechern des offenen Teilens in den sozialen Medien. Viele empfinden es vielleicht als viel zu intim, im öffentlichen Raum über solche Erfahrungen zu sprechen, aber der Mann hat trotzdem eine wichtige Botschaft. Nur durch mehr Offenheit zum Thema Fehlgeburt kann den Leuten bewusst werden, wie häufig so etwas vorkommt und dass grundsätzlich jeder davon betroffen sein kann. Eine Fehlgeburt ist nichts, wofür man sich zu schämen braucht, und in den meisten Fällen trifft niemanden die Schuld. Dafür ist es aber auch unwahrscheinlich schön zu erfahren, dass die allermeisten nach einer Fehlgeburt vollkommen gesunde Kinder zur Welt bringen.

Die erwähnte Dreimonatsregel sollte Frauen ursprünglich vor dem Schmerz bewahren, über ihre Fehlgeburt reden zu müssen, aber vielleicht bringt die Regel eigentlich mehr Schaden als Nutzen. Anstatt zu normalisieren und Akzeptanz zu schaffen, hält sie Missverständnisse und Stigmatisierungen aufrecht. Die Folge ist, dass viele völlig zu Unrecht mit Scham und Schuldgefühlen allein gelassen werden, wenn sie die Wärme und Fürsorge ihrer Mitmenschen eigentlich am dringendsten benötigen. Also fangen wir an, miteinander zu reden!

Die Uhr tickt – Wie lange kann man mit dem Kinderkriegen warten?

Sobald es für uns Frauen auf die dreißig zugeht, scheinen eigenartigerweise selbst wildfremde Menschen der Meinung zu sein, sie hätten das Recht, sich in unser Privatleben einzumischen. »Die Uhr tickt, Mädchen! Ist es nicht langsam mal Zeit, über Kinder nachzudenken?« Ob man gerade Single ist, den aktuellen Partner eben erst kennengelernt hat oder in einer intensiven Liebesbeziehung mit dem Job steckt, spielt für solche Leute kaum eine Rolle. Am liebsten würden sie sehen, dass man alles stehen und liegen lässt, sich den nächstbesten Mann schnappt und mit ihm augenblicklich zur Reproduktion übergeht.

Über Kinder nachdenken, ja. Viele denken und denken, aber Kinder kommen dabei trotzdem nicht heraus. Falls man überhaupt Lust auf Kinder hat, was ja keinesfalls so sein muss, gibt es mehrere mögliche Hindernisse. Erst einmal muss man ja jemanden finden, mit dem man sich gemeinsame Kinder vorstellen kann und der seinerseits ebenfalls bereit dafür ist. Es ist seltsam, aber viele Männer sehen zu, dass sie ganz schnell Land gewinnen, wenn die süße Braut an der Bar nach dem zweiten Drink mit Sternchen in den Augen von Kinderwagen und Reihenhäusern zu reden beginnt.

Bei der Suche nach dem Traumpapa können wir Ihnen leider nicht helfen, aber zumindest können wir Ihnen gegen aufdringliche Tanten, die unablässig auf dem Kinderwunsch herumreiten, ein bisschen den Rücken stärken. Oder für etwas Beruhigung sorgen, falls die eine oder andere allmählich schon anfängt, gestresst zu werden. Denn auch wenn dreißig immer als magische Grenze dargestellt wird, entspricht das längst nicht der ganzen Wahrheit.

Beginnen wir mit ein paar Fakten. Ungefähr 75 Prozent aller Paare, die versuchen schwanger zu werden, haben innerhalb von sechs Monaten Erfolg damit. Nach einem Jahr sind 85 bis 90 Prozent von ihnen schwanger.[293] Von *Unfruchtbarkeit* oder *Infertilität* ist per Definition dann die Rede, wenn sich bei regelmäßigem ungeschütztem Sex innerhalb eines Jahres keine Schwangerschaft einstellt. Das gilt also für etwa 10 bis 15 Prozent aller Paare, aber deshalb muss noch lange nicht alles vorbei sein. Von den Pärchen, die den Stempel »unfruchtbar« aufgedrückt bekommen, wird die Hälfte auf ganz natürliche Weise schwanger, wenn sie es noch ein Jahr weiterversuchen. Im Grunde sollte man bei ihnen eher von *Subfertilität* sprechen. Sie werden nicht so leicht schwanger, bekommen es aber hin, wenn sie es nur lange genug versuchen. Insgesamt gelingt es also 95 Prozent aller heterosexueller Paare, durch ganz normalen Geschlechtsverkehr ein Kind zu zeugen, wenn sie sich genug Zeit lassen.

Und dann ist da noch das Alter. Einhergehend mit dem Wandel, der sich im Hinblick auf das Berufsleben von Frauen vollzogen hat, ist das Durchschnittsalter für Erstgebärende im Laufe der Zeit stetig gestiegen. 2014 waren Frauen in Oslo bei der Geburt ihres ersten Kindes im Schnitt 30,8 Jahre alt.[294] Heutzutage warten Frauen deutlich häufiger mit dem Kinderkriegen, weil einerseits ihre Ausbildung länger dauert und sie andererseits erst einmal Fuß im Beruf fassen wollen. Gleichzeitig werden aus dem Ärztestand Warnrufe laut. Dort führt man Zahlen an, die eine dramatisch sinkende Fruchtbarkeit mit zunehmendem Alter belegen, und fordert uns auf, das Mutterwerden besser nicht allzu lange hinauszuzögern. Dafür gibt es auch mehrere gute Gründe, unter anderem ein erhöhtes Risiko für Schwangerschaftskomplikationen und Fehlbildungen beim Kind, je älter die Mutter ist. Dazu kommen wir noch. Die Frage ist aber, ob mit den Schwierigkeiten, ab dreißig schwanger zu werden, nicht möglicherweise etwas übertrieben wird.

In mehreren neuen Studien hat man die Wahrscheinlichkeit untersucht, mit der sich bei gesunden Frauen eine Schwangerschaft einstellt. Zwar werden mit zunehmendem Alter weitaus weniger spontan schwanger, aber die Zahlen sind längst nicht so drastisch, wie es oft den Anschein macht. In einer Studie wurden 782 Paare auf ihrem Weg zum Elternwerden begleitet.[295] In der Altersgruppe 19 bis 26 waren die Frauen eindeutig am fruchtbarsten – 92 Prozent von ihnen wurden innerhalb eines Jahres schwanger –, von da an ging die Kurve abwärts. Zwischen Frauen Ende zwanzig und Frauen Anfang dreißig stellte man allerdings keinen großen Unterschied im Hinblick auf die Fruchtbarkeit fest. Bei anderen Studien kamen ähnliche Zahlen heraus. In einer dänischen Studie mit 3000 Frauen wurden 72 Prozent aller 35- bis 40-Jährigen im Laufe eines Jahres schwanger, und bei denen, die den Geschlechtsverkehr zusätzlich auf ihren Eisprung abzustimmen versuchten, waren es 78 Prozent. Demgegenüber standen 87 Prozent bei den 30- bis 34-Jährigen.[296]

Was können wir daraus ableiten? Würden alle Mädchen nach dem Abschluss der weiterführenden Schule versuchen, schwanger zu werden, hätte eine von zehn Probleme. Zwanzig Jahre weiter sind es schon zwei bis drei. Das Schöne ist aber, dass die Mehrzahl aller Frauen bis weit über dreißig mühelos schwanger wird! Wenn wir eine Grenze ziehen wollen, ab der sich das Alter deutlich auf die Fruchtbarkeit auswirkt, liegen wir mit 35 wohl näher an der Wahrheit.

Bei den meisten, die Mühe mit dem Schwangerwerden haben, ist das Alter nicht die unmittelbare Ursache. Zunächst einmal muss festgehalten werden, dass das Problem bei einem Drittel der Fälle beim Mann liegt, denn auch sein Alter spielt durchaus eine Rolle. Nur in den restlichen Fällen ist die Frau das Problem oder ein Teil des Problems. Und was ist dann nicht in Ordnung? Meist liegen der Unfruchtbarkeit Hormonstörungen zugrunde, die sich auf einen geregelten Eisprung auswirken. Oft handelt es sich um das polyzystische Ovar-Syndrom, bei dem der Hormonhaushalt im Ungleichgewicht ist. Die zweithäufigste Ursache sind Schädigungen an den Eileitern, die durch sexuell übertragbare Infektionen wie beispielsweise Chlamydien entstanden sein können. Auch Endometriose kann für das Problem verantwortlich sein, diese Krankheit, bei der an unüblichen Stellen im Körper Gebärmutterschleimhaut wächst. Und schließlich können noch Myome, also Muskelknoten in der Gebärmutter, eine Schwangerschaft verhindern. Das sind die häufigsten Ursachen für das Ausbleiben einer Schwangerschaft, nicht das Alter.

Was bei zunehmendem Alter allerdings durchaus zum Problem werden kann, ist das steigende Risiko für Fehlgeburten. Wie schon erwähnt, bekommen Frauen über 35 mit doppelt so hoher Wahrscheinlichkeit eine Fehlgeburt als jüngere Frauen.[297] Das führt natürlich dazu, dass diejenigen, die mit dem Kinderkriegen warten, öfter einen unfreiwilligen Schwangerschaftsabbruch erleben als Frauen, die relativ jung schwanger werden.

Alter hat einen klaren negativen Effekt auf das Zustandekommen einer Schwangerschaft, und das Risiko für Fehlgeburten, Schwangerschaftskomplikationen und Chromosomenfehler wie

Down-Syndrom steigt mit den Jahren. Aber die Mehrheit der Frauen hat bis weit über dreißig keine Probleme, auf konventionelle Weise schwanger zu werden und gesunde Kinder zur Welt zu bringen. Ob Sie nun zu denen gehören, bei denen es nicht ganz so glattläuft, lässt sich ausgehend von der Statistik natürlich nicht vorhersagen, aber es kann durchaus sein, dass Sie auch im Alter von 28 schon Probleme gehabt hätten. Haben Sie die Vermutung, dass Sie Endometriose oder das polyzystische Ovar-Syndrom haben, oder waren Sie schon mehrmals mit Chlamydien infiziert, kann es sich lohnen, mit dem Kinderkriegen nicht allzu lange zu warten. Vielleicht brauchen Sie etwas Hilfe oder auch einfach ein bisschen mehr Zeit, bis es klappt.

Genitalverstümmelung

Jahr für Jahr werden viele Millionen Mädchen aufs Schlimmste verstümmelt. Ihre Genitalien werden beschnitten, zugenäht oder mit Nadeln durchstochen. Genitalverstümmelung ist als kulturelle Praxis in mehreren Regionen der Welt verbreitet, wird aber zum Glück immer seltener. Am häufigsten findet man sie heutzutage in Teilen von Afrika, im Nahen Osten und in einzelnen asiatischen Ländern, aber es gab auch Zeiten, als die Verstümmelung weiblicher Genitalien bei uns im Westen gängige Praxis war. Ab dem frühen 19. Jahrhundert schnitten mehrere Gynäkologen in den USA und in England Frauen die Klitoris weg, um sie vom Onanieren zu heilen, das der damaligen Ansicht nach für Hysterie, Epilepsie und herabgesetzte Intelligenz verantwortlich sein konnte.[298] Das Beschneiden weiblicher Genitalien war und ist nach wie vor ein brutaler Versuch, Kontrolle über die Sexualität der Frau auszuüben.

In Norwegen hat man sich sehr dafür eingesetzt, Beschneidungen von Mädchen mit Migrationshintergrund zu verhindern, und wie es scheint, waren die Aufklärungskampagnen erfolgreich. Aber für viele Frauen ist der Schaden bereits geschehen.

Die WHO hat für Genitalverstümmelungen ein Klassifikationsraster bestehend aus vier Kategorien erstellt. In die erste Kategorie fallen Beschneidungen, bei denen der Klitoriskopf, oder auch *Glans*, teilweise oder ganz entfernt wird. Häufig schneidet man zusätzlich die Klitorisvorhaut weg. Als Erklärung wird oft die Vorstellung angeführt, die Klitoris könne zu einer Art Penis heranwachsen, wenn sie nicht beschnitten werde, aber man kommt nicht darum herum, dass mit der Entfernung oder Beschädigung der Klitoris auch die Hauptquelle der weiblichen Lust beseitigt wird. Das ist ein Versuch, unsere Sexualität zu kontrollieren. Manche Frauen behalten trotz der Beschneidung einen Teil ihrer Empfindung und die Möglichkeit, zum Orgasmus zu kommen, da sich der Klitoriskomplex hauptsächlich unter der Hautoberfläche befindet.* Bei anderen bleiben aufgrund der Narben an der Klitoris dauerhafte Schmerzen zurück.

Bei der zweiten Form von Verstümmelung werden die inneren Schamlippen weggeschnitten, oft in Verbindung mit verschiedenen Verletzungen der Klitoris. Die inneren Schamlippen wachsen, wenn wir in die Pubertät kommen, einhergehend mit dem Erwachen unserer Sexualität in der frühen Jugend. Möglicherweise wurde zwischen dem wachsenden Genital und dem aufkommenden Interesse für Sex ein Zusammenhang gesehen. Durch das Entfernen der Schamlippen wird die Illusion von kindlicher Unschuld aufrechterhalten.

---

* In dem *Buch BONK: Alles über Sex – von der Wissenschaft erforscht* erzählt Mary Roach über die Begegnung der Wissenschaftlerin Marie Bonaparte mit beschnittenen ägyptischen Frauen, die weiterhin onanieren, indem sie die Narben stimulieren, die nach der Entfernung der Klitoris zurückgeblieben sind.

Die dritte Art der Genitalverstümmelung bekommt oft besonders viel Aufmerksamkeit, weil sie am umfassendsten in den weiblichen Genitalbereich eingreift. Hier werden die äußeren Schamlippen schlicht und einfach zusammengenäht, so dass anstelle der Vaginalöffnung nur ein kleines Loch bestehen bleibt. Manchmal werden auch gleich noch die inneren Schamlippen und die Klitoris weggeschnitten. Sowohl Urin als auch Blut müssen durch die künstliche Öffnung abfließen. Eine norwegisch-somalische Frau hat uns erzählt, was für ein Schock es für sie war, als sie zum ersten Mal eine öffentliche Toilette in Norwegen benutzt hat – die Norwegerinnen hätten gepinkelt wie die Elefanten! Sie war es gewohnt, bis zu 20 Minuten auf der Toilette zu sitzen, bis ihre Blase vollständig geleert war, so schwach war der Urinstrahl. Das Gleiche passiert während der Menstruation, wenn sich Blut in der Vagina ansammelt. Bakterien finden darin einen guten Nährboden, so dass Infektionen im Genitalbereich und in den Harnwegen die Folge sein können.

Das künstlich konstruierte Loch ist oft zu klein für Geschlechtsverkehr und dient somit als eine Art Garantie, dass die Frau vor der Ehe noch keinen vaginalen Geschlechtsverkehr hatte. Zu Problemen kommt es dann natürlich beim ersten Sex, wenn es unter Umständen mit einer Schere oder einem Messer geöffnet oder vom Penis des Mannes aufgestoßen werden muss. Bei manchen Frauen ist das Loch groß genug für penetrierenden Sex, aber spätestens vor der ersten Geburt muss es geöffnet werden. Das vernarbte Gewebe um die Vagina kann sich nicht weit genug dehnen, um ein Baby hindurchzulassen. Wird die Naht nicht geöffnet, können unkontrollierte Risse entstehen, bei denen es zu starken Blutungen und Verletzungen des Enddarms kommen kann.

In der letzten Kategorie werden sämtliche Genitalverstümmelungen zusammengefasst, die sich keiner der anderen drei Gruppen zuordnen lassen. Dabei handelt es sich zum Beispiel um das

Durchstechen der Klitoris mit heißen Nadeln – eine Art rituelle Beseitigung der weiblichen Sexualität.

Alle Arten der Beschneidung können zu dauerhaften Unterleibsbeschwerden führen. Außerdem besteht bei solchen Eingriffen eine große Gefahr, dass es zu Infektionen, Blutungen und nicht zuletzt psychischen Traumata kommt. Nicht ohne Grund ist Genitalverstümmelung in weiten Teilen der Welt streng verboten. In Norwegen wie in Deutschland sind jegliche Formen von weiblicher Beschneidung, die zu einer dauerhaften Schädigung des Unterleibs führen können, strafbar, selbst wenn ein Mädchen damit einverstanden ist. Man darf seine Kinder auch nicht ins Ausland bringen, um dort eine Beschneidung an ihnen vornehmen zu lassen.

Opfer von Genitalverstümmelung haben dagegen nichts zu befürchten. Wer bereits beschnitten wurde und gesundheitliche Probleme hat, kann Hilfe bekommen. Dank rekonstruierender Operationen ist es Ärzten möglich, die Unterleibsfunktionen wieder zu normalisieren. Sie können den Betroffenen zwar nicht die Genitalien zurückgeben, mit denen sie einmal geboren wurden, aber zumindest können sie die täglichen Beschwerden minimieren.

Schnitt im Schritt – Warum wir die Vulva unters Messer legen

Dass Frauen (und Männer) ihr Aussehen chirurgisch verändern lassen, ist längst nichts Neues mehr. Brustvergrößerung, Nasenoperation, Fettabsaugung, Lifting – manche gehen sehr weit, um einem bestimmten Schönheitsideal zu entsprechen. Die Modifizierung der Vulva mit Hilfe von Intimchirurgie dagegen ist ein relativ neuer Trend.

Intimchirurgie umfasst alle Formen von operativer Abwandlung der äußeren Geschlechtsorgane. Man kann Fett einspritzen, glätten, Fett entfernen, verkleinern und vergrößern. Möglich ist so manches, aber der wohl häufigste intimchirurgische Eingriff gehört zur sogenannten Labioplastik. Damit sind plastische Operationen an den Schamlippen gemeint, und hier sind es vor allem die inneren Schamlippen, die zur Kürzung unters Messers kommen.

Diesen Trend der immer mehr um sich greifenden Intimchirurgie halten wir für problematisch. Und nein, wir schreiben dieses Kapitel nicht, weil wir gern auf Frauen herabsehen, die eigene Entscheidungen treffen, oder weil wir finden, Frauen hätten nicht das Recht, selbst über ihren Körper zu bestimmen. Selbstverständlich entscheidet jede selbst – hier geht es um etwas anderes. Wir schreiben dieses Kapitel, weil wir befürchten, dass sich einige junge Frauen aufgrund eines Missverständnisses für Intimchirurgie entscheiden. Immer wieder beobachten wir, dass sich Frauen mit ganz normalen und gesunden Genitalien operieren lassen, weil sie glauben, mit ihnen stimme etwas nicht. Mit diesem Missverständnis muss aufgeräumt werden, und dazu müssen wir noch einmal zurück zur Anatomie.

Man unterscheidet zwischen medizinischen und ästhetischen Gründen für einen labioplastischen Eingriff. Es ist etwas anderes, ob man eine Nasenkorrektur will, weil man nicht richtig Luft bekommt, oder ob man seine Nase nur einfach nicht schön findet. Und genauso sind es zwei Paar Schuhe, ob man Schmerzen und Schwierigkeiten beim Geschlechtsverkehr hat und sich deshalb die Schamlippen kürzen lässt oder ob man findet, dass man untenrum nicht gut aussieht. Lange innere Schamlippen sind nur dann ein medizinisches Problem, wenn sie Beschwerden bereiten. Intimchirurgie aus ästhetischen Gründen ist deshalb zwar nicht automatisch abzulehnen, aber wer sich für so einen Schritt entscheidet, sollte gut informiert sein und sich nicht von Missverständnissen leiten lassen.

Viele glauben, die inneren Schamlippen sollten immer gut von den äußeren verdeckt und daher nicht zu sehen sein, aber bei erwachsenen Frauen ist es vollkommen normal, dass die inneren Schamlippen weit unter den äußeren hervorragen. Einen einheitlichen Standard, wie man untenrum auszusehen hat, gibt es eigentlich nicht. Was wir gemeinsam haben, sind die einzelnen Bestandteile, die zusammen die Vulva ausmachen: innere und äußere Schamlippen, Klitoris, Harnröhren- und Scheidenöffnung. Aber wie diese Bestandteile aussehen, ist von Frau zu Frau verschieden, da gibt es unglaublich viele Varianten. Trotzdem ist die Auffassung, dass die inneren Schamlippen kurz und verdeckt sein sollten, überraschend weitverbreitet. In einer australischen Studie, bei der Interviews mit Frauen zwischen 18 und 28 Jahren durchgeführt wurden, wählten sämtliche Teilnehmerinnen ein Bild von einer haarlosen Vulva mit verborgenen inneren Schamlippen, als man sie fragte, was ihrer Meinung nach als »Idealvulva« in der Gesellschaft gelte.[299]

Wo kommt ausgerechnet diese Vorstellung her, wo es doch so viele verschiedene und schöne weibliche Genitalien gibt? Wie bei anderen Arten des Körperkults kann man auf populärkulturelle Ideale, Pornos und so weiter verweisen. Solche Faktoren machen wohl zumindest einen Teil des Problems aus. Schönheitsideale in Bezug auf die Vulva sind aber besonders problematisch, weil sich kaum überprüfen lässt, ob sie überhaupt eine Verankerung in der Wirklichkeit haben oder ob sie schlicht unrealistisch und zu eindimensional sind. Hat sich erst einmal die Vorstellung etabliert, dass nur Geschlechtsteile mit kurzen Schamlippen normal sind, kann sich die Idee viel hartnäckiger halten als zum Beispiel die Auffassung, nur flache Bäuche wären normal. Bäuche sehen wir schließlich überall, jeden Tag, und wir wissen, dass sie die unterschiedlichsten Formen annehmen können, weshalb sich so eine Einheitsidee leicht entkräften lässt. Dagegen haben wir nicht sehr oft die Gelegenheit, anderen Frauen zwischen die Beine zu gucken, vor allem, wenn immer mehr junge Frauen und Mädchen in öffentlichen Gemeinschaftsduschen die Badesachen anbehalten, aus Scheu davor, sich nackt zu zeigen. Nacktsein ist nicht mehr natürlich. Nur allzu häufig geht es dabei um Sex, und für viele ist die Entblößung des eigenen Körpers mit Scham verbunden.

Wir vermuten, dass das Missverständnis um die inneren Schamlippen zum Teil auf eine kritische Lücke im Sexualkundeunterricht zurückzuführen ist. Genau wie der Rest des Körpers verändert sich auch der weibliche Genitalbereich im Laufe der Pubertät sehr stark, aber wir zumindest können uns nicht daran erinnern, dass uns zu irgendeinem Zeitpunkt davon erzählt wurde, wie genau sich eigentlich das weibliche Genital verändert. In der Schule haben wir gehört, dass der Penis wächst, dass die Brüste wachsen und dass an verschiedenen Körperstellen nach und nach mehr Haare sprießen. Wir haben eine ganze Menge gelernt, aber nicht, was in der Übergangsphase zwischen Kindheit und Erwachsenendasein mit den inneren Schamlippen passiert.

Es sieht nämlich so aus, dass bei allen kleinen Mädchen die inneren Schamlippen von den äußeren verdeckt sind. Was wir in der Kindheit kennenlernen und woran wir erst einmal gewöhnt sind, ist genau dieser Aufbau des weiblichen Genitals. Aber in der Pubertät beginnen die inneren Schamlippen zu wachsen. Bei vielen werden sie so lang, dass sie unter den äußeren Schamlippen hervorragen, und oft sind sie von ungleichmäßiger Dicke, faltig und runzlig.

Wenn man sein Leben lang ein Geschlechtsteil hatte, bei dem die inneren Schamlippen nicht zu sehen waren, können solche Veränderungen erst einmal ein Schock sein, vor allem, wenn man von niemandem vorgewarnt wurde und nicht weiß, wie normal das ist. Das Gefühl, dass hier etwas nicht in Ordnung sein kann, verstärkt sich, wenn die Freundinnen, denen man sich anvertraut, zufälligerweise keine sichtbaren inneren Schamlippen haben. Beides ist – wie gesagt – vollkommen normal.

Was manche Frauen also für das einzig normale oder »richtige« Aussehen halten, ist mit anderen Worten das Aussehen, das wir alle als Kinder haben. Wenn Mädchen schon in der Grundschule lernen würden, dass sich ihre Genitalien im Laufe der Zeit verändern, und wenn man ihnen schon früh näherbringen würde, wie sie als Erwachsene mal zwischen den Beinen aussehen können, gäbe es vielleicht nicht diesen um sich greifenden Trend zur Intimchirurgie, wie wir ihn heute sehen. Wenn wir wüssten, wie groß die Bandbreite aller möglichen Formen und Größen ist und dass die meisten Varianten völlig normal und gesund sind, würden sich zumindest weniger Frauen aufgrund eines Missverständnisses unters Messer legen.

Es ist wichtig zu wissen, wofür die inneren Schamlippen gut sind und was es bedeutet, sie kürzen zu lassen. Ihre Funktion ist nämlich sexueller Natur. Sie stecken voller Nervenenden, weshalb es sich sehr schön anfühlen kann, sie zu berühren. Wenn man die Schamlippen kürzt, entfernt man einen wichtigen und hochsensiblen Teil der Genitalien. Außerdem gibt es keine Operation ohne Risiko. Im schlimmsten Fall können Narben zurückbleiben, die nicht nur hässlich sind, sondern auch permanente Schmerzen verursachen, und deshalb sollte man es sich gut überlegen, ob der Eingriff wirklich nötig ist. Ist das Problem so groß, dass es das Risiko wert ist?

Nachwort

Hier endet unsere Reise fürs Erste. Wir hoffen, Sie haben viel dazugelernt und über das eine oder andere vielleicht auch gestaunt, so wie wir. Außerdem hoffen wir, dass wir einen Funken entzünden konnten, dass Ihnen vielleicht etwas bewusster geworden ist, was Sie da eigentlich zwischen den Beinen haben, und dass Sie sich Ihrem Geschlechtsteil mit Neugier und Interesse zuwenden. Wie in allen Bereichen gibt es immer noch mehr zu erfahren. Zudem ist die Medizin ein Fach, das sich ständig weiterentwickelt. Was wir heute schreiben, kann nächsten Monat schon überholt sein. Wir lernen nie aus! Das weibliche Geschlecht ist phantastisch. Wir hoffen wirklich, Sie sind stolz darauf, eins zu haben.

Leider kann es im Intimbereich auch zu Problemen kommen. Es gibt eine Vielzahl an Unterleibsbeschwerden, die potentiell jede von uns treffen können. Unser komplexes Fortpflanzungssystem ist schon sehr robust eingerichtet, aber hin und wieder sind auch wir verletzlich, selbst wenn wir uns um den berühmten Tritt in die Eier keine Gedanken zu machen brauchen. Erkrankungen und Beschwerden im Unterleib können sich besonders persönlich und vielleicht auch peinlich anfühlen. Nur wenige sprechen ihre Probleme offen an, wie es bei Halsentzündungen und Bandscheibenvorfällen gang und gäbe ist, und so kommt es, dass sich viele Frauen einsam und verängstigt fühlen, wenn nicht alles so ist wie immer. Wir hoffen, dieses Buch konnte allen das nötige Wissen vermitteln, um erhobenen Hauptes zum Arzt zu gehen, und vielleicht auch etwas mehr Sicherheit verleihen, damit Sie wissen, ab wann Sie sich Sorgen machen müssen und wann Sie sich entspannen können.

Wir hoffen auch, dass Sie eventuelle negative Gedanken zu Ihrem Geschlechtsteil oder Ihrem Sexleben ablegen konnten. Viele, denen wir begegnet sind, fühlen sich unnormal, weil sie durch vaginale Stimulierung allein nicht zum Orgasmus kommen oder weil sie glauben, sie hätten Genitalherpes oder eine Vulva, die anders aussieht als im Anatomieatlas. Nach der Lektüre dieses Buches dürfte klar sein: All das ist sehr, sehr normal.

In unserem sexualisierten Alltag vergisst man leicht, dass ein Körper mehr ist als nur Äußerlichkeiten und Leistung und dass es bei nackten Körpern nicht automatisch um Sex geht. Der eigene Selbstwert wird schnell davon abhängig gemacht, was man im Bett hinbekommt und wie man aussieht. Was uns zu fehlen scheint, wird oft zum alles überschattenden Problem. Niemand soll irgendwelche Ansprüche erfüllen oder Sex haben, nur weil es von anderen erwartet wird. Das Wichtigste ist, dass man an sich und seinem Körper Freude haben kann, so wie man ist, sowohl alleine als auch mit dem Partner (oder mit dreien). Nicht alle müssen alles hinbekommen, und nicht alle sehen gleich aus. Letztendlich ist der Körper nichts weiter als ein Körper, aber er ist wertvoll, denn einen anderen bekommen wir nicht.

Anmerkungen

1 Vigsnæs M. K., Spets K., Quist C.: Politiet slår alarm: Grenseløs sexkultur blant barn og unge [Die Polizei schlägt Alarm: Grenzenlose Sexkultur bei Kindern und Jugendlichen]. VG 2016. Abgerufen am: 15. 09. 2016. Quelle: http://pluss.vg.no/2016/08/20/2508/2508_23770417.

2 Bergo I. G., Quist C.: Kunnskapsministeren om sexkulturen blant unge: – Skolen må ta mer ansvar [Bildungsminister über die Sexkultur bei Jugendlichen: Die Schule muss mehr Verantwortung übernehmen]. VG 2016. Quelle: http://www.vg.no/nyheter/innenriks/kunnskaps ministeren-om-sexkulturen-blant-unge-skolen-maa-tamer-ansvar/a/23770735/.

3 Boston University School of Medicine. Female Genital Anatomy. Sexual Medicine 2002. Quelle: http://www.bumc.bu.edu/sexualmedicine/physicianinformation/female-genital-anatomy/.

4 Kilchevsky A., Vardi Y., Lowenstein L., Gruenwald I.: Is the Female G-Spot Truly a Distinct Anatomic Entity? The Journal of Sexual Medicine. 2012;9(3):719–26.

5 Buisson O., Foldes P., Jannini E., Mimoun S.: Coitus as Revealed by Ultrasound in One Volunteer Couple. The Journal of Sexual Medicine. 2010;7(8):2750–4.

6 Darling C. A., Davidson J. K., Sr., Conway-Welch C.: Female ejaculation: perceived origins, the Grafenberg spot/area, and sexual responsiveness. Archives of Sexual Behavior. 1990;19(1):29–47.

7 O'Connell H. E., DeLancey J. O.: Clitoral anatomy in nulliparous, healthy, premenopausal volunteers using unenhanced magnetic resonance imaging. The Journal of Urology. 2005;173(6):2060–3. O'Connell H. E., Sanjeevan K. V., Hutson J. M.: Anatomy of the clitoris. The Journal of Urology. 2005;174(4 Pt 1):1189–95.

Pauls R. N.: Anatomy of the clitoris and the female sexual response. Clinical Anatomy. 2015;28(3):376–84.
8 Lloyd J., Crouch N. S., Minto C. L., Liao L. M., Creighton S. M.: Female genital appearance: »normality« unfolds. BJOG. 2005;112(5):643–6.
9 Di Marino V., Lepidi H.: Anatomic Study of the Clitoris and the Bulbo-Clitoral Organ. Springer International Publishing; 2014:91.
10 Maravilla K. A., Heiman J. R., Garland P. A., Cao Y., Carter B. T., Peterson W. O., et al.: Dynamic MR Imaging of the Sexual Arousal Response in Women. Journal of Sex & Marital Therapy. 2003;29:71–6.
11 Karacan I., Rosenbloom A., Williams R.: The clitoral erection cycle during sleep. Journal of Sleep Research. 1970.
12 Fisher C., Cohen H. D., Schiavi R. C., Davis D., Furman B., Ward K., et al.: Patterns of female sexual arousal during sleep and waking: Vaginal thermo-conductance studies. Archives of Sexual Behavior. 1983;12(2):97–122.
13 Nesheim B.-I.: Deflorasjon. Store Medisinske Leksikon 2009 [Großes medizinisches Lexikon]. Quelle: https://sml.snl.no/deflorasjon.
14 Smith A.: The prepubertal hymen. Australian Family Physician. 2011;40(11):873.
15 Berenson A., Heger A., Andrews S.: Appearance of the Hymen in Newborns. Pediatrics. 1991;87(4):458–65.
16 Whitley N.: The first coital experience of one hundred women. Journal of Obstetric, Gynecologic, and Neonatal Nursing. 1978;7(4):41–5.
Hägstad A. J.: Mödomen – mest myt! [Die Jungfräulichkeit – vor allem ein Mythos!] Läkartidningen [Ärztezeitschrift]. 1990;87(37): 2857–8.
17 Zariat I.: Rystende jomfrusjekk. NRK Ytring 2016 [Erschütternder Jungfrauen-Check. NRK Nachrichtensendung Ytring 2016][abgerufen am 28. 08. 2016]. Quelle: https://www.nrk.no/ytring/rystende-jomfrusjekk-1.13106033.
18 Independent Forensic Expert Group. Statement on virginity testing. Journal of Forensic and Legal Medicine. 2015;33:121–4.
19 Adams J. A., Botash A. S., Kellogg N.: Differences in hymenal morphology between adolescent girls with and without a history of consensual

sexual intercourse. Archives of Pediatrics & Adolescent Medicine. 2004;158(3):280–5.
Kellogg N. D., Menard S. W., Santos A.: Genital anatomy in pregnant adolescents: »normal« does not mean »nothing happened«. Pediatrics. 2004;113:67–9.

20 McCann J., Miyamoto S., Boyle C., Rogers K.: Healing of hymenal injuries in prepubertal and adolescent girls: a descriptive study. Pediatrics. 2007;119(5):1094–106.

21 Berenson A. B., Chacko M. R., Wiemann C. M., Mishaw C. O., Friedrich W. N., Grady J. J.: Use of Hymenal Measurements in the Diagnosis of Previous Penetration. Pediatrics. 2002;109(2):228–35.

22 Myhre A. K., Borgen G., Ormstad K.: Seksuelle overgrep mot prepubertale barn. [Sexuelle Übergriffe an vorpubertären Kindern] Tidsskrift for Den norske legeforening [Zeitschrift des norwegischen Ärzteverbands]. 2006;126(19):2511.

23 Hasselknippe O., Stokke O.: Volvat slutter å selge jomfruhinner. [Volvat verkauft keine Jungfernhäutchen mehr] Aftenposten 2006 [abgerufen am 19. 10. 2011]. Quelle: http://www.aftenposten.no/norge/Volvat-slutter-a-selge-jomfruhinner-423873b.html.

24 Førde R.: Operativ rekonstruksjon av jomfruhinne [Operative Rekonstruktion des Jungfernhäutchens]. Tidsskrift for Den norske legeforening [Zeitschrift des norwegischen Ärzteverbands]. 2002.

25 The Hymen Shop. The Artificial Hymen Kit. The Hymen Shop 2016. Quelle: http://www.hymenshop.com/.

26 The Telegraph. Egyptians want to ban fake virginity kit. The Telegraph 2009. Quelle: http://www.telegraph.co.uk/news/worldnews/africaandindianocean/egypt/6264741/Egyptians-want-to-ban-fake-virginity-kit.html.

27 Paus R., Cotsarelis G.: The biology of hair follicles. The New England Journal of Medicine. 1999;341(7):491–7.

28 Olsen E. A.: Methods of hair removal. Journal of the American Academy of Dermatology. 1999;40:143–55;56–7.

29 Paus R. et al., s. Anm. 27.

30 Shenenberger D. W.: Removal of unwanted hair. Waltham, MA: UpToDate 2016. Quelle: https://www.uptodate.com/contents/removal-of-unwantedhair.

31 Goldstein B. G., Goldstein A. O.: Pseudofolliculitis barbae. Waltham, MA: UpToDate 2016. Quelle: https://www.uptodate.com/contents/pseudofolliculitis-barbae.
32 Murakami H.: Kafka am Strand. Köln: DuMont; 2006.
33 Wallace W. H. B., Kelsey T. W.: Human Ovarian Reserve from Conception to the Menopause. PLOS ONE. 2010;5(1):e8772.
34 Ebd.
35 Tanbo T. G.: E-Mail von Dr. med. Tom Gunnar Tanbo, ehemaliger Oberarzt der Abteilung für Reproduktionsmedizin (Gynäkologie), Universitätsklinikum Oslo. 2016.
36 Diseth T.: E-Mail von Kinder- und Jugendpsychiater Professor Trond Diseth vom Rikshospital in Oslo. 2016.
37 Sobel J. D.: Patient education: Vaginal discharge in adult women (Beyond the Basics). Waltham, MA: UpToDate 2016. Quelle: https://www.uptodate.com/contents/vaginal-discharge-in-adult-women-beyond-the-basics.
38 Dyall-Smith D.: Trimethylaminuria. DermNet New Zealand 2016. Quelle: http://www.dermnetnz.org/topics/trimethylaminuria/.
39 Emera D., Romero R., Wagner G.: The evolution of menstruation: A new model for genetic assimilation. BioEssays. 2012;34(1):26–35.
40 Frank L.: Blodig Uenighet. [Blutige Uneinigkeit] Morgenbladet. 10. Juni 2016.
41 McClintock M. K.: Menstrual synchrony and suppression. Nature. 1971;229(5282):244.
42 Turke P. W.: Effects of ovulatory concealment and synchrony on protohominid mating systems and parental roles. Ethology and Sociobiology. 1984;5(1):33–44.
43 Arden M., Dye L., Walker A.: Menstrual synchrony: awareness and subjective experiences. Journal of Reproductive and Infant Psychology. 1999;17(3):255–65.
44 Trevathan W. R., Burleson M. H., Gregory W. L.: No evidence for menstrual synchrony in lesbian couples. Psychoneuroendocrinology. 1993;18(5):425–35.
45 Yang Z., Schank J. C.: Women do not synchronize their menstrual cycles. Human Nature. 2006;17(4):433–47.
46 Dillner L.: Do women's periods really synchronise when they live

together? The Guardian 2016; [abgerufen am 15. 09. 2016]. Quelle: https://www.theguardian.com/lifeandstyle/2016/aug/15/periods-housemates-menstruation-synchronise.

47 Wikipedia. Sanitary napkin. Wikipedia 2016; [abgerufen am 21. 09. 2016]. Quelle: https://en.wikipedia.org/wiki/Sanitary_napkin.

48 NEL – Norsk elektronisk legehåndbok. Toksisk sjokksyndrom (TSS) [NEL – Norwegisches elektronisches Ärztehandbuch. Toxisches Schocksyndrom (TSS)]. NEL 2014; [abgerufen am 22. 01.2014]. Quelle: https://legehandboka.no/handboken/kliniske-kapitler/infeksjoner/tilstander-og-sykdommer/bakteriesykdommer/toksisk-sjokk-syndrom/.

49 Mitchell M. A., Bisch S., Arntfield S., Hosseini-Moghaddam S. M.: A confirmed case of toxic shock syndrome associated with the use of a menstrual cup. The Canadian Journal of Infectious Diseases & Medical Microbiology. 2015;26(4):218–20.

50 NEL – Norsk elektronisk legehåndbok. Premenstruelt syndrom. [Norwegisches elektronisches Ärztehandbuch. Prämenstruelles Syndrom] NEL 2015; [abgerufen am 06. 09. 2015]. Quelle: https://legehandboka.no/handboken/kliniske-kapitler/gynekologi/tilstander-og-sykdommer/menstruasjonsproblemer/premenstruelt-syndrom/.

51 Yonkers K. A., O'Brien P. M. S., Eriksson E.: Premenstrual syndrome. The Lancet. 2008;371(9619):1200–10.

52 Grady-Weliky T. A.: Premenstrual Dysphoric Disorder. New England Journal of Medicine. 2003;348(5):433–8.

53 Wilcox A. J., Weinberg C. R., Baird D. D.: Timing of sexual intercourse in relation to ovulation-effects on the probability of conception, survival of the pregnancy, and sex of the baby. New England Journal of Medicine. 1995;333(23):1517–21.

54 Ebd.

55 Træen B., Stigum H., Magnus P.: Rapport fra seksualvaneundersøkelsene i 1987, 1992, 1997 og 2002. [Bericht über die Untersuchung sexueller Gewohnheiten 1987, 1992, 1997 und 2002] Oslo: Statens institutt for folkehelse. [Oslo: Staatliches Institut für Volksgesundheit] 2003.

56 Træen B., Spitznogle K., Beverfjord A.: Attitudes and use of pornography in the Norwegian population 2002. Journal of Sex Research. 2004;41(2):193–200.

57 Træen B. et al., s. Anm. 55.
58 Mercer C. H., Tanton C., Prah P., Erens B., Sonnenberg P., Clifton S., et al.: Changes in sexual attitudes and lifestyles in Britain through the life course and over time: findings from the National Surveys of Sexual Attitudes and Lifestyles (Natsal). The Lancet. 2013;382(9907):1781–94.
59 Marston C., Lewis R.: Anal heterosex among young people and implications for health promotion: a qualitative study in the UK. BMJ open. 2014;4(8):e004996.
60 Christopher F. S., Sprecher S.: Sexuality in Marriage, Dating, and Other Relationships: A Decade Review. Journal of Marriage and Family. 2000;62(4):999–1017.
61 Bernard M. L. R.: How Often Do Queer Women Have Sex? Autostraddle 2015; [abgerufen am 30. 03. 2015]. Quelle: http://www.autostraddle.com/how-often-do-lesbians-have-sex283731/.
62 Stabell K., Mortensen B., Træen B.: Samleiefrekvens: Prevalens og prediktorer i et tilfeldig utvalg norske gifte og samboende heteroseksuelle par. [Beischlaffrequenz: Prävalenz und Prädiktoren bei zufällig ausgewählten verheirateten und unverheirateten heterosexuellen norwegischen Paaren] Journal of the Norwegian Psychological Association. 2008;45:683–94.
63 Klusmann D.: Sexual motivation and the duration of partnership. Archives of Sexual Behavior. 2002;31(3):275–87.
64 Murray S. H., Milhausen R. R.: Sexual desire and relationship duration in young men and women. Journal of Sex & Marital Therapy. 2012;38(1):28–40.
Rao K. V., Demaris A.: Coital frequency among married and cohabiting couples in the United States. Journal of Biosocial Science. 1995;27(2): 135–50.
65 Bernard M. L. R., s. Anm. 61.
66 Muise A., Schimmack U., Impett E. A.: Sexual frequency predicts greater well-being, but more is not always better. Social Psychological and Personality Science. 2016, 7(4):295–302.
67 Christopher F. S., s. Anm. 60.
Sprecher S.: Sexual satisfaction in premarital relationships: associations with satisfaction, love, commitment, and stability. Journal of Sex Research. 2002;39(3):190–6.

Haavio-Mannila E., Kontula O.: Correlates of increased sexual satisfaction. Archives of Sexual Behavior. 1997;26(4):399–419.

68 Frederick A., Lever J., Gillespie B. J., Garcia J. R.: What Keeps Passion Alive? Sexual Satisfaction Is Associated With Sexual Communication, Mood Setting, Sexual Variety, Oral Sex, Orgasm, and Sex Frequency in a National U. S. Study. Journal of Sex Research. 2016:1–16.
MacNeil S., Byers E. S.: Dyadic assessment of sexual self-disclosure and sexual satisfaction in heterosexual dating couples. Journal of Social and Personal Relationships. 2005;22(2):169–81.
Montesi J. L., Fauber R. L., Gordon E. A., Heimberg R. G.: The specific importance of communicating about sex to couples' sexual and overall relationship satisfaction. Journal of Social and Personal Relationships. 2011;28(5):591–609.

69 Stabell K. et al., s. Anm. 62.

70 Richters J., Visser R., Rissel C., Smith A.: Sexual practices at last heterosexual encounter and occurrence of orgasm in a national survey. Journal of Sex Research. 2006;43(3):217–26.

71 Mitchell K. R., Mercer C. H., Ploubidis G. B., Jones K. G., Datta J., Field N., et al.: Sexual function in Britain: findings from the third National Survey of Sexual Attitudes and Lifestyles (Natsal-3). The Lancet. 2013;382(9907):1817–29.

72 Basson R.: Sexual Desire and Arousal Disorders in Women. New England Journal of Medicine. 2006;354(14):1497–506.
Shifren J. L.: Sexual dysfunction in women: Epidemiology, risk factors, and evaluation Waltham, MA: UpToDate 2016; [abgerufen am 04. 04. 2016]. Quelle: https://www.uptodate.com/contents/sexual-dysfunction-in-women-epidemiology-risk-factors-and-evaluation.

73 Basson R., Leiblum S., Brotto L., Derogatis L., Fourcroy J., Fugl-Meyer K., et al.: Definitions of women's sexual dysfunction reconsidered: advocating expansion and revision. Journal of Psychosomatic Obstetrics and Gynaecology. 2003;24(4):221–9.
Brotto L. A., Petkau A. J., Labrie F., Basson R.: Predictors of sexual desire disorders in women. Journal of Sexual Medicine. 2011;8(3):742–53.

74 Nagoski E. S.: Komm, wie du willst – Das neue Frauen-Sex-Buch. München: Droemer Knaur; 2015.

75 Ebd.
76 Ebd.
77 Ebd. sowie: Roach M.: BONK: Alles über Sex – von der Wissenschaft erforscht. Frankfurt am Main: Fischer Taschenbuch Verlag; 2008.
78 Chivers M. L., Seto M. C., Lalumiere M. L., Laan E., Grimbos T.: Agreement of self-reported and genital measures of sexual arousal in men and women: A meta-analysis. Archives of Sexual Behavior. 2010;39(1):5–56.
79 Ebd.
80 Ebd.
81 Roach M., s. Anm. 77.
82 Basson R., McInnes R., Smith M. D., Hodgson G., Koppiker N.: Efficacy and safety of sildenafil citrate in women with sexual dysfunction associated with female sexual arousal disorder. Journal of Women's Health & Gender-based Medicine. 2002;11(4):367–77.
83 Shifren J. L.: Sexual dysfunction in women: Management. Waltham, M.A.: UpToDate 2016; [abgerufen am 19. 05. 2016]. Quelle: https://www.uptodate.com/contents/sexual-dysfunction-in-women-manage ment.
84 Davis S., Papalia M.-A., Norman R. J., O'Neill S., Redelman M., Williamson M., et al.: Safety and efficacy of a testosterone metered-dose transdermal spray for treating decreased sexual satisfaction in premenopausal women: a randomized trial. Annals of Internal Medicine. 2008;148(8):569–77.
85 Ebd.
86 Brotto L. A., et al., s. Anm. 73.
87 Clayton A. H., Althof S. E., Kingsberg S., DeRogatis L. R., Kroll R., Goldstein I., et al.: Bremelanotide for female sexual dysfunctions in premenopausal women: a randomized, placebo-controlled dose-finding trial. Women's Health. 2016;12(3):325–37.
88 Shifren J. L., s. Anm. 83.
89 Bradford A., Meston C.: Correlates of placebo response in the treatment of sexual dysfunction in women: a preliminary report. The Journal of Sexual Medicine. 2007;4(5):1345–51.
90 Nagoski E. S., s. Anm. 74.
91 Meston C. M., Levin R. J., Sipski M. L., Hull E. M., Heiman J. R.:

Women's orgasm. Annual Review of Sex Research. 2004;15:173–257.
92 Mah K., Binik Y. M.: The nature of human orgasm: a critical review of major trends. Clinical Psychology Review. 2001;21(6):823–56.
93 Nagoski E. S., s. Anm. 74.
94 Mah K., Binik Y. M., s. Anm. 92.
95 Wikipedia. Masturbate-a-thon. Wikipedia 2016; [abgerufen am 08.09.2016]. Quelle: https://en.wikipedia.org/wiki/Masturbate-a-thon.
96 Puppo V.: Embryology and anatomy of the vulva: The female orgasm and women's sexual health. European Journal of Obstetrics & Gynecology and Reproductive Biology. 2011;154(1):3–8.
97 Wallen K., Lloyd E. A.: Female sexual arousal: Genital anatomy and orgasm in intercourse. Hormones and Behavior. 2011;59(5):780–92.
98 Korda J. B., Goldstein S. W., Sommer F.: Sexual Medicine History: The History of Female Ejaculation. The Journal of Sexual Medicine. 2010;7(5):1965–75.
99 Rosen R.: No female ejaculation, please, we're British: a history of porn and censorship. The Independent 2014; [abgerufen am 04.12.2014]. Quelle: http://www.independent.co.uk/life-style/health-and-families/features/no-female-ejaculation-please-we-re-british-a-history-of-porn-andcensorship-9903054.html.
100 Pollen J. J., Dreilinger A.: Immunohistochemical identification of prostatic acid phosphatase and prostate specific antigen in female periurethral glands. Urology. 1984;23(3):303–4.
Wimpissinger F., Stifter K., Grin W., Stackl W.: The female prostate revisited: perineal ultrasound and biochemical studies of female ejaculate. Journal of Sexual Medicine. 2007;4(5):1388–93.
101 Ebd.
102 Salama S., Boitrelle F., Gauquelin A., Malagrida L., Thiounn N., Desvaux P.: Nature and Origin of »Squirting« in Female Sexuality. The Journal of Sexual Medicine. 2015;12(3):661–6.
103 Pastor Z.: Female ejaculation orgasm vs. coital incontinence: a systematic review. Journal of Sexual Medicine. 2013;10(7):1682–91.
104 Laqueur T.: Auf den Leib geschrieben: die Inszenierung der Geschlechter von der Antike bis Freud. Frankfurt am Main, New York: Campus-Verlag; 1992.

105 Ebd.
106 Freud S.: Drei Abhandlungen zur Sexualtheorie. 1905.
107 Levin R. J.: Recreation and procreation: A critical view of sex in the human female. Clinical Anatomy. 2015;28(3):339–54.
108 Angel K.: The history of ›female sexual dysfunction‹ as a mental disorder in the 20th century. Current Opinion in Psychiatry. 2010;23(6):536.
109 Roach M., s. Anm. 77.
110 Wallen K., Lloyd E. A., s. Anm. 97 sowie
Oakley S. H., Vaccaro C. M., Crisp C. C., Estanol M., Fellner A. N., Kleeman S. D., et al.: Clitoral size and location in relation to sexual function using pelvic MRI. The Journal of Sexual Medicine. 2014;11(4):1013–22.
111 Strömquist L.: Der Ursprung der Welt. Berlin: avant-verlag; 2017.
112 Garcia J. R., Lloyd E. A., Wallen K., Fisher H. E.: Variation in orgasm occurrence by sexual orientation in a sample of U. S. singles. Journal of Sexual Medicine. 2014;11(11):2645–52.
113 Nagoski E. S., s. Anm. 74.
114 Mitchell K. R., et al., s. Anm. 71.
115 Dunn K. M., Cherkas L. F., Spector T. D.: Genetic influences on variation in female orgasmic function: a twin study. Biology Letters. 2005;1(3): 260–3.
Dawood K., Kirk K. M., Bailey J. M., Andrews P. W., Martin N. G.: Genetic and environmental influences on the frequency of orgasm in women. Twin Research and Human Genetics. 2005;8(1):27–33.
116 Armstrong E. A., England P., Fogarty A. C.: Accounting for women's orgasm and sexual enjoyment in college hookups and relationships. American Sociological Review. 2012;77(3):435–62.
117 Kohlenberg R. J.: Directed masturbation and the treatment of primary orgasmic dysfunction. Archives of Sexual Behavior. 1974;3(4):349–56.
118 Bradford A.: Treatment of female orgasmic disorder. Waltham, MA: UpToDate 2016; Quelle: https://www.uptodate.com/contents/treatment-of-female-orgasmic-disorder.
119 Eichel E. W., Eichel J. D., Kule S.: The technique of coital alignment and its relation to female orgasmic response and simultaneous orgasm. Journal of Sex & Marital Therapy. 1988;14(2):129–41.

Pierce A. P.: The coital alignment technique (CAT): an overview of studies. Journal of Sex & Marital Therapy. 2000;26(3):257–68.
120 Rosenbaum T. Y.: Reviews: Pelvic Floor Involvement in Male and Female Sexual Dysfunction and the Role of Pelvic Floor Rehabilitation in Treatment: A Literature Review. The Journal of Sexual Medicine. 2007;4(1):4–13.
121 Lorenz T. A., Meston C. M.: Exercise improves sexual function in women taking antidepressants: results from a randomized crossover trial. Depression and Anxiety. 2014;31(3):188–95.
122 Roach M., s. Anm. 77.
123 Johansen M.: P-piller [Antibabypillen]. Emetodebok for seksuell helse [Digitales Methodenbuch zur Sexualhygiene]. Oslo: Sex og samfunn [Sex und Gesellschaft]; 2016.
124 Johansen M. P-ring [Vaginalring]. Emetodebok for seksuell helse [Digitales Methodenbuch zur Sexualhygiene]. Oslo: Sex og samfunn [Sex und Gesellschaft]; 2016.
125 Johansen M.: P-plaster [Hormonpflaster]. Emetodebok for seksuell helse. [Digitals Methodenbuch zur Sexualhygiene]. Oslo: Sex og samfunn [Sex und Gesellschaft]; 2016.
126 Johansen M.: P-stav [Verhütungsstäbchen]. Emetodebok for seksuell helse [Digitales Methodenbuch für Sexualhygiene]. Oslo: Sex og samfunn [Sex und Gesellschaft]; 2016.
127 Johansen M.: Hormonspiral [Hormonspirale]. Emetodebok for seksuell helse [Digitales Methodenbuch für Sexualhygiene]. Oslo: Sex og Samfunn [Sex und Gesellschaft]; 2016.
128 Johansen M.: Gestagen p-piller [Gestagenpillen]. Emetodebok for seksuell helse [Digitales Methodenbuch zur Sexualhygiene]. Oslo: Sex og Samfunn [Sex und Gesellschaft]; 2016.
129 Johansen M.: Minipiller [Minipillen]. Emetodebok for seksuell helse [Digitales Methodenbuch zur Sexualhygiene]. Oslo: Sex og samfunn [Sex und Gesellschaft]; 2016.
130 Johansen M.: P-sprøyte [Dreimonatsspritze]. Emetodebok for seksuell helse [Digitales Methodenbuch zur Sexualhygiene]. Oslo: Sex og samfunn [Sex und Gesellschaft]; 2016.
131 Jennings V.: Fertility awareness-based methods of pregnancy prevention. Waltham, MA: UpToDate 2016. Quelle: https://www.uptodate.

com/contents/fertility-awareness-based-methods-of-pregnancy-prevention.

132 Johansen M.: Kobberspiral [Kupferspirale]. Emetodebok for seksuell helse [Digitales Methodenbuch für Sexualhygiene]. Oslo: Sex og samfunn [Sex und Gesellschaft]; 2016.

133 Dean G., Goldberg A. B.: Intrauterine contraception: Devices, candidates, and selection. Waltham, MA: UpToDate 2016. [abgerufen am 15. 09. 2016]. Quelle: https://www.uptodate.com/contents/intrauterine-contraception-devices-candidates-and-selection.

134 Nesheim B.-I.: Prevensjon [Verhütung]. In: Maltau JM, Molne K, Nesheim B-I, Hrsg. Obstetrikk og gynekologi [Geburtshilfe und Gynäkologie]. 3. Auflage. Oslo: Gyldendal Akademisk; 2015. S. 313–4.

135 Ebd.

136 Johansen M.: Nødprevensjon: levonorgestrel [Notfallverhütung: Levornogestrel]. Emetodebok for seksuell helse [Digitales Methodenbuch zur Sexualhygiene]. Oslo: Sex og samfunn [Sex und Gesellschaft]; 2016.

137 Bordvik M.: P-pille-bruk kan ødelegge effekten av angrepille [Einnahme der Pille kann die Wirkung der Pille danach aufheben]. Dagens Medisin [Medizin Heute] 2016; [abgerufen am 07. 06. 2016]. Quelle: http://www.dagensmedisin.no/artikler/2016/07/06/angrepillekan-odelegge-p-pille-effekt/.

138 Johansen M.: Nødprevensjon: Ulipristalacetat [Notfallverhütung: Ulipristalacetat]. Emetodebok for seksuell helse [Digitales Methodenbuch zur Sexualhygiene, Oslo: Sex og samfunn [Sex und Gesellschaft]; 2016.

139 Johansen M., s. Anm. 132.

140 WHO: Family planning/Contraception. WHO; 2015 01. 05. 2015 Johansen M.: Prevensjonsmidler [Verhütungsmittel]. Emetodebok for seksuell helse [Digitales Methodenbuch zur Sexualhygiene]. Oslo: Sex og samfunn [Sex und Gesellschaft]; 2016.

141 Karlsen S. G., Jonassen T. H., Suvatne S. S.: Anbefaler naturlig prevensjon og påstår at den er 99,9 % sikker [Empfiehlt natürliche Verhütungsmethode und behauptet, sie sei zu 99,9 % sicher]. Dagbladet 2015; [abgerufen am 29. 06. 2015]. Quelle: http://www.dagbladet.no/2015/06/29/kjendis/blogg/prevensjon/caroline_berg_eriksen/lege/39902645/.

142 Berglund Scherwitzl E., Gemzell Danielsson K., Sellberg J. A., Scher-

witzl R.: Fertility awareness-based mobile application for contraception. The European Journal of Contraception & Reproductive Health Care. 2016;21(3):234–41.

143 Nesheim B.-I., s. Anm. 134.

144 Juvkam K. H., Gudim H. B.: Medikamentell forskyvning av menstruasjon [Medikamentöse Verschiebung der Menstruation]. Tidsskrift for Den norske legeforening [Zeitschrift des norwegischen Ärzteverbands]. 2013; 133:166–8.

145 Legemiddelhåndboken [Arzneimittelhandbuch]. Perorale gestagener [Perorale Gestagene]. Norsk Legemiddelhåndbok [Norwegisches Arzneimittelhandbuch] 2016 [abgerufen am 13.09.2016]. Quelle: http://legemiddelhandboka.no/legemidler/?frid=lk-03-endokr-7205.

146 Rosenberg M. J., Waugh M. S.: Oral contraceptive discontinuation: a prospective evaluation of frequency and reasons. American Journal of Obstetrics and Gynecology. 1998;179(3):577–82.

147 Ebd.

148 Barsky A. J., Saintfort R., Rogers M. P., Borus J. F.: Nonspecific medication side effects and the nocebo phenomenon. JAMA. 2002;287(5):622–7.

149 Ebd.

150 Peipert J. F., Gutmann J.: Oral contraceptive risk assessment: a survey of 247 educated women. Obstetrics & Gynecology. 1993;82(1):112–7.

151 Grimes D. A, Schulz K. F.: Nonspecific side effects of oral contraceptives: nocebo or noise? Contraception. 2011;83(1):5–9.

152 Johansen M., s. Anm. 129 sowie
Martin K. A., Douglas P. S.: Risks and side effects associated with estrogenprogestin contraceptives. Waltham, MA: UpToDate 2016; [abgerufen am 22.08.2016]. Quelle: https://www.uptodate.com/contents/risks-and-side-effects-associated-with-estrogen-progestin-contraceptives.

153 NEL – Norsk elektronisk legehåndbok. Melasma [NEL – Norwegisches elektronisches Ärztehandbuch. Melasma]. NEL 2015; [abgerufen am 28.12.2015]. Quelle: https://legehandboka.no/handboken/kliniske-kapitler/hud/tilstander-og-sykdommer/pigmenterte-lesjoner/melasma-kloasma/.

154 Gallo M. F., Grimes D. A., Schulz K. F., Helmerhorst F. M.: Combination estrogen–progestin contraceptives and body weight: systematic

review of randomized controlled trials. Obstetrics & Gynecology. 2004;103(2):359–73.
155 Moen M. H.: Selvvalgt menstruasjon [Selbstgewählte Menstruation]. Tidsskrift for Den norske legeforening [Zeitschrift des Norwegischen Ärzteverbands]. 2013; 133:131–131.
156 Johansen M., s. Anm. 127.
157 Charlton B. M., Rich-Edwards J. W., Colditz G. A., Missmer S. A., Rosner B. A., Hankinson S. E., et al.: Oral contraceptive use and mortality after 36 years of follow-up in the Nurses' Health Study: prospective cohort study. BMJ. 2014;349:g6356.
158 Kaunitz A. M.: Patient education: Hormonal methods of birth control (Beyond the Basics). Waltham, M. A.: UpToDate 2016; Quelle: https://www.uptodate.com/contents/hormonal-methods-of-birth-control-beyond-thebasics?source=see_link.
159 Heit J. A., Kobbervig C. E., James A. H., Petterson T. M., Bailey K. R., Melton L. J.: Trends in the incidence of venous thromboembolism during pregnancy or postpartum: a 30-year population-based study. Annals of Internal Medicine.2005;143(10):697–706.
160 Lidegaard O., Lokkegaard E., Jensen A., Skovlund C. W., Keiding N.: Thrombotic stroke and myocardial infarction with hormonal contraception. The New England Journal of Medicine. 2012;366(24):2257–66.
161 Martin K. A., Douglas P. S., s. Anm. 152.
162 Hannaford P. C., Selvaraj S., Elliott A. M., Angus V., Iversen L., Lee A. J.: Cancer risk among users of oral contraceptives: cohort data from the Royal College of General Practitioner's oral contraception study. BMJ. 2007;335(7621):651.
163 Martin K. A., Douglas P. S., s. Anm. 152.
164 Beral V., Doll R., Hermon C., Peto R., Reeves G.: Ovarian cancer and oral contraceptives: collaborative reanalysis of data from 45 epidemiological studies including 23,257 women with ovarian cancer and 87,303 controls. The Lancet. 2008;371(9609):303–14.
165 Vessey M., Painter R.: Oral contraceptive use and cancer. Findings in a large cohort study, 1968–2004. British Journal of Cancer. 2006;95(3):385–9.
166 Appleby P., Beral V., Berrington de Gonzalez A., Colin D., Franceschi S., Goodhill A., et al.: Cervical cancer and hormonal contraceptives:

collaborative reanalysis of individual data for 16,573 women with cervical cancer and 35,509 women without cervical cancer from 24 epidemiological studies. The Lancet. 2007;370(9599):1609–21.

167 Martin K. A., Douglas P. S., s. Anm. 152.

168 Stanislaw H., Rice F. J.: Correlation between sexual desire and menstrual cycle characteristics. Archives of Sexual Behavior. 1988;17(6):499–508.
Caruso S., Agnello C., Malandrino C., Lo Presti L., Cicero C., Cianci S.: Do hormones influence women's sex? Sexual activity over the menstrual cycle. Journal of Sexual Medicine. 2014;11(1):211–21.

169 Bellis M. A., Baker R. R.: Do females promote sperm competition? Data for humans. Animal Behaviour. 1990;40(5):997–9.

170 Grimes D. A., Schulz K. F., s. Anm. 151, sowie
Lindh I., Blohm F., Andersson-Ellstrom A., Milsom I.: Contraceptive use and pregnancy outcome in three generations of Swedish female teenagers from the same urban population. Contraception. 2009;80(2): 163–9.
Brunner Huber L. R., Hogue C. J., Stein A. D., Drews C., Zieman M., King J., et al.: Contraceptive use and discontinuation: Findings from the contraceptive history, initiation, and choice study. American Journal of Obstetrics & Gynecology. 2006;194(5):1290–5.

171 Grimes D. A., Schulz K. F., s. Anm. 151.

172 O'Connell K., Davis A. R., Kerns J.: Oral contraceptives: side effects and depression in adolescent girls. Contraception. 2007;75(4): 299–304.
Redmond G., Godwin A. J., Olson W., Lippman J. S.: Use of placebo controls in an oral contraceptive trial: methodological issues and adverse event incidence. Contraception. 1999;60(2):81–5.

173 Graham CA, Sherwin BB. The relationship between mood and sexuality in women using an oral contraceptive as a treatment for premenstrual symptoms. Psychoneuroendocrinology. 1993;18(4):273–81.

174 Graham C. A., Ramos R., Bancroft J., Maglaya C., Farley T. M.: The effects of steroidal contraceptives on the well-being and sexuality of women: a doubleblind, placebo-controlled, two-centre study of combined and progestogen-only methods. Contraception. 1995;52(6): 363–9.

175 Gingnell M., Engman J., Frick A., Moby L., Wikstrom J., Fredrikson M., et al.: Oral contraceptive use changes brain activity and mood in women with previous negative affect on the pill – a double-blinded, placebo-controlled randomized trial of a levonorgestrel-containing combined oral contraceptive. Psychoneuroendocrinology. 2013;38(7): 1133–44.

176 Jacobi F., Wittchen H. U., Holting C., Hofler M., Pfister H., Muller N., et al.: Prevalence, co-morbidity and correlates of mental disorders in the general population: results from the German Health Interview and Examination Survey (GHS). Psychological Medicine. 2004;34(4): 597–611.

177 Joffe H., Cohen L. S., Harlow B. L.: Impact of oral contraceptive pill use on premenstrual mood: predictors of improvement and deterioration. American Journal of Obstetrics and Gyneology. 2003;189(6):1523–30.

178 Duke J. M., Sibbritt D. W., Young A. F.: Is there an association between the use of oral contraception and depressive symptoms in young Australian women? Contraception. 2007;75(1):27–31.

179 Keyes K. M., Cheslack-Postava K., Westhoff C., Heim C. M., Haloossim M., Walsh K., et al.: Association of hormonal contraceptive use with reduced levels of depressive symptoms: a national study of sexually active women in the United States. American Journal of Epidemiology. 2013;178(9):1378–88.

180 Toffol E., Heikinheimo O., Koponen P., Luoto R., Partonen T.: Hormonal contraception and mental health: results of a population-based study. Human Reproduction. 2011;26(11):3085–93.

181 Skovlund C., Mørch L., Kessing L., Lidegaard Ø.: Association of hormonal contraception with depression. JAMA Psychiatry. 2016;73(11):1154–62.

182 Malmborg A., Persson E., Brynhildsen J., Hammar M.: Hormonal contraception and sexual desire: A questionnaire-based study of young Swedish women. The European Journal of Contraception & Reproductive Health Care. 2016;21(2):158–67.

183 Pastor Z., Holla K., Chmel R.: The influence of combined oral contraceptives on female sexual desire: A systematic review. The European Journal of Contraception & Reproductive Health Care. 2013;18(1):27–43.

184 Davis S., et al., s. Anm. 84.

185 Burrows L. J., Basha M., Goldstein A. T.: The effects of hormonal contraceptives on female sexuality: a review. Journal of Sexual Medicine. 2012;9(9):2213–23.

186 Cheung E., Free C.: Factors influencing young women's decision making regarding hormonal contraceptives: a qualitative study. Contraception. 2004;71(6):426–31.

187 Lidegaard O., Lokkegaard E., Svendsen A. L., Agger C.: Hormonal contraception and risk of venous thromboembolism: national follow-up study. BMJ. 2009;339:b2890.

188 Johansen M.: Misoppfatninger om prevensjon [Fehlannahmen zur Verhütung]. Emetodebok for seksuell helse [Digitales Methodenbuch zur Sexualhygiene]. Oslo: Sex og samfunn [Sex und Gesellschaft]; 2016.

189 Bagwell M. A., Thompson S. J., Addy C. L., Coker A. L., Baker E. R.: Primary infertility and oral contraceptive steroid use. Fertility and Sterility. 1995;63(6):1161–6.

190 Mansour D., Gemzell-Danielsson K., Inki P., Jensen J. T.: Fertility after discontinuation of contraception: a comprehensive review of the literature. Contraception. 2011;84(5):465–77.

191 UNDP/UNFPA/WHO/World Bank Special Programme of Research, Development and Research Training in Human Reproduction (HRP). Unsafe abortion incidence and mortality – Global and regional levels in 2008 and trends. WHO 2012.

192 Bjørge, L., Løkeland, M. Oppegaard, K. S.: Provosert abort. [Induzierter Abort] Veileder i Gynekologi [Ratgeber für Gynäkologie 2015]. Norsk gynekologisk forening [Norwegischer gynäkologischer Verband]; 2015.

193 Cedars M. I., Anaya Y.: Intrauterine adhesions. Waltham, M. A.: UpToDate 2016; [abgerufen am 03. 06. 2016]. Quelle: https://www.uptodate.com/contents/intrauterine-adhesions.

194 NEL – Norsk elektronisk legehåndbok. Sekundær amenoré [NEL – Norwegisches elektronisches Ärztehandbuch. Sekundäre Amenorrhoe]. NEL 2014; [abgerufen am 21. 07. 2014]. Quelle: https://legehandboka.no/handboken/kliniske-kapitler/gynekologi/symptomer-og-tegn/amenore-sekundar-/.

195 Ebd.

196 Dawood M. Y:. Primary dysmenorrhea: advances in pathogenesis and management. Obstetrics and Gynecology. 2006;108(2):428–41.

197 Ebd.

198 Ebd.

199 Rapkin A. J., et al.: Pelvic Pain and Dysmenorrhea. In: Berek JS, Hrsg. Berek and Novak's Gynecology. 15. Auflage. Philadelphia, PA: Lippincott Williams and Wilkins; 2012:482.

200 Johansen M.: Menstruasjon [Menstruation]. Emetodebok for seksuell helse [Digitales Methodenbuch für Sexualhygiene]. Oslo: Sex og samfunn [Sex und Gesellschaft]; 2016.

201 Ebd.

202 Rapkin A. J., et al., s. Anm. 199, 485.

203 Hornstein M. D., Gibbons W. E.: Pathogenesis and treatment of infertility in women with endometriosis. Waltham, M. A.: UpToDate 2016; [abgerufen am 10. 10. 2013]. Quelle: https://www.uptodate.com/contents/treatment-of-infertility-in-women-with-endometriosis.

204 Kisic J., Opøien H. K., Ringen I. M., Veddeng A., Langebrekke A.: Endometriose. Veileder i Gynekologi 2015 [Ratgeber für Gynäkologie 2015]. Norsk gynekologisk forening [Norwegischer gynäkologischer Verband]; 2015.

205 Rapkin A. J., et al., s. Anm. 199.

206 Wilson E. E:. Polycystic Ovarian Syndrome and Hyperandrogenism. In: Hoffman B. L., Schorge J. O., Schaffer J. I., Halvorsen L. M., Bradshaw K. D., Cunningham F. G., Hrsg. Williams Gynecology. 2. Auflage. New York: McGraw Hill Medical; 2012.

207 Goodarzi M. O.: Polycystic ovary syndrome. Best Practice: BMJ 2016; [abgerufen am 20. 06. 2016]. Quelle: http://bestpractice.bmj.com/best-practice/monograph/141/follow-up/complications.html.

208 Legro R. S., Barnhart H. X., Schlaff W. D., Carr B. R., Diamond M. P., Carson S. A., et al.: Clomiphene, metformin, or both for infertility in the polycystic ovary syndrome. New England Journal of Medicine. 2007;356(6):551–66.

209 Hardiman P., Pillay O. S., Atiomo W.: Polycystic ovary syndrome and endometrial carcinoma. The Lancet. 2003;361(9371):1810–2.

210 Haoula Z., Salman M., Atiomo W.: Evaluating the association between

endometrial cancer and polycystic ovary syndrome. Human Reproduction. 2012;27(5):1327–31.

211 Goodarzi M.O., s. Anm. 207.

212 Ebd.

213 Wilson E.E., s. Anm. 206.

214 Goodarzi M.O., s. Anm. 207.

215 Ebd.

216 Heinzman A.B., Hoffman B.L.: Pelvic Mass. In: Hoffman B.L., Schorge J.O., Schaffer J.I., Halvorsen L.M., Bradshaw K.D., Cunningham F.G., Hrsg. Williams Gynecology. 2. Auflage. New York: McGraw Hill Medical; 2012.

217 Ebd.

218 Klatsky P.C., Tran N.D., Caughey A.B., Fujimoto V.Y.: Fibroids and reproductive outcomes: a systematic literature review from conception to delivery. American Journal of Obstetrics and Gynecology. 2008;198(4):357–66.

219 Tulandi T.: Reproductive issues in women with uterine leiomyomas (fibroids). Waltham, MA: UpToDate 2016; [abgerufen am 24.11.2015]. Quelle: https://www.uptodate.com/contents/reproductive-issues-in-women-with-uterine-leiomyomas-fibroids.

220 Pritts E.A., Parker W.H., Olive D.L.: Fibroids and infertility: an updated systematic review of the evidence. Fertility and Sterility. 2009;91(4): 1215–23.

221 Ebd.

222 Klatsky P.C., et al., s. Anm. 218.

223 Tulandi T., s. Anm. 219.

224 Stewart E.A.: Epidemiology, clinical manifestations, diagnosis, and natural history of uterine leiomyomas (fibroids). Waltham, M.A.: UpToDate 2016; [abgerufen am 29.05.2015]. Quelle: https://www.uptodate.com/contents/epidemiology-clinical-manifestations-diagnosis-and-natural-history-of-uterine-leiomyomas-fibroids.

225 Stewart E.G.: Clinical manifestations and diagnosis of generalized vulvodynia. Waltham, MA: UpToDate 2016; [abgerufen am 30.01.2015]. Quelle: https://www.uptodate.com/contents/clinical-manifestations-and-diagnosis-of-generalized-vulvodynia.

226 Stewart E.A., s. Anm. 224.

227 Iglesia C.: Clinical manifestations and diagnosis of localized vulvar pain syndrome (formerly vulvodynia, vestibulodynia, vulvar vestibulitis, or focal vulvitis). Waltham, M. A.: UpToDate 2016; [abgerufen am 25. 05. 2015.] Quelle: https://www.uptodate.com/contents/clinical-manifestations-and-diagnosis-of-localized-vulvar-pain-syndrome-formerly-vulvodynia-vestibulodynia-vulvar-vestibulitis-or-focal-vulvitis.

228 Johansen M.: Vanlige sexologiske problemer hos kvinner. [Verbreitete sexologische Probleme bei Frauen.] Emetodebok for seksuell helse [Digitales Methodenbuch für Sexualhygiene]. Oslo: Sex og samfunn [Sex und Gesellschaft]; 2016.

229 Farmer M. A., Taylor A. M., Bailey A. L., Tuttle A. H., MacIntyre L. C., Milagrosa Z. E., et al.: Repeated Vulvovaginal Fungal Infections Cause Persistent Pain in a Mouse Model of Vulvodynia. Science Translational Medicine. 2011;3(101):10191.

230 Helgesen A. L.: Når samleiet gjør vondt. [Wenn der Geschlechtsverkehr weh tut.] Forskning.no 2015; [abgerufen am 15. 05. 2015]. Quelle: http://forskning.no/blogg/kvinnehelsebloggen/nar-samleiet-gjor-vondt.

Tympanidis P., Casula M. A., Yiangou Y., Terenghi G., Dowd P., Anand P.: Increased vanilloid receptor VR1 innervation in vulvodynia. European Journal of Pain. 2004;8(2):129–33.

Tympanidis P., Terenghi G., Dowd P.: Increased innervation of the vulval vestibule in patients with vulvodynia. British Journal of Dermatology. 2003;148(5):1021–7.

231 Khandker M., Brady S. S., Vitonis A. F., Maclehose R. F., Stewart E. G., Harlow B. L.: The influence of depression and anxiety on risk of adult onset vulvodynia. Journal of Women's Health. 2011;20(10):1445–51.

232 Reed B. D., Haefner H. K., Punch M. R., Roth R. S., Gorenflo D. W., Gillespie B. W.: Psychosocial and sexual functioning in women with vulvodynia and chronic pelvic pain. A comparative evaluation. The Journal of Reproductive Medicine. 2000;45(8):624–32.

233 NEL – Norsk elektronisk legehåndbok. Smerte og ubehag i vulva [NEL – Norwegisches elektronisches Ärztehandbuch. Schmerzen und Unbehagen im Bereich der Vulva]. NEL 2015. Quelle: https://legehandboka.no/handboken/kliniske-kapitler/gynekologi/symptomer-og-tegn/smerte-og-ubehag-i-vulva/.

234 Stewart E. G.: Differential diagnosis of sexual pain in women. Waltham, M. A.: UpToDate 2016; [abgerufen am 18. 11. 2015]. Quelle: https://www.uptodate.com/contents/differential-diagnosis-of-sexual-pain-in-women.

235 Ebd.

236 Bjørnstad S.: Jeg bruker aldri kondom, jeg ser om jenter har en kjønnssykdom [Ich benutze nie ein Kondom, ich kann sehen, ob Frauen eine Geschlechtskrankheit haben]. 2015; [abgerufen am 09. 03. 2015]. Quelle: http://www.side2.no/underholdning/jeg-bruker-aldri-kondom-jeg-ser-om-jenter-har-en-kjønnssykdom/8551263.html.

237 UNAIDS. Fact Sheet 2016. UNAIDS; 2016.

238 Folkehelseinstituttet [Norwegisches Gesundheitsinstitut]. Klamydia og Lymphogranuloma venereum (LGV) i Norge 2014 [Chlamydien und Lymfogranuloma venerum (LGV) in Norwegen 2014]. FHI 2015.

239 Folkehelseinstituttet [Norwegisches Gesundheitsinstitut]. Gonoré og syfilis i Norge 2014 [Gonorrhö und Syphilis in Norwegen 2014]. FHI 2015.

240 Moi H., Maltau J. M.: Seksuelt overførbare infeksjoner og genitale hudsykdommer [Sexuell übertragbare Infektionen und genitale Hautkrankheiten]. 3. Auflage. Oslo: Gyldendal Akademisk; 2013.

241 NEL – Norsk elektronisk legehåndbok. Genital klamydiainfeksjon hos kvinner [NEL – Norwegisches elektronisches Ärztehandbuch. Genitale Chlamydien-Infektion bei Frauen]. NEL 2016. Quelle: https://legehandboka.no/handboken/kliniskekapitler/gynekologi/tilstander-og-sykdommer/infeksjoner/klamydiainfeksjon-hos-kvinner/.

242 Jensen J. S., Cusini M., Gomberg M., Moi H.: 2016 European guideline on Mycoplasma genitalium infections. Journal of the European Academy of Dermatology and Venereology. 2016.

243 Ross J.: Pelvic inflammatory disease: Pathogenesis, microbiology, and risk factors. Waltham, MA: UpToDate 2016; [abgerufen am 19. 02. 2015]. Quelle: https://www.uptodate.com/contents/pelvic-inflammatory-disease-pathogenesis-microbiology-and-risk-factors

244 Sweet R. L.: Pelvic inflammatory disease: current concepts of diagnosis and management. Current Infectious Disease Reports. 2012;14(2): 194–203.

245 Johansen M.: Infeksjoner [Infektionen]. Emetodebok for seksuell helse [Digitales Methodenbuch für Sexualhygiene]. Oslo: Sex og samfunn [Sex und Gesellschaft]; 2016.
246 Moi H., Maltau J. M., s. Anm. 240.
247 Ebd.
248 Ebd.
249 Ebd.
250 Ebd.
251 Ebd.
252 Sobel J. D.: Candida vulvovaginitis. Waltham, MA: UpToDate 2016. Quelle: https://www.uptodate.com/contents/candida-vulvovaginitis.
253 NEL – Norsk elektronisk legehåndbok. Candida vaginitt [NEL – Norwegisches elektronisches Ärztehandbuch. Candida vaginitis]. NEL 2016 [abgerufen am 02.06.2016]. Quelle: https://legehandboka.no/handboken/kliniskekapitler/gynekologi/tilstander-og-sykdommer/infeksjoner/candida-vaginitt/.
254 Friedman M.: This Woman Is Making Sourdough Bread Using Yeast From Her Vagina. Cosmopolitan 2015 [abgerufen am 24.11.2015]. Quelle: http://www.cosmopolitan.com/sex-love/news/a49782/zoe-stavri-sourdough-breadvagina-yeast/.
255 Sobel J. D., s. Anm. 252.
256 Ferris D. G., Nyirjesy P., Sobel J. D., Soper D., Pavletic A., Litaker M. S.: Over-the-counter antifungal drug misuse associated with patient-diagnosed vulvovaginal candidiasis. Obstetrics & Gynecology. 2002;99(3):419–25.
257 Sobel J. D., s. Anm. 252.
258 Lopez J. E. M.: Candidiasis (vulvovaginal). BMJ – Clinical Evidence; 2015 [abgerufen am 16.03.2015]. Quelle: http://clinicalevidence.bmj.com/x/systematic-review/0815/overview.html.
259 Sobel J. D., s. Anm. 252.
260 NEL – Norsk elektronisk legehåndbok. Ukomplisert cystitt hos kvinner [NEL – Norwegisches elektronisches Ärztehandbuch. Unkomplizierte Zystitis bei Frauen]. NEL 2016; [abgerufen am 06.07.2016]. Quelle: https://legehandboka.no/handboken/kliniske-kapitler/nyrer-og-urinveier/tilstander-og-sykdommer/infeksjoner/urinveisinfeksjon-hos-kvinner-ukomplisert/.

261 Jepson R. G., Williams G., Craig J. C.: Cranberries for preventing urinary tract infections. The Cochrane Library. 2012.

262 NEL, s. Anm. 260.

263 Weiss B. D.: Selecting medications for the treatment of urinary incontinence. American Family Physician. 2005;71(2):315–22.

264 NEL – Norsk elektronisk legehåndbok. Stressinkontinens [NEL – Norwegisches elektronisches Ärztehandbuch. Stressinkontinenz]. NEL 2015; [abgerufen am 08. 09. 2015]. Quelle: https://legehandboka.no/handboken/kliniske-kapitler/nyrer-og-urinveier/tilstander-og-sykdommer/lekkasjeproblemer/stressinkontinens/.

265 Glazener C. M., Herbison G. P., Wilson P. D., MacArthur C., Lang G. D., Gee H., et al.: Conservative management of persistent postnatal urinary and faecal incontinence: randomised controlled trial. BMJ. 2001;323(7313):593.

266 NEL, s. Anm. 264.

267 O'Halloran T., Bell R. J., Robinson P. J., Davis S. R.: Urinary incontinence in young nulligravid women: a cross-sectional analysis. Ann Intern Med. 2012;157(2):87–93.

268 Simeonova Z., Milsom I., Kullendorff A. M., Molander U., Bengtsson C.: The prevalence of urinary incontinence and its influence on the quality of life in women from an urban Swedish population. Acta Obstetricia et Gynecologica Scandinavica. 1999;78(6):546–51.

269 NEL, s. Anm. 264.

270 NEL – Norsk elektronisk legehåndbok. Urgeinkontinens hos kvinner [NEL – Norwegisches elektronisches Ärztehandbuch. Dranginkontinenz bei Frauen]. NEL 2016; [abgerufen am 07. 03. 2016]. Quelle: https://legehandboka.no/handboken/kliniske-kapitler/nyrer-og-urinveier/tilstander-og-sykdommer/lekkasjeproblemer/urgeinkontinens-hos-kvinner/.

271 Ebd.

272 Riss S., Weiser F. A., Schwameis K., Riss T., Mittlbock M., Steiner G., et al.: The prevalence of hemorrhoids in adults. International Journal of Colorectal Disease. 2012;27(2):215–20.

273 Griffith W. F., Werner C. L.: Preinvasive Lesions of the Lower Genital Tract. In: Hoffman B. L., Schorge J. O., Schaffer J. I., Halvorsen L. M.,

Bradshaw K. D., Cunningham F. G., Hrsg. Williams Gynecology. 2. Auflage. New York: McGraw Hill Medical; 2012.
274 Östör AG. Natural history of cervical intraepithelial neoplasia: a critical review. International Journal of Gynecological Pathology. 1993;12(2):186.
275 Folkehelseinstituttet [Norwegisches Gesundheitsinsitut]. Vaksinasjonsdekning i prosent (fullvaksinerte) per 31. 12. 2014 16-åringer (f. 1998) [Prozentualer Anteil vollgeimpfter 16-Jähriger (geb. 1998) per 31. 12. 2014]. FHI 2014; 23. 04. 2014.
276 Statens Serum Institut [Staatliches Seruminstitut]. Human papillomavirus-vaccine (HPV) 1, Vaccinationstilslutning [Impfung gegen humane Papillomviren (HPV) 1, Teilnahme an der Impfung]. Statens Serum Institut, Danmark; 2016.
277 Statens legemiddelverk [Staatliche Arzneimittelbehörde]. Meldte mistenkte bivirkninger av HPV-vaksine (Gardasil) – oppdaterte bivirkningstall per 31. desember 2015 [Gemeldete Verdachtsfälle von Nebenwirkungen der HPV-Impfung (Gardasil) – per 31. Dezember 2015 aktualisierte Zahlen]. Statens legemiddelverk; 2016.
278 European Medicines Agency. Review concludes evidence does not support that HPV vaccines cause CRPS or POTS. European Medicines Agency; 2015; 5. 11. 2015.
279 Zuckerberg M.: Priscilla and I have some exciting news: we're expecting a baby girl! Facebook 2015; [abgerufen am 31. 07. 2015]. Quelle: https://www.facebook.com/photo.php?fbid=10102276573729791&-set=a.529237706231.2034669.4&type=1&theater.
280 Hasan R., Baird D. D., Herring A. H., Olshan A. F., Jonsson Funk M. L., Hartmann K. E.: Patterns and predictors of vaginal bleeding in the first trimester of pregnancy. Annals of Epidemiology. 2010;20(7):524–31.
281 Ræder M. B., Wollen A.-L., Braut R., Glad R.: Spontanabort [Fehlgeburt]. Veileder i Gynekologi 2015 [Ratgeber für Gynäkologie 2015]. Norsk gynekologisk forening [Norwegischer gynäkologischer Verband]; 2015.
282 Tulandi T., Al-Fozan H. M.: Spontaneous abortion: Risk factors, etiology, clinical manifestations, and diagnostic evaluation. Waltham, MA: UpToDate 2016; [abgerufen am 07. 11. 2016]. Quelle: https://www.uptodate.com/contents/spontaneous-abortion-risk-factors-etiology-clinical-manifestations-and-diagnostic-evaluation.

283 Ebd.
284 Bardos J., Hercz D., Friedenthal J., Missmer S. A., Williams Z.: A national survey on public perceptions of miscarriage. Obstetrics and Gynecology. 2015;125(6):1313–20.
285 Nybo Andersen A. M., Wohlfahrt J., Christens P., Olsen J., Melbye M.: Maternal age and fetal loss: population based register linkage study. BMJ. 2000;320(7251):1708–12.
286 Pineles B. L., Park E., Samet J. M.: Systematic review and meta-analysis of miscarriage and maternal exposure to tobacco smoke during pregnancy. American Journal of Epidemiology. 2014;179(7):807–23.
287 Chatenoud L., Parazzini F., di Cintio E., Zanconato G., Benzi G., Bortolus R., et al.: Paternal and maternal smoking habits before conception and during the first trimester: relation to spontaneous abortion. Annals of Epidemiology. 1998;8(8):520–6.
288 Tulandi T., Al-Fozan H. M., s. Anm. 282.
289 Oster E.: Expecting better – why the conventional pregnancy wisdom is wrong and what you really need to know. New York: Penguin Press; 2013.
290 Andersen A.-M. N., Andersen P. K., Olsen J., Grønbæk M., Strandberg-Larsen K.: Moderate alcohol intake during pregnancy and risk of fetal death. International Journal of Epidemiology. 2012; 41(2):405–13.
291 Nisenblat V., Norman R. J.: The effects of caffeine on reproductive outcomes in women. Waltham, M. A.: UpToDate 2016; [abgerufen am 24. 08. 2016]. Quelle: https://www.uptodate.com/contents/the-effects-of-caffeine-on-reproductive-outcomes-in-women.
292 Rumbold A., Middleton P., Crowther C. A.: Vitamin supplementation for preventing miscarriage. The Cochrane Library. 2005(2):Cd004073.
293 Taylor A.: Extent of the problem. BMJ. 2003;327(7412):434.
294 Folkehelseinstituttet [Norwegisches Gesundheitsinstitut]. Fødselsstatistikk for 2014 [Geburtenstatistik für 2014]. FHI 2015 [abgerufen am 19. 11. 2015]. Quelle: https://www.fhi.no/nyheter/2015/fodselsstatistikk-for-2014-publiser/.
295 Dunson D. B., Baird D. D., Colombo B.: Increased infertility with age in men and women. Obstetrics and Gynecology. 2004;103(1):51–6.
296 Rothman K. J., Wise L. A., Sorensen H. T., Riis A. H., Mikkelsen E. M., Hatch E. E.: Volitional determinants and age-related decline in fe-

cundability: a general population prospective cohort study in Denmark. Fertility and Sterility. 2013;99(7):1958–64.

297 Nybo Andersen A. M., et al., s. Anm. 285.

298 Roach M., s. Anm. 77.

299 Howarth C., Hayes J., Simonis M., Temple-Smith M.: ›Everything's neatly tucked away‹: young women's views on desirable vulval anatomy. Culture, Health & Sexuality. 2016:1–16.

Bibliographie

Adams, J. A., Botash, A. S. & Kellogg, N. (2004). Differences in hymenal morphology between adolescent girls with and without a history of consensual sexual intercourse. *Archives of Pediatrics & Adolescent Medicine, 158*(3), 280–285.

Andersen, A.-M. N., Andersen, P. K., Olsen, J., Grønbæk, M. & Strandberg-Larsen, K. (2012). Moderate alcohol intake during pregnancy and risk of fetal death. *International Journal of Epidemiology, 41*(2), 405–413.

Angel, K. (2010). The history of ›female sexual dysfunction‹ as a mental disorder in the 20th century. *Current Opinion in Psychiatry, 23*(6), 536.

Appleby, P., Beral, V., Berrington de Gonzalez, A., Colin, D., Franceschi, S., Goodhill, A., Sweetland, S. (2007). Cervical cancer and hormonal contraceptives: collaborative reanalysis of individual data for 16,573 women with cervical cancer and 35,509 women without cervical cancer from 24 epidemiological studies. *The Lancet, 370*(9599), 1609–1621.

Arden, M., Dye, L. & Walker, A. (1999). Menstrual synchrony: awareness and subjective experiences. *Journal of Reproductive and Infant Psychology, 17*(3), 255–265.

Armstrong, E. A., England, P. & Fogarty, A. C. (2012). Accounting for women's orgasm and sexual enjoyment in college hookups and relationships. *American Sociological Review, 77*(3), 435–462.

Bagwell, M. A., Thompson, S. J., Addy, C. L., Coker, A. L. & Baker, E. R. (1995). Primary infertility and oral contraceptive steroid use. *Fertility and Sterility, 63*(6), 1161–1166.

Bardos, J., Hercz, D., Friedenthal, J., Missmer, S. A. & Williams, Z. (2015). A national survey on public perceptions of miscarriage. *Obstetrics & Gynecology, 125*(6), 1313–1320.

Barsky, A. J., Saintfort, R., Rogers, M. P. & Borus, J. F. (2002). Nonspecific medication side effects and the nocebo phenomenon. *JAMA, 287*(5), 622–627.

Basson, R. (2006). Sexual Desire and Arousal Disorders in Women. *New England Journal of Medicine, 354*(14), 1497–1506.

Basson, R., Leiblum, S., Brotto, L., Derogatis, L., Fourcroy, J., Fugl-Meyer, K., Schultz, W. W. (2003). Definitions of women's sexual dysfunction reconsidered: advocating expansion and revision. *Journal of Psychosomatic Obstetrics & Gynecology, 24*(4), 221–229.

Basson, R., McInnes, R., Smith, M. D., Hodgson, G. & Koppiker, N. (2002). Efficacy and safety of sildenafil citrate in women with sexual dysfunction associated with female sexual arousal disorder. *Journal of Women's Health & Gender-based Medicine, 11*(4), 367–377.

Bellis, M. A. & Baker, R. R. (1990). Do females promote sperm competition? Data for humans. *Animal Behaviour, 40*(5), 997–999.

Beral, V., Doll, R., Hermon, C., Peto, R. & Reeves, G. (2008). Ovarian cancer and oral contraceptives: collaborative reanalysis of data from 45 epidemiological studies including 23,257 women with ovarian cancer and 87,303 controls. *The Lancet, 371*(9609), 303–314.

Berek, J. S. (2012). *Berek and Novak's Gynecology* (15. Aufl.). Philadelphia, PA: Lippincott Williams and Wilkins.

Berenson, A., Heger, A. & Andrews, S. (1991). Appearance of the Hymen in Newborns. *Pediatrics, 87*(4), 458–465.

Berenson, A. B., Chacko, M. R., Wiemann, C. M., Mishaw, C. O., Friedrich, W. N. & Grady, J. J. (2002). Use of Hymenal Measurements in the Diagnosis of Previous Penetration. *Pediatrics, 109*(2), 228–235.

Berglund Scherwitzl, E., Gemzell Danielsson, K., Sellberg, J. A. & Scherwitzl, R. (2016). Fertility awareness-based mobile application for contraception. *The European Journal of Contraception & Reproductive Health Care, 21*(3), 234–241.

Bergo, I. G. & Quist, C. (2016). Kunnskapsministeren om sexkulturen blant unge: – Skolen må ta mer ansvar. Quelle: http://www.vg.no/nyheter/innenriks/kunnskapsministeren-om-sexkulturen-blant-unge-skolen-maa-ta-mer-ansvar/a/23770735/.

Bernard, M. L. R. (2015, 30. 03. 2015). How Often Do Queer Women Have Sex? Quelle: http://www.autostraddle.com/how-often-do-lesbians-have-sex-283731/.

Bjørge, L., Løkeland, M. & Oppegaard, K. S. (2015). Provosert abort. *Veileder i Gynekologi 2015*: Norsk gynekologisk forening.
Bjørnstad, S. (2015, 09. 03. 2015). Jeg bruker aldri kondom, jeg ser om jenter har en kjønnssykdom. Quelle: http://www.side2.no/underholdning/jeg-brukeraldri-kondom-jeg-ser-om-jenter-har-en-kjønnssykdom/8551263.html.
Bordvik, M. (2016, 07. 06. 2016). P-pille-bruk kan ødelegge effekten av angrepille. Quelle: http://www.dagensmedisin.no/artikler/2016/07/06/angrepille-kanodelegge-p-pille-effekt/?x=MjAxNiowOSoxMCAyMDozNDooMA==.
Boston University School of Medicine Sexual Medicine. (2002). Female Genital Anatomy. Quelle: http://www.bumc.bu.edu/sexualmedicine/physicianinformation/female-genital-anatomy/.
Bradford, A. (2016). Treatment of female orgasmic disorder. Quelle: https://www.uptodate.com/contents/treatment-of-female-orgasmic-disorder.
Bradford, A. & Meston, C. (2007). Correlates of placebo response in the treatment of sexual dysfunction in women: a preliminary report. *The Journal of Sexual Medicine, 4*(5), 1345–1351.
Brotto, L. A., Petkau, A. J., Labrie, F. & Basson, R. (2011). Predictors of sexual desire disorders in women. *The Journal of Sexual Medicine, 8*(3), 742–753.
Brunner Huber, L. R., Hogue, C. J., Stein, A. D., Drews, C., Zieman, M., King, J. & Schayes, S. (2006). Contraceptive use and discontinuation: Findings from the contraceptive history, initiation, and choice study. *American Journal of Obstetrics & Gynecology, 194*(5), 1290–1295.
Buisson, O., Foldes, P., Jannini, E. & Mimoun, S. (2010). Coitus as Revealed by Ultrasound in One Volunteer Couple. *The Journal of Sexual Medicine, 7*(8), 2750–2754.
Burrows, L. J., Basha, M. & Goldstein, A. T. (2012). The effects of hormonal contraceptives on female sexuality: a review. *The Journal of Sexual Medicine, 9*(9), 2213–2223.
Caruso, S., Agnello, C., Malandrino, C., Lo Presti, L., Cicero, C. & Cianci, S. (2014). Do hormones influence women's sex? Sexual activity over the menstrual cycle. *The Journal of Sexual Medicine, 11*(1), 211–221.
Cedars, M. I. & Anaya, Y. (2016, 03. 06. 2016). Intrauterine adhesions. Quelle: https://www.uptodate.com/contents/intrauterine-adhesions.

Charlton, B. M., Rich-Edwards, J. W., Colditz, G. A., Missmer, S. A., Rosner, B. A., Hankinson, S. E., Michels, K. B. (2014). Oral contraceptive use and mortality after 36 years of follow-up in the Nurses' Health Study: prospective cohort study. *BMJ, 349*, g6356.

Chatenoud, L., Parazzini, F., di Cintio, E., Zanconato, G., Benzi, G., Bortolus, R. & La Vecchia, C. (1998). Paternal and maternal smoking habits before conception and during the first trimester: relation to spontaneous abortion. *Annals of Epidemiology, 8*(8), 520–526.

Cheung, E. & Free, C. (2004). Factors influencing young women's decision making regarding hormonal contraceptives: a qualitative study. *Contraception, 71*(6), 426–431.

Chivers, M. L., Seto, M. C., Lalumiere, M. L., Laan, E. & Grimbos, T. (2010). Agreement of self-reported and genital measures of sexual arousal in men and women: A meta-analysis. *Archives of Sexual Behavior, 39*(1), 5–56.

Christopher, F. S. & Sprecher, S. (2000). Sexuality in Marriage, Dating, and Other Relationships: A Decade Review. *Journal of Marriage and Family, 62*(4), 999–1017.

Clayton, A. H., Althof, S. E., Kingsberg, S., DeRogatis, L. R., Kroll, R., Goldstein, I., Jordan, R. (2016). Bremelanotide for female sexual dysfunctions in premenopausal women: a randomized, placebo-controlled dose-finding trial. *Women's Health, 12*(3), 325–327.

Darling, C. A., Davidson, J. K., Sr. & Conway-Welch, C. (1990). Female ejaculation: perceived origins, the Grafenberg spot/area, and sexual responsiveness. *Archives of Sexual Behavior, 19*(1), 29–47.

Davis, S., Papalia, M.-A., Norman, R. J., O'Neill, S., Redelman, M., Williamson, M., Humberstone, A. (2008). Safety and efficacy of a testosterone metered-dose transdermal spray for treating decreased sexual satisfaction in premenopausal women: a randomized trial. *Annals of Internal Medicine, 148*(8), 569–577.

Dawood, K., Kirk, K. M., Bailey, J. M., Andrews, P. W. & Martin, N. G. (2005). Genetic and environmental influences on the frequency of orgasm in women. *Twin Research and Human Genetics, 8*(1), 27–33.

Dawood, M. Y. (2006). Primary dysmenorrhea: advances in pathogenesis and management. *Obstetrics & Gynecology, 108*(2), 428–441.

Dean, G. & Goldberg, A. B. (2016, 15.09.2016). Intrauterine contraception:

Devices, candidates, and selection. Quelle: https://www.uptodate.com/contents/intrauterine-contraception-devices-candidates-and-selection.

Di Marino, V. & Lepidi, H. (2014). *Anatomic Study of the Clitoris and the Bulbo-Clitoral Organ*: Springer International Publishing.

Dillner, L. (2016, 15.09.2016). Do women's periods really synchronise when they live together? Quelle: https://www.theguardian.com/lifeandstyle/2016/aug/15/periods-housemates-menstruation-synchronise.

Duke, J. M., Sibbritt, D. W. & Young, A. F. (2007). Is there an association between the use of oral contraception and depressive symptoms in young Australian women? *Contraception, 75*(1), 27–31.

Dunn, K. M., Cherkas, L. F. & Spector, T. D. (2005). Genetic influences on variation in female orgasmic function: a twin study. *Biology Letters, 1*(3), 260–263.

Dunson, D. B., Baird, D. D. & Colombo, B. (2004). Increased infertility with age in men and women. *Obstetrics & Gynecology, 103*(1), 51–56.

Dyall-Smith, D. (2016). Trimethylaminuria. Quelle: http://www.dermnetnz.org/ topics/trimethylaminuria/.

Eichel, E. W., Eichel, J. D. & Kule, S. (1988). The technique of coital alignment and its relation to female orgasmic response and simultaneous orgasm. *Journal of Sex & Marital Therapy, 14*(2), 129–141.

Emera, D., Romero, R. & Wagner, G. (2012). The evolution of menstruation: A new model for genetic assimilation. *BioEssays, 34*(1), 26–35.

European Medicines Agency. (2015). *Review concludes evidence does not support that HPV vaccines cause CRPS or POTS*. Quelle: http://www.ema.europa.eu/ema/index.jsp?curl=pages/news_and_events/news/2015/11/news_detail_002429.jsp&mid=WC0b01ac058004d5c1.

Farmer, M. A., Taylor, A. M., Bailey, A. L., Tuttle, A. H., MacIntyre, L. C., Milagrosa, Z. E., Mogil, J. S. (2011). Repeated Vulvovaginal Fungal Infections Cause Persistent Pain in a Mouse Model of Vulvodynia. *Science Translational Medicine, 3*(101).

Ferris, D. G., Nyirjesy, P., Sobel, J. D., Soper, D., Pavletic, A. & Litaker, M. S. (2002). Over-the-counter antifungal drug misuse associated with patient-diagnosed vulvovaginal candidiasis. *Obstetrics & Gynecology, 99*(3), 419–425.

Fisher, C., Cohen, H. D., Schiavi, R. C., Davis, D., Furman, B., Ward, K., Cunningham, J. (1983). Patterns of female sexual arousal during sleep and waking: Vaginal thermo-conductance studies. *Archives of Sexual Behavior, 12*(2), 97–122.

Folkehelseinstituttet. (2014). *Vaksinasjonsdekning i prosent (fullvaksinerte) per 31.12.2014 16-åringer (geb. 1998)*. Quelle: https://www.fhi.no/global assets/migrering/dokumenter/pdf/2014-fylker-16-aringer-1998.pdf.

Folkehelseinstituttet. (2015, 19.11.2015). Fødselsstatistikk for 2014. Quelle: https://www.fhi.no/nyheter/2015/fodselsstatistikk-for2014-publiser/.

Folkehelseinstituttet. (2015). *Gonoré og syfilis i Norge*. Quelle: https://www.fhi.no/globalassets/migrering/dokumenter/pdf/gonore-syfilis-2014.pdf.

Folkehelseinstituttet. (2015). *Klamydia og lymfogranuloma venerum (LGV) i Norge 2014*. Quelle: https://www.fhi.no/globalassets/migrering/dokumenter/pdf/klamydia-arsrapport-2015-revidert-des-15.pdf.

Folkehelseinstituttet. (2016, 16.03.2016). Framleis nedgang i aborttal for kvinner under 25 år. Quelle: https://www.fhi.no/nyheter/2016/framleis-nedgang-iaborttal-for-kvi/.

Folkehelseinstituttet. (2016, 15.03.2016). Nedgang i hivtilfeller i Norge i 2015. Quelle: https://www.fhi.no/nyheter/2016/nedgang-i-hivtilfeller-i-norge-i-20/.

Frank, L. (2016, 10.07.2016). Blodig Uenighet. *Morgenbladet.*

Frederick, A., Lever, J., Gillespie, B.J. & Garcia, J.R. (2016). What Keeps Passion Alive? Sexual Satisfaction Is Associated With Sexual Communication, Mood Setting, Sexual Variety, Oral Sex, Orgasm, and Sex Frequency in a National U.S. Study. *The Journal of Sex Research.*

Freud, S. (1905). *Drei Abhandlungen zur Sexualtheorie.*

Friedman, M. (2015, 24.11.2015). This Woman Is Making Sourdough Bread Using Yeast From Her Vagina. Quelle: http://www.cosmopolitan.com/sex-love/news/a49894/yeast-infection-sourdough-bread/.

Førde, R. (2002). Operativ rekonstruksjon av jomfruhinne. *Tidsskrift for Den norske legeforening, 122*(17), 1709.

Gallo, M.F., Grimes, D.A., Schulz, K.F. & Helmerhorst, F.M. (2004). Combination estrogen–progestin contraceptives and body weight: systematic review of randomized controlled trials. *Obstetrics & Gynecology, 103*(2), 359–373.

Garcia, J.R., Lloyd, E.A., Wallen, K. & Fisher, H.E. (2014). Variation in orgasm occurrence by sexual orientation in a sample of U.S. singles. *The Journal of Sexual Medicine, 11*(11), 2645–2652.

Gingnell, M., Engman, J., Frick, A., Moby, L., Wikstrom, J., Fredrikson, M. & Sundstrom-Poromaa, I. (2013). Oral contraceptive use changes brain activity and mood in women with previous negative affect on the pill-a double-blinded, placebo-controlled randomized trial of a levonorgestrel-containing combined oral contraceptive. *Psychoneuroendocrinology, 38*(7), 1133–1144.

Glazener, C. M., Herbison, G. P., Wilson, P. D., MacArthur, C., Lang, G. D., Gee, H. & Grant, A. M. (2001). Conservative management of persistent postnatal urinary and faecal incontinence: randomised controlled trial. *BMJ, 323*(7313), 593.

Goldstein, B. G. & Goldstein, A. O. (2015, 29.09.2015). Pseudofolliculitis barbae. Quelle: https://www.uptodate.com/contents/pseudofolliculitis-barbae.

Goodarzi, M. O. (2016, 20.06.2016). Polycystic ovary syndrome. Quelle: http://bestpractice.bmj.com/best-practice/monograph/141/follow-up/complications.html.

Grady-Weliky, T. A. (2003). Premenstrual Dysphoric Disorder. *New England Journal of Medicine, 348*(5), 433–438.

Graham, C. A., Ramos, R., Bancroft, J., Maglaya, C. & Farley, T. M. (1995). The effects of steroidal contraceptives on the well-being and sexuality of women: a double-blind, placebo-controlled, two-centre study of combined and progestogen-only methods. *Contraception, 52*(6), 363–369.

Graham, C. A. & Sherwin, B. B. (1993). The relationship between mood and sexuality in women using an oral contraceptive as a treatment for premenstrual symptoms. *Psychoneuroendocrinology, 18*(4), 273–281.

Grimes, D. A. & Schulz, K. F. (2011). Nonspecific side effects of oral contraceptives: nocebo or noise? *Contraception, 83*(1), 5–9.

Hannaford, P. C., Selvaraj, S., Elliott, A. M., Angus, V., Iversen, L. & Lee, A. J. (2007). Cancer risk among users of oral contraceptives: cohort data from the Royal College of General Practitioner's oral contraception study. *BMJ, 335*(7621), 651.

Haoula, Z., Salman, M. & Atiomo, W. (2012). Evaluating the association between endometrial cancer and polycystic ovary syndrome. *Human Reproduction, 27*(5), 1327–1331.

Hardiman, P., Pillay, O. S. & Atiomo, W. (2003). Polycystic ovary syndrome and endometrial carcinoma. *The Lancet, 361*(9371), 1810–1812.

Hasan, R., Baird, D. D., Herring, A. H., Olshan, A. F., Jonsson Funk, M. L. & Hartmann, K. E. (2010). Patterns and predictors of vaginal bleeding in the first trimester of pregnancy. *Annals of Epidemiology, 20*(7), 524–531.

Hasselknippe, O. & Stokke, O. (2006, 19.10.2011). Volvat slutter å selge jomfruhinner. Quelle: http://www.aftenposten.no/norge/Volvat-slutter-aselge-jomfruhinner-423873b.html.

Heit, J. A., Kobbervig, C. E., James, A. H., Petterson, T. M., Bailey, K. R. & Melton, L. J. (2005). Trends in the incidence of venous thromboembolism during pregnancy or postpartum: a 30-year population-based study. *Annals of Internal Medicine, 143*(10), 697–706.

Helgesen, A. L. (2015, 15.05.2015). Når samleiet gjør vondt. Quelle: http://forskning.no/blogg/kvinnehelsebloggen/nar-samleiet-gjor-vondt.

Hoffman, B. L., Schorge, J. O., Schaffer, J. I., Halvorsen, L. M., Bradshaw, K. D. & Cunningham, F. G. (2012). *Williams Gynecology* (2. Aufl.). New York: McGraw Hill Medical.

Hornstein, M. D. & Gibbons, W. E. (2016, 10.10.2013). Pathogenesis and treatment of infertility in women with endometriosis. Quelle: https://www.uptodate.com/contents/pathogenesis-and-treatment-of-infertility-in-women-with-endometriosis.

Howarth, C., Hayes, J., Simonis, M. & Temple-Smith, M. (2016). ›Everything's neatly tucked away‹: young women's views on desirable vulval anatomy. *Culture, Health & Sexuality*, 1–16.

Hägstad, A. J. (1990). Mödomen – mest myt! *Läkartidningen, 87*(37), 2857–2858.

Haavio-Mannila, E. & Kontula, O. (1997). Correlates of increased sexual satisfaction. *Archives of Sexual Behavior, 26*(4), 399–419.

Iglesia, C. (2016, 25.05.2015). Clinical manifestations and diagnosis of localized vulvar pain syndrome (formerly vulvodynia, vestibulodynia, vulvar vestibulitis, or focal vulvitis). Quelle: https://www.uptodate.com/contents/clinical-manifestations-and-diagnosis-of-localized-vulvar-pain-syndrome-formerly-vulvodynia-vestibulodynia-vulvar-vestibulitis-or-focal-vulvitis.

Independent Forensic Expert Group. (2015). Statement on virginity testing. *Journal of Forensic and Legal Medicine, 33*, 121–124.

Jacobi, F., Wittchen, H. U., Holting, C., Hofler, M., Pfister, H., Muller, N. & Lieb, R. (2004). Prevalence, co-morbidity and correlates of mental

disorders in the general population: results from the German Health Interview and Examination Survey (GHS). *Psychological Medicine, 34*(4), 597–611.
Jennings, V. (2016). Fertility awareness-based methods of pregnancy prevention. Quelle: https://www.uptodate.com/contents/fertility-awareness-based-methods-of-pregnancy-prevention.
Jensen, J. S., Cusini, M., Gomberg, M. & Moi, H. (2016). 2016 European guideline on Mycoplasma genitalium infections. *Journal of the European Academy of Dermatology and Venereology.*
Jepson, R. G., Williams, G., Craig, J. C. (2012). Cranberries for preventing urinary tract infections. *The Cochrane Library.*
Joffe, H., Cohen, L. S. & Harlow, B. L. (2003). Impact of oral contraceptive pill use on premenstrual mood: predictors of improvement and deterioration. *American Journal of Obstetrics & Gynecology, 189*(6), 1523–1530.
Johansen, M. (2016a). *Emetodebok for seksuell helse.* Oslo: Sex og samfunn.
Juvkam, K. H. & Gudim, H. B. (2013). Medikamentell forskyvning av menstruasjon. *Tidsskrift for Den norske legeforening, 133*(2), 166–168.
Karacan, I., Rosenbloom, A. & Williams, R. (1970). The clitoral erection cycle during sleep. *Journal of Sleep Research.*
Karlsen, S. G., Jonassen, T. H. & Suvatne, S. S. (2015, 26. 06. 2015). Anbefaler naturlig prevensjon og påstår at den er 99,9 % sikker. – Direkte uansvarlig mener Statens Legemiddelverk. Quelle: http://www.dagbladet.no/2015/06/29/kjendis/blogg/prevensjon/caroline_berg_eriksen/lege/39902645/.
Kaunitz, A. M. (2016). Patient education: Hormonal methods of birth control (Beyond the Basics). Quelle: https://www.uptodate.com/contents/hormonal-methods-of-birth-control-beyond-the-basics.
Kellogg, N. D., Menard, S. W. & Santos, A. (2004). Genital anatomy in pregnant adolescents: »normal« does not mean »nothing happened«. *Pediatrics, 113*(1 Pt 1), 67–69.
Keyes, K. M., Cheslack-Postava, K., Westhoff, C., Heim, C. M., Haloossim, M., Walsh, K. & Koenen, K. (2013). Association of hormonal contraceptive use with reduced levels of depressive symptoms: a national study of sexually active women in the United States. *American Journal of Epidemiology, 178*(9), 1378–1388.
Khandker, M., Brady, S. S., Vitonis, A. F., Maclehose, R. F., Stewart, E. G. &

Harlow, B. L. (2011). The influence of depression and anxiety on risk of adult onset vulvodynia. *Journal of Women's Health, 20*(10).

Kilchevsky, A., Vardi, Y., Lowenstein, L. & Gruenwald, I. Is the Female G‐Spot Truly a Distinct Anatomic Entity? *The Journal of Sexual Medicine, 9*(3), 719–726.

Kisic, J., Opøien, H. K., Ringen, I. M., Veddeng, A. & Langebrekke, A. (2015). Endometriose *Veileder i Gynekologi 2015*: Norsk gynekologisk forening.

Klatsky, P. C., Tran, N. D., Caughey, A. B. & Fujimoto, V. Y. (2008). Fibroids and reproductive outcomes: a systematic literature review from conception to delivery. *American Journal of Obstetrics and Gynecology, 198*(4), 357–366.

Klusmann, D. (2002). Sexual motivation and the duration of partnership. *Archives of Sexual Behavior, 31*(3), 275–287.

Kohlenberg, R. J. (1974). Directed masturbation and the treatment of primary orgasmic dysfunction. *Archives of Sexual Behavior, 3*(4), 349–356.

Korda, J. B., Goldstein, S. W. & Sommer, F. (2010). SEXUAL MEDICINE HISTORY: The History of Female Ejaculation. *The Journal of Sexual Medicine, 7*(5), 1965–1975.

Laqueur, T. W. (1992). *Auf den Leib geschrieben: die Inszenierung der Geschlechter von der Antike bis Freud*: Frankfurt am Main, New York: Campus-Verlag.

Legemiddelhåndbok, N. (2016, 13.09.2016). L14.2.2.1 Perorale gestagener. Quelle: http://legemiddelhandboka.no/legemidler/?frid=lk03-en-dokr-7205.

Legro, R. S., Barnhart, H. X., Schlaff, W. D., Carr, B. R., Diamond, M. P., Carson, S. A., Cataldo, N. A. (2007). Clomiphene, metformin, or both for infertility in the polycystic ovary syndrome. *New England Journal of Medicine, 356*(6), 551–566.

Levin, R. J. (2015). Recreation and procreation: A critical view of sex in the human female. *Clinical Anatomy, 28*(3), 339–354.

Lidegaard, O., Lokkegaard, E., Jensen, A., Skovlund, C. W. & Keiding, N. (2012). Thrombotic stroke and myocardial infarction with hormonal contraception. *New England Journal of Medicine, 366*(24), 2257–2266.

Lidegaard, O., Lokkegaard, E., Svendsen, A. L. & Agger, C. (2009). Hormonal contraception and risk of venous thromboembolism: national follow-up study. *BMJ, 339*, b2890.

Lindh, I., Blohm, F., Andersson-Ellstrom, A. & Milsom, I. (2009). Contraceptive use and pregnancy outcome in three generations of Swedish female teenagers from the same urban population. *Contraception, 80*(2), 163–169.

Lloyd, J., Crouch, N. S., Minto, C. L., Liao, L. M. & Creighton, S. M. (2005). Female genital appearance: »normality« unfolds. *BJOG, 112*(5), 643–646.

Lopez, J. E. M. (2015, 16.03.2015). Candidiasis (vulvovaginal). Quelle: http://clinicalevidence.bmj.com/x/systematic-review/0815/overview.html.

Lorenz, T. A. & Meston, C. M. (2014). Exercise improves sexual function in women taking antidepressants: results from a randomized crossover trial. *Depression and Anxiety, 31*(3), 188–195.

MacNeil, S. & Byers, E. S. (2005). Dyadic assessment of sexual self-disclosure and sexual satisfaction in heterosexual dating couples. *Journal of Social and Personal Relationships, 22*(2), 169–181.

Mah, K. & Binik, Y. M. (2001). The nature of human orgasm: a critical review of major trends. *Clinical Psychology Review, 21*(6), 823–856.

Malmborg, A., Persson, E., Brynhildsen, J. & Hammar, M. (2016). Hormonal contraception and sexual desire: A questionnaire-based study of young Swedish women. *The European Journal of Contraception & Reproductive Health Care, 21*(2), 158–167.

Maltau, J. M., Molne, K. & Nesheim, B.-I. (2015). *Obstetrikk og Gynekologi.* Oslo: Gyldendal Akademisk.

Mansour, D., Gemzell-Danielsson, K., Inki, P. & Jensen, J. T. (2011). Fertility after discontinuation of contraception: a comprehensive review of the literature. *Contraception, 84*(5), 465–477.

Maravilla, K. A., Heiman, J. R., Garland, P. A., Cao, Y., Carter, B. T., Peterson, W. O. & Weisskoff, R. M. (2003). Dynamic MR Imaging of the Sexual Arousal Response in Women. *Journal of Sex & Marital Therapy, 29*(sup1), 71–76.

Marston, C. & Lewis, R. (2014). Anal heterosex among young people and implications for health promotion: a qualitative study in the UK. *BMJ open, 4*(8), e004996.

Martin, K. A. & Douglas, P. S. (2016, 22.08.2016). Risks and side effects associated with estrogen-progestin contraceptives. Quelle: https://www.uptodate.com/contents/risks-and-side-effects-associated-with-estrogen-progestin-contraceptives.

McCann, J., Miyamoto, S., Boyle, C. & Rogers, K. (2007). Healing of hymenal injuries in prepubertal and adolescent girls: a descriptive study. *Pediatrics, 119*(5), e1094–1106.

McClintock, M. K. (1971). Menstrual synchrony and suppression. *Nature, 229*, 244–245.

Mercer, C. H., Tanton, C., Prah, P., Erens, B., Sonnenberg, P., Clifton, S., Johnson, A. M. (2013). Changes in sexual attitudes and lifestyles in Britain through the life course and over time: findings from the National Surveys of Sexual Attitudes and Lifestyles (Natsal). *The Lancet, 382*(9907), 1781–1794.

Meston, C. M., Levin, R. J., Sipski, M. L., Hull, E. M. & Heiman, J. R. (2004). Women's orgasm. *Annual Review of Sex Research, 15*, 173–257.

Mitchell, K. R., Mercer, C. H., Ploubidis, G. B., Jones, K. G., Datta, J., Field, N., Sonnenberg, P. (2013). Sexual function in Britain: findings from the third National Survey of Sexual Attitudes and Lifestyles (Natsal-3). *The Lancet, 382*(9907), 1817–1829.

Mitchell, M. A., Bisch, S., Arntfield, S. & Hosseini-Moghaddam, S. M. (2015). A confirmed case of toxic shock syndrome associated with the use of a menstrual cup. *The Canadian Journal of Infectious Diseases & Medical Microbiology, 26*(4), 218–220.

Moen, M. H. (2013). Selvvalgt menstruasjon. *Tidsskrift for Den norske legeforening, 133*(2), 131–131.

Moi, H. & Maltau, J. M. (2013). *Seksuelt overførbare infeksjoner og genitale hudsykdommer* (3. utgave). Oslo: Gyldendal Akademisk.

Montesi, J. L., Fauber, R. L., Gordon, E. A. & Heimberg, R. G. (2011). The specific importance of communicating about sex to couples' sexual and overall relationship satisfaction. *Journal of Social and Personal Relationships, 28*(5), 591–609.

Muise, A., Schimmack, U. & Impett, E. A. (2016). Sexual frequency predicts greater well-being, but more is not always better. *Social Psychological and Personality Science, 7*(4), 295–302.

Murakami H. (2006). Kafka am Strand. Köln: DuMont.

Murray, S. H. & Milhausen, R. R. (2012). Sexual desire and relationship duration in young men and women. *Journal of Sex & Marital Therapy, 38*(1), 28–40.

Myhre, A. K., Borgen, G. & Ormstad, K. (2006). Seksuelle overgrep mot prepubertale barn. *Tidsskrift for Den norske legeforening, 126*(19), 2511.

Nagoski, E. (2015). *Komm, wie du willst – Das neue Frauen-Sex-Buch.* München: Droemer Knaur.

NEL – Norsk elektronisk legehåndbok. (2016). *NEL – Norsk elektronisk legehåndbok.*

Nesheim, B.-I. (2009). Deflorasjon. Quelle: https://sml.snl.no/deflorasjon.

Nisenblat, V. & Norman, R. J. (2016). The effects of caffeine on reproductive outcomes in women. Quelle: https://www.uptodate.com/contents/the-effects-of-caffeine-on-reproductive-outcomes-in-women.

Nybo Andersen, A. M., Wohlfahrt, J., Christens, P., Olsen, J. & Melbye, M. (2000). Maternal age and fetal loss: population based register linkage study. *BMJ, 320*(7251), 1708–1712.

O'Connell, H. E. & DeLancey, J. O. (2005). Clitoral anatomy in nulliparous, healthy, premenopausal volunteers using unenhanced magnetic resonance imaging. *Journal of Urology, 173*(6), 2060–2063.

O'Connell, H. E., Sanjeevan, K. V. & Hutson, J. M. (2005). Anatomy of the clitoris. *Journal of Urology, 174*(4 Pt 1), 1189–1195.

O'Connell, K., Davis, A. R. & Kerns, J. (2007). Oral contraceptives: side effects and depression in adolescent girls. *Contraception, 75*(4), 299–304.

O'Halloran, T., Bell, R. J., Robinson, P. J. & Davis, S. R. (2012). Urinary incontinence in young nulligravid women: a cross-sectional analysis. *Annals of Internal Medicine, 157*(2), 87–93.

Oakley, S. H., Vaccaro, C. M., Crisp, C. C., Estanol, M., Fellner, A. N., Kleeman, S. D. & Pauls, R. N. (2014). Clitoral size and location in relation to sexual function using pelvic MRI. *The Journal of Sexual Medicine, 11*(4), 1013–1022.

Olsen, E. A. (1999). Methods of hair removal. *Journal of The American Academy of Dermatology, 40*(2 Pt 1), 143–155; quiz 156–147.

Oster, E. (2013). *Expecting better – why the conventional pregnancy wisdom is wrong and what you really need to know.* New York: Penguin Press.

Pastor, Z. (2013). Female ejaculation orgasm vs. coital incontinence: a systematic review. *The Journal of Sexual Medicine, 10*(7), 1682–1691.

Pastor, Z., Holla, K. & Chmel, R. (2013). The influence of combined oral contraceptives on female sexual desire: A systematic review. *The European Journal of Contraception & Reproductive Health Care, 18*(1), 27–43.

Pauls, R. N. (2015). Anatomy of the clitoris and the female sexual response. *Clinical Anatomy, 28*(3), 376–384.

Paus, R. & Cotsarelis, G. (1999). The biology of hair follicles. *New England Journal of Medicine, 341*(7), 491–497.

Peipert, J. F. & Gutmann, J. (1993). Oral contraceptive risk assessment: a survey of 247 educated women. *Obstetrics & Gynecology, 82*(1), 112–117.

Pierce, A. P. (2000). The coital alignment technique (CAT): an overview of studies. *Journal of Sex & Marital Therapy, 26*(3), 257–268.

Pineles, B. L., Park, E. & Samet, J. M. (2014). Systematic review and meta-analysis of miscarriage and maternal exposure to tobacco smoke during pregnancy. *American Journal of Epidemiology, 179*(7), 807–823.

Pollen, J. J. & Dreilinger, A. (1984). Immunohistochemical identification of prostatic acid phosphatase and prostate specific antigen in female periurethral glands. *Urology, 23*(3), 303–304.

Pritts, E. A., Parker, W. H. & Olive, D. L. (2009). Fibroids and infertility: an updated systematic review of the evidence. *Fertility and Sterility, 91*(4), 1215–1223.

Puppo, V. (2011). Embryology and anatomy of the vulva: The female orgasm and women's sexual health. *European Journal of Obstetrics & Gynecology and Reproductive Biology, 154*(1), 3–8.

Rao, K. V. & Demaris, A. (1995). Coital frequency among married and cohabiting couples in the United States. *Journal of Biosocial Science, 27*(2), 135–150.

Redmond, G., Godwin, A. J., Olson, W. & Lippman, J. S. (1999). Use of placebo controls in an oral contraceptive trial: methodological issues and adverse event incidence. *Contraception, 60*(2), 81–85.

Reed, B. D., Haefner, H. K., Punch, M. R., Roth, R. S., Gorenflo, D. W. & Gillespie, B. W. (2000). Psychosocial and sexual functioning in women with vulvodynia and chronic pelvic pain. A comparative evaluation. *The Journal of Reproductive Medicine, 45*(8), 624–632.

Richters, J., Visser, R., Rissel, C. & Smith, A. (2006). Sexual practices at last heterosexual encounter and occurrence of orgasm in a national survey. *The Journal of Sex Research, 43*(3), 217–226.

Riss, S., Weiser, F. A., Schwameis, K., Riss, T., Mittlbock, M., Steiner, G. & Stift, A. (2012). The prevalence of hemorrhoids in adults. *International Journal of Colorectal Disease, 27*(2), 215–220.

Roach, M. (2009). BONK: *Alles über Sex – von der Wissenschaft erforscht.* Frankfurt am Main: Fischer Taschenbuch Verlag.

Rosen, R. (2014, 04. 12. 2014). No female ejaculation, please, we're British: a history of porn and censorship. Quelle: http://www.independent.co.uk/life-style/health-and-families/features/no-female-ejaculation-please-we-re-british-a-history-of-porn-and-censorship-9903054.html.

Rosenbaum, T. Y. (2007). Reviews: Pelvic Floor Involvement in Male and Female Sexual Dysfunction and the Role of Pelvic Floor Rehabilitation in Treatment: A Literature Review. *The Journal of Sexual Medicine*, 4(1), 4–13.

Rosenberg, M. J. & Waugh, M. S. (1998). Oral contraceptive discontinuation: a prospective evaluation of frequency and reasons. *American Journal of Obstetrics and Gynecology*, 179(3), 577–582.

Ross, J. (2016, 19. 02. 2015). Pelvic inflammatory disease: Pathogenesis, microbiology, and risk factors. Quelle: https://www.uptodate.com/contents/pelvic-inflammatory-disease-pathogenesis-microbiology-and-risk-factors.

Rothman, K. J., Wise, L. A., Sorensen, H. T., Riis, A. H., Mikkelsen, E. M. & Hatch, E. E. (2013). Volitional determinants and age-related decline in fecundability: a general population prospective cohort study in Denmark. *Fertility and Sterility*, 99(7), 1958–1964.

Rumbold, A., Middleton, P. & Crowther, C. A. (2005). Vitamin supplementation for preventing miscarriage. *The Cochrane Library*, Cd004073.

Ræder, M. B., Wollen, A.-L., Braut, R. & Glad, R. (2015). Spontanabort *Veileder i Gynekologi 2015*: Norsk gynekologisk forening.

Salama, S., Boitrelle, F., Gauquelin, A., Malagrida, L., Thiounn, N. & Desvaux, P. (2015). Nature and Origin of »Squirting« in Female Sexuality. *The Journal of Sexual Medicine*, 12(3), 661–666.

Shenenberger, D. W. (2016, 11. 04. 2016). Removal of unwanted hair. Quelle: https://www.uptodate.com/contents/removal-of-unwanted-hair.

Shifren, J. L. (2016, 04. 04,2016). Sexual dysfunction in women: Epidemiology, risk factors, and evaluation. Quelle: https://www.uptodate.com/contents/sexual-dysfunction-in-women-epidemiology-risk-factors-and-evaluation.

Shifren, J. L. (2016, 19. 05. 2016). Sexual dysfunction in women: Management. Quelle: https://www.uptodate.com/contents/sexual-dysfunction-in-women-management.

Simeonova, Z., Milsom, I., Kullendorff, A. M., Molander, U. & Bengtsson,

C. (1999). The prevalence of urinary incontinence and its influence on the quality of life in women from an urban Swedish population. *Acta Obstetrica et Gynecologica Scandinavia, 78*(6), 546–551.
Skovlund, C., Mørch, L., Kessing, L. & Lidegaard, Ø. (2016). Association of hormonal contraception with depression. *JAMA Psychiatry*.
Smith, A. (2011). The prepubertal hymen. *Australian Family Physician, 40*(11), 873.
Sobel, J. D. (2016a). Candida vulvovaginitis. Quelle: https://www.uptodate.com/ contents/candida-vulvovaginitis.
Sobel, J. D. (2016b, 09.06.2015). Patient education: Vaginal discharge in adult women (Beyond the Basics). Quelle: https://www.uptodate.com/contents/vaginal-discharge-in-adult-women-beyond-the-basics.
Sprecher, S. (2002). Sexual satisfaction in premarital relationships: associations with satisfaction, love, commitment, and stability. *The Journal of Sex Research, 39*(3), 190–196.
Stabell, K., Mortensen, B. & Træen, B. (2008). Samleiefrekvens: Prevalens og prediktorer i et tilfeldig utvalg norske gifte og samboende heteroseksuelle par [Coital frequency: Prevalence and predictors in a random sample of Norwegian married or cohabiting heterosexual couples]. *Journal of the Norwegian Psychological Association, 45*, 683–694.
Stanislaw, H. & Rice, F. J. (1988). Correlation between sexual desire and menstrual cycle characteristics. *Archives of Sexual Behavior, 17*(6), 499–508.
Statens legemiddelverk. (2016). *Meldte mistenkte bivirkninger av HPVJvaksine (Gardasil) – oppdaterte bivirkningstall per 31. desember 2015*. Quelle: http://www.legemiddelverket.no/Bivirkninger/bivirkningsnyheter/Documents/Oppdaterte bivirkningstall HPV-vaksine 31.12.2015.pdf.
Statens Serum Institut. (2016). *Human papillomavirus-vaccine (HPV) 1, vaccinationstilslutning*. Quelle: http://www.ssi.dk/Smitteberedskab/Sygdomsovervaagning/VaccinationSurveillance.aspx?xaxis=Cohort&vaccination=5&sex=0&landsdel=100&show=&datatype=Vaccination&extendedfilters=True – HeaderText.
Stewart, E. A. (2016, 29.05.2015). Epidemiology, clinical manifestations, diagnosis, and natural history of uterine leiomyomas (fibroids). Quelle: https://www.uptodate.com/contents/epidemiology-clinical-mani festations-diagnosis-and-natural-history-of-uterine-leiomyomas-fibroids.

Stewart, E. G. (2016, 30. 01. 2015). Clinical manifestations and diagnosis of generalized vulvodynia. Quelle: https://www.uptodate.com/contents/clinical-manifestations-and-diagnosis-of-generalized-vulvodynia.

Stewart, E. G. (2015, 18. 11. 2015). Differential diagnosis of sexual pain in women. Quelle: https://www.uptodate.com/contents/differential-diagnosis-of-sexual-pain-in-women.

Strömquist, L. (2017). *Der Ursprung der Welt*. Berlin: Avant-Verlag.

Sweet, R. L. (2012). Pelvic inflammatory disease: current concepts of diagnosis and management. *Current Infectious Disease Reports, 14*(2), 194–203.

Taylor, A. (2003). Extent of the problem. *BMJ, 327*(7412), 434.

The Hymen Shop. (2016). The Artificial Hymen Kit. Quelle: http://www.hymenshop.com/.

The Telegraph. (2009). Egyptians want to ban fake virginity kit. Quelle: http://www.telegraph.co.uk/news/worldnews/africaandindianocean/egypt/6264741/Egyptians-want-to-ban-fake-virginity-kit.html.

Toffol, E., Heikinheimo, O., Koponen, P., Luoto, R. & Partonen, T. (2011). Hormonal contraception and mental health: results of a population-based study. *Human Reproduction, 26*(11), 3085–3093.

Trevathan, W. R., Burleson, M. H. & Gregory, W. L. (1993). No evidence for menstrual synchrony in lesbian couples. *Psychoneuroendocrinology, 18*(5), 425–435.

Træen, B., Spitznogle, K. & Beverfjord, A. (2004). Attitudes and use of pornography in the Norwegian population 2002. *Journal of Sex Research, 41*(2), 193–200.

Træen, B., Stigum, H. & Magnus, P. (2003). *Rapport fra seksualvaneundersøkelsene i 1987, 1992, 1997 og 2002*.

Tulandi, T. (2015, 24. 11. 2015). Reproductive issues in women with uterine leiomyomas (fibroids). Quelle: https://www.uptodate.com/contents/reproductive-issues-in-women-with-uterine-leiomyomas-fibroids.

Tulandi, T. & Al-Fozan, H. M. (2016, 07. 11. 2016). Spontaneous abortion: Risk factors, etiology, clinical manifestations, and diagnostic evaluation. Quelle: https://www.uptodate.com/contents/spontaneous-abortion-risk-factors-etiology-clinical-manifestations-and-diagnostic-evaluation.

Turke, P. W. (1984). Effects of ovulatory concealment and synchrony on pro-

tohominid mating systems and parental roles. *Ethology and Sociobiology, 5*(1), 33–44.
Tympanidis, P., Casula, M. A., Yiangou, Y., Terenghi, G., Dowd, P. & Anand, P. (2004). Increased vanilloid receptor VR1 innervation in vulvodynia. *European Journal of Pain, 8*(2), 129–133.
Tympanidis, P., Terenghi, G. & Dowd, P. (2003). Increased innervation of the vulval vestibule in patients with vulvodynia. *British Journal of Dermatology, 148*(5), 1021–1027.
UNAIDS. (2016). *Fact Sheet 2016*. Quelle: http://www.unaids.org/en/resources/ fact-sheet.
UNDP/UNFPA/WHO/World Bank Special Programme of Research & Development and Research Training in Human Reproduction (HRP). (2012). *Unsafe abortion incidence and mortality – Global and regional levels in 2008 and trends*. Quelle: http://www.who.int/reproductivehealth/publications/unsafe_abortion/rhr_12_01/en/.
Vessey, M. & Painter, R. (2006). Oral contraceptive use and cancer. Findings in a large cohort study, 1968–2004. *British Journal of Cancer, 95*(3), 385–389.
Vigsnæs, M. K., Spets, K. & Quist, C. (2016, 15.09.2016). Politiet slår alarm: Grenseløs sexkultur blant barn og unge. Quelle: http://pluss.vg.no/2016/08/2 0/2508/2508_23770417.
Wallace, W. H. B. & Kelsey, T. W. (2010). Human Ovarian Reserve from Conception to the Menopause. *PLOS ONE, 5*(1), e8772.
Wallen, K. & Lloyd, E. A. (2011). Female sexual arousal: Genital anatomy and orgasm in intercourse. *Hormones and Behavior, 59*(5), 780–792.
Weiss, B. D. (2005). Selecting medications for the treatment of urinary incontinence. *American Family Physician, 71*(2), 315–322.
Whitley, N. (1978). The first coital experience of one hundred women. *Journal of Obstetric, Gynecologic & Neonatal Nursing, 7*(4), 41–45.
WHO. (2015). *Family planning/Contraception*. Quelle: http://www.who.int/mediacentre/factsheets/fs351/en/.
Wikipedia. (2016, 08.09.2016). Masturbate-a-thon. Quelle: https://en.wikipedia. org/wiki/Masturbate-a-thon.
Wikipedia. (2016, 21.09.2016). Sanitary napkin. Quelle: https://en.wikipedia.org/ wiki/Sanitary_napkin.
Wilcox, A. J., Weinberg, C. R. & Baird, D. D. (1995). Timing of sexual inter-

course in relation to ovulation – Effects on the probability of conception, survival of the pregnancy, and sex of the baby. *New England Journal of Medicine, 333*(23), 1517–1521.

Wimpissinger, F., Stifter, K., Grin, W. & Stackl, W. (2007). The female prostate revisited: perineal ultrasound and biochemical studies of female ejaculate. *The Journal of Sexual Medicine, 4*(5), 1388–1393.

Yang, Z. & Schank, J. C. (2006). Women do not synchronize their menstrual cycles. *Human Nature, 17*(4), 433–447. doi:10.1007/s12110-006-1005-z.

Yonkers, K. A., O'Brien, P. M. S. & Eriksson, E. Premenstrual syndrome. *The Lancet, 371*(9619), 1200–1210.

Zariat, I. (2016, 28. 08. 2016). Rystende jomfrusjekk. Quelle: https://www.nrk.no/ ytring/rystende-jomfrusjekk-1.13106033.

Zuckerberg, M. (2015, 31. 07. 2015). Priscilla and I have some exciting news: we're expecting a baby girl! Quelle: https://www.facebook.com/photo.php?fbid=10102276573729791&set=a.529237706231.2034669.4&type=1&theater.

Östör, A. G. (1993). Natural history of cervical intraepithelial neoplasia: a critical review. *International Journal of Gynecological Pathology, 12*(2), 186.

Dr. med. Carola Holzner

Ab unter die Gürtellinie

Medizin untenrum endlich verständlich

Sind Vulva und Vagina eigentlich das Gleiche? Kann ein Penis wirklich brechen? Und eine Frau vom Lusttropfen schwanger werden? Es gibt nichts, das Deutschlands bekannteste Notärztin noch nicht gefragt worden ist.
Ohne Hemmungen, Scham und Scheuklappen nimmt uns Doc Caro mit in die »Tabuzone« und bringt Licht ins Dunkel. Verständlich, unterhaltsam, fachkundig und erfrischend offen. Selbst das oft gefürchtete Aufklärungsgespräch mit den Kindern wird plötzlich zu einer vergnüglich-spannenden Reise unter die Gürtellinie … und am Ende sind wir alle tatsächlich schlauer.

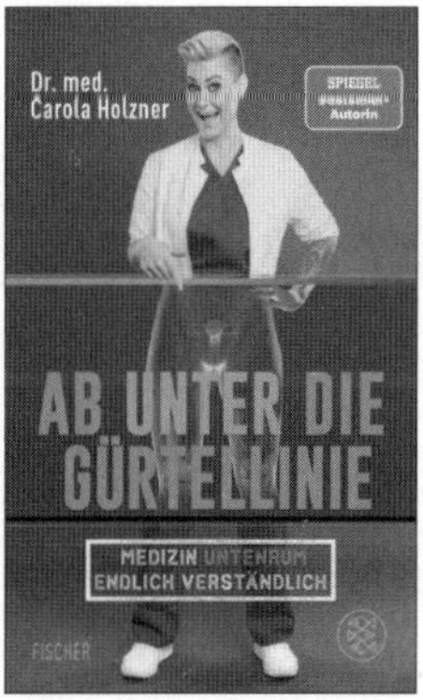

288 Seiten, Klappenbroschur
978-3-596-71131-4